Geest-Verlag
Verlag für engagierte Literatur

Gewidmet meiner Mutter,
die viel zu früh verstarb.

Uwe Protzmann

Marionette der Angst

Mein Leben mit Panikattacken, Herzneurose und generalisiertem Angstsyndrom

Wir danken herzlich folgenden Personen, ohne deren Unterstützung dieses Buch nicht zustande gekommen wäre:
Karl Protzmann
Anja Graubner und Ralf Diekmann
Technische Papiere Altenberg

Protzmann, Uwe
Marionette der Angst
Mein Leben mit Panikattacken,
Herzneurose und
generalisiertem Angstsyndrom
Geest-Verlag 2012

Lange Straße 41 a, 49377 Vechta-Langförden
Tel. 04447/856580
Geest-Verlag@t-online.de
www.Geest-Verlag.de

Titelbild von Reinhard Rakow, Berne

Druck: Geest-Verlag

ISBN 978-3-86685-341-6
Printed in Germany

Inhalt

Es gibt überall Blumen für den,
der sie sehen will.

Henri Matisse

Mitte Juni 1979 ▶ Mein Leidensweg beginnt

22 Jahre bin ich, wohne noch bei meinen Eltern und sitze entspannt auf dem kleinen Balkon im zweiten Stock unserer Mietwohnung, um den ersten richtig heißen Sommertag dieses Jahres zu genießen und etwas Bräune zu erheischen. Die Balkontür ist geöffnet, aus dem Wohnzimmer schallt aus dem Hi-Fi-Turm meines Vaters Kim Wildes ‚Kids in America'. Bequem räkle ich mich auf einem dick gepolsterten Campingstuhl, die Füße dabei auf die holzvertäfelte Ablage des Balkons gelegt. Mit geschlossenen Augen verliere ich mich in meinen Gedanken, höre der Musik zu, bin völlig entspannt. Ich habe zwei Wochen Urlaub und genieße es, richtig faul zu sein!

Was ist das?

Meine Augen weiten sich vor Schreck. Von einer Sekunde auf die andere fühlen sich meine Füße an, als hätte ich sie in glühend heißes Wasser getaucht, als würde siedendes, flüssiges Blei durch sie hindurchfließen. Mit einem Ruck reiße ich die Beine von der Balkonablage.

Auf den Boden mit euch, Gewicht darauf verlagern. Das Gefühl ist bestimmt gleich verschwunden.

Zwecklos! Im Gegenteil.

Das Brennen kriecht langsam weiter nach oben, erreicht die Kniescheiben, wandert weiter die Oberschenkel herauf. Ich werde unruhig.

Nein, unruhig ist nicht das richtige Wort. Ich bekomme regelrecht ANGST!

Ich bin jung und kenne Krankheiten und Ärzte bislang nur vom Hörensagen, obwohl ich Eishockey spiele, täglich zwei bis vier Stunden, an den Wochenenden manchmal sechs Stunden und mehr auf dem Eis bin. Klar, viel zu oft musste ich aufgrund meines Sports Platzwunden nähen lassen, aber das habe ich nie als eine Erkrankung oder einen Arztbesuch betrachtet. Das gehört beim Eishockey einfach dazu, man kann es nicht vermeiden. Ansonsten ist mein Körper bis jetzt eine gut geölte Maschine gewesen, die jederzeit und rund um die Uhr auf der Arbeit, auf dem Eis und in meiner oft stressigen Freizeit fehlerlos auf höchsten Touren gelaufen ist, jederzeit auf Abruf zu Höchstleistungen bereit.

Und nun so etwas!

Was zur Hölle ist das?

Das heiße Brennen in den Oberschenkeln hat mittlerweile meinen Unterleib bis zur Höhe des Bauchnabels erreicht und ich spüre, wie mir der Schweiß ausbricht.

Was passiert mit mir? Was wird geschehen, wenn das Brennen meinen Brustkorb erreicht, meine Lungen, mein Herz? Kündigt sich vielleicht dadurch ein Schlaganfall, ein Herzinfarkt oder ein Kreislaufkollaps an?

Ich habe keine Ahnung, bisher habe ich mich nie mit medizinischen Dingen befasst! Aber seltsamerweise denke ich in dieser Sekunde daran, dass mein Opa, ein in Insiderkreisen bekannter Kunstmaler, fünf Herzinfarkte erlitten und den sechsten nicht überlebt hat.

Darüber ist in der Familie oft und viel gesprochen worden, aber da ich zum Zeitpunkt seines Sterbens noch ein kleines Kind gewesen bin, verstand ich natürlich nicht, worum es ging.

Ich springe auf und stürze ins Wohnzimmer. Vor der Schrankwand gehe ich auf und ab, der Schweiß perlt mir in dicken Tropfen von der Stirn. Das Telefon! Soll ich meine Mutter auf der Arbeit anrufen? Oder meinen Vater? Oder den Hausarzt oder besser gleich einen Krankenwagen?

Herrgott, ich kann doch keinen Krankenwagen anfordern! Was sollen die Nachbarn denken, wenn hier auf einmal vor dem Haus ein Rettungswagen mit Blaulicht auftaucht? Das ist doch peinlich ohne Ende! Ich bin Eishockeyspieler, 1,91 m groß, wiege 98 Kilo und bin kerngesund – Himmel, ich bin doch kein Weichei! Wir hatten hier in der neuen Siedlung noch nie einen Krankenwagen vor einem Haus stehen. Was würde das für ein Getratsche geben, wenn sie mich jetzt abholen würden! Das würde am nächsten Tag die gesamte Siedlung wissen!

Verschwunden.

Von einem Moment auf den anderen ist das Brennen völlig verschwunden, als wäre es nie dagewesen. Habe ich Halluzinationen? Oder was? Oder habe ich es mit meinem ersten Sonnenbad einfach übertrieben?

Noch immer völlig verunsichert, stehe ich in der Mitte des Wohnzimmers und spüre das Trocknen des kalten Schweißes auf meiner Stirn. Ich halte es mit einem Mal in der Wohnung nicht mehr aus, fühle mich eingesperrt. Also ziehe ich meine Turnschuhe an und fliehe aus dem Haus, nachdem ich die Balkontür geschlossen und die Anlage meines Vaters ausgeschaltet habe. Wir wohnen im Grünen, in der direkten Nähe des Rheins. Um mich durch die vorbeifahrenden Frachtschiffe ablenken zu lassen, spaziere ich langsam einen kleinen Feldweg in Richtung des Flusses.

Das eigenartige Brennen ist vollständig verschwunden. Trotzdem kreisen meine Gedanken immer wieder um dieses Gefühl, obwohl ich auf einen Außenstehenden sicherlich total entspannt und ruhig wirke.

Mehrfach frage ich mich, was das wohl gewesen sein könnte. Es waren nicht die Gefühle und die Symptome normaler Kopfschmerzen, einer schweren Erkältung oder einer Mittelohrentzündung. Es wirkte einfach bedrohlicher, existenzieller – kam aus der Mitte des Körpers und betraf seine Grundfunktionen. Meine gut geölte Maschine hatte mich für einen Augenblick im Stich gelassen – und ich wusste beim besten Willen nicht warum.

Rückblickend weiß ich nur, dass es ein absolut widerliches, angsterregendes und bedrohliches Gefühl gewesen ist, und schiebe es schließlich auf so eine Art Sonnenstich, um mich selbst zu beruhigen.

Ende Juni 1979 ▶ Die zweite Attacke im Kino

Zwei Wochen später. Das eigentümliche Brennen ist seitdem nicht wieder aufgetaucht. Ich habe dieses Erlebnis nicht nur aus meinen Gedanken verdrängt, sondern völlig vergessen. Meine Erklärung des zu langen Sonnenbades hat offensichtlich gegriffen – und damit war das Thema erledigt.

Jetzt sitze ich mit meiner Freundin im Kino in der Düsseldorfer Innenstadt und warte auf den Beginn des Hauptfilms. Ich bin ein absoluter Kino-Freak und will mir die Erstaufführung des Films ‚Die Außerirdischen' auf keinen Fall entgehen lassen. Meine Freundin ist zwar kein Fan von Horrorfilmen, aber mir zuliebe ist sie mitgekommen.

Der Eiscreme-Verkäufer hat seine Arbeit erledigt, das Licht geht aus und der Hauptfilm beginnt. Ich räkle mich in meinen gut gepolsterten Sitz, greife in Abständen in meine Popcorn-Tüte. Der Film ist gut, nimmt mich gefangen.

Es vergehen vielleicht fünfzehn Minuten, da setze ich mich zur Verwunderung meiner Freundin plötzlich ruckartig auf.

Was ist nun wieder los?

Meine Füße fühlen sich auf einmal taub und pelzig an, so, als seien sie eingeschlafen und nicht mehr richtig vorhanden. Und wie vor zwei Wochen kriecht dieses Gefühl wieder in Zeitlupe nach oben, über die Knie in Richtung Oberschenkel, in den Unterleib.

Das ist aber diesmal nicht alles!

Heute spüre ich das Gefühl zusätzlich in den Händen; hier kriecht die Taubheit langsam in Richtung Ellenbogen. Ich spüre, wie ich schneller atme, als wenn ich nicht mehr ausreichend Luft bekäme. Die Dunkelheit des Kinos scheint plötzlich auf mich zuzuschleichen, mich einhüllen zu wollen, der riesige Kinosaal schrumpft sekündlich, immer schneller, bedrohlicher. Mein Atem rast immer schneller. Mit einem Mal habe ich das Gefühl, jemand würde meine Kehle mit eisernem Griff umklammern. Das Taubheitsgefühl und diese eigentümliche Leere in Füßen und Händen nehmen zu.

„He, was ist mit dir los?“, flüstert meine Freundin, als sie mein hechelndes Luftholen bemerkt. Sie legt ihre Hand besorgt auf meine.

„Geh’ mal kurz raus ..., okay, mir ist irgendwie schwindlig ... bin gleich wieder da“, antworte ich abgehackt mit gepresster Stimme. Schon diese paar Wörter kosten mich fast all meine Kraft. Ehe sie antworten kann, lasse ich die Popcorn-Tüte auf den Boden gleiten und erhebe mich. Gott sei Dank haben wir einen Sitzplatz ziemlich weit am Rand, sodass ich mich nicht an vielen Besuchern vorbeiquetschen muss. Mit letzter Kraft erreiche ich den Gang und stürze zu der großen, holzvertäfelten Tür, die ins Foyer führt.

Meine Beine scheinen aus Gelee, jeden Moment glaube ich hinzufallen. Zugleich habe ich das Gefühl, meine Beine und meine Arme würden gar nicht mehr zu mir gehören, seien so etwas wie nutzlose Anhängsel geworden. Alles passt nicht mehr zusammen, schlackert unbeeinflussbar an mir herum.

Die Tür erscheint mir wie ein Rettungstor, ich stoße sie auf, registriere, dass meine Hand die Berührung der Tür nicht wirklich spürt. Ein unwirkliches Gefühl! Angst kriecht in mir hoch – das ist nun schon das zweite unerklärliche Erlebnis dieser Art innerhalb von zwei Wochen. Was ist los mit mir? Habe ich eine schwere Erkrankung, die jetzt plötzlich ausbricht?

Meine Güte, ich bin doch gerade einmal 22 Jahre alt!

LICHT!

Ich bin dem DUNKEL entkommen!

Ich stehe im lichtdurchfluteten Foyer und wanke mit unsicheren Schritten zu einer kleinen Sitzgruppe, wo man vor Filmbeginn gemütlich bei einem Getränk auf den Einlass warten kann, lasse mich in einen Sessel fallen und stoße dabei die Luft wie aus einem Blasebalg aus meinen Lungen.

Mitarbeiter des Kinos schauen irritiert zu mir herüber. Oh, wie peinlich mir das ist. Ich, ein Kerl wie ein Baum, ein Ass auf dem Eis, ein ‚harter Typ', sitze hier wie ein Häufchen Elend, während meine Gedanken durch meinen Kopf rasen, werde von anderen mehr oder weniger mitleidig, verwundert, teilweise sogar besorgt angeschaut. Es fehlt nur noch, dass mich jemand fragt, ob man einen Arzt rufen soll!

Ein paar Minuten später verschwinden die Missempfindungen plötzlich. Sie gehen nicht langsam und kontinuierlich zurück, sondern verschwinden von einer Sekunde auf die andere, gerade so, als sei in meinem Körper ein geheimnisvoller Schalter umgelegt worden. Mein Atem hat sich wieder normalisiert. Ich fühle mich urplötzlich fit und kerngesund wie immer, so, als ob alles vorher Empfundene niemals gewesen sei.

Ich bleibe noch ein paar Minuten sitzen, erwäge zuerst, wieder in den Kinosaal zurückzugehen. Doch ein unerklärliches Warnsignal hält mich davon ab, kein bewusster Gedanke, der mich daran hindert, sondern eher so eine Art innerer Stimme, die sich vehement dagegen sträubt, dass meine Muskeln sich anspannen und den Körper aufrichten, um in diesen dunklen Saal zurückzukehren, der mir vorhin mit einem Mal wie eine Gruft vorkam.

Das Thema erledigt sich ohnehin, da sich die Tür des Kinosaals öffnet und meine Freundin erscheint. Sie schaut sich suchend um und steuert dann direkt auf meinen Sessel zu.

„He, Uwe, was ist denn los mit dir?", fragt sie besorgt, setzt sich in den Sessel neben mir und nimmt meine Hand. „Du bist ja weiß wie eine gekalkte Wand! Soll ich einen Arzt rufen?"

Ich bringe ein Lächeln zustande. „Nein, ist schon alles wieder okay. Mir war plötzlich tierisch schwindlig und mir wurde schlecht, deswegen bin ich sicherheitshalber rausgegangen. Jetzt ist wieder alles in Ordnung ... Vielleicht habe ich die letzten Tage einfach nur zu wenig gegessen oder zu wenig geschlafen. Aber ich würde jetzt doch gerne nach Hause fahren."

„Klar, das verstehe ich", antwortet sie. „Kannst du denn fahren oder soll ich?"

„Quatsch, es geht mir doch wieder gut!", erwidere ich und springe als Beweis förmlich aus dem Sessel. Sie beobachtet mich auf dem Weg zum Auto weiterhin aufmerksam, sagt aber nichts.

Ohne weitere Probleme fahre ich sie nach Hause, zwischendurch gelingt es mir sogar, noch ein wenig zu scherzen. Anschließend mache ich mich direkt auf die Heimfahrt und finde Gott sei Dank direkt vor unserem Haus einen Parkplatz. Mühsam schließe ich die Tür auf und mache mich auf den Weg in den zweiten Stock. Normalerweise sprinte ich die Treppen hoch, aber an diesem Abend nehme ich fast schon bedächtig eine Stufe nach der anderen, ausgelaugt, als hätte ich heute zehn Stunden knochenhartes Training auf dem Eis hinter mir. Wenn ich ehrlich zu mir wäre, würde ich zugeben, dass ich mich auch so fühle.

Leise schließe ich die Wohnungstür auf, gehe in mein Zimmer, ziehe mich aus. Keine fünf Minuten später liege ich im Bett. Obwohl ich es vermeiden möchte, zieht der Abend wie ein Film an mir vorbei, wieder und wieder muss ich an dieses widerlich ekelige Gefühl dieses Anfalls denken.

Ich bin völlig verunsichert.

Bisher hat mein Körper immer das gemacht, was ich von ihm verlangt habe. Er hat stets funktioniert, hat stets das geleistet, was ich wollte, auch wenn ich es, was nicht selten vorkam, übertrieben habe. Er stand immer unter meiner Kontrolle! Und plötzlich, plötzlich entwickelt er ein Eigenleben, und zwar ein Eigenleben, das mir Angst bereitet. Nicht so etwas wie ein verstauchter Arm, eine Platzwunde oder Schmerzen im Kreuz. Nein, das kommt von innen, ganz tief aus dem

Inneren meines Körpers. Da habe ich keinen Einfluss drauf, und das macht mich verrückt!

Ich kann meinem Körper nicht sagen ‚Dir wird jetzt nicht schwindlig!' oder ‚Du bekommst jetzt kein pelziges Gefühl in Füßen und Händen!'. Er zeigt plötzlich so etwas wie ein unkontrollierbares Eigenleben! Aber das ist es nicht allein, was mir Angst bereitet. Ich weiß einfach nicht, was eigentlich mit mir los ist. Erst die Sache auf dem Balkon, dann diese merkwürdige Geschichte im Kino.

Ich grüble weiter.

Soll ich meinen Eltern davon erzählen? Doch was soll ich ihnen denn sagen? Es sind ja keine Schmerzen, wie ich sie bisher von einer Verletzung beim Eishockey kannte. Es sind rätselhafte Gefühle, die zwar bedrohlich wirken und mir Angst machen, aber letztlich wohl doch harmlos sind. Schließlich sind sie in beiden Fällen schnell wieder verschwunden – und das innerhalb kürzester Zeit. Vielleicht ..., vielleicht sollte ich mir einfach nicht mehr so viele Gedanken darüber machen. Aber dennoch ... was ist das gewesen?

Als ein Freund mich eine Woche später telefonisch ins Kino einlädt, lehne ich unter einem Vorwand ab, obwohl der neue Film so ein richtiger Kracher sein soll. Ich weiß nicht einmal genau, warum ich die Einladung nicht annehme, doch ich denke sofort wieder an mein Kino-Erlebnis und höre eine Stimme in mir, die sagt, bleib' besser zu Hause, du weißt nicht, ob dir dieser Mist nicht noch einmal passiert! Das musst du dir nicht antun, oder? Fordere es besser erst gar nicht heraus! Ich erkenne zwar, dass dieser Gedankengang völliger Blödsinn und unlogisch ist, kann mich aber nicht dagegen wehren. Warum nur lasse ich mich von dem Vorfall in der vergangenen Woche so beeinflussen?

Ich lehne die Einladung weiter ab, obwohl mein Freund drängelt, nörgelt und nicht locker lassen will. Mehrmals erinnert er mich, dass ich doch ein Kino-Narr sei und den Film noch nicht kenne. Schließlich beendet er das Telefonat und legt beleidigt auf.

September 1979 ▶

Mein erster ‚Herzinfarkt' im Autokino

Es ist 23.30 Uhr. In einer halben Stunde wird die Kasse des Autokinos in Breitscheid, nahe Ratingen gelegen, zur Mitternachtsvorstellung öffnen. Es läuft ein Horrorfilm. Die Wagen stehen in zwei langen Schlangen vor den Kassenzufahrten. Mein Freund und ich haben Glück. Ziemlich früh losgefahren, stehen wir als viertes Auto in der ersten Reihe und werden nach Kassenöffnung unseren Stammplatz anfahren können.

Hätte ich gewusst, dass ich in dieser Nacht meinen ersten ‚Herzinfarkt' erleben würde – ich hätte die Wohnung niemals verlassen! Doch in den letzten Monaten war wieder der normale Tagesrhythmus eingekehrt – meine beiden Erlebnisse hatte ich erfolgreich verdrängt. Ich hatte keine ähnlichen Anfälle mehr erlebt, und so waren diese beiden leidigen Geschichten einfach als ‚irgendwie nicht fit' aussortiert worden.

„Mensch, guck' dir mal die beiden Schlangen an, die stehen echt schon bis auf die Hauptstraße!", wende ich mich an meinen Freund.

„Kein Wunder, der Film soll ja auch allererste Sahne sein!", erwidert Armin grinsend.

„Naja, lassen wir uns mal überrasch…"

Von einer Sekunde auf die andere legt sich ein dumpfer, schmerzhafter Druck auf meine gesamte Brust. Innerhalb kürzester Zeit verwandelt der Druck sich zu einem mörderischen Brennen, das bis in den Hals und in den linken Arm ausstrahlt. Ein metallischer, kupferner Geschmack bildet sich im Mund und ich spüre, wie der Schweiß ausbricht, nein, wie ein Wasserfall von meiner Stirn rinnt. Meine Hände beginnen, unkontrolliert zu zittern.

„Uwe, was ist mit dir los?", ruft Armin alarmiert, als er mein Keuchen vernimmt.

Ich presse die Hände auf die Brust, meine Kehle ist wie zugeschnürt, kaum bekomme ich ein Wort heraus. „W ... weiß nicht ..., g ... ganze Brust t ... tut weh ... krieg' keine Luft ... !", keuche ich stammelnd.

Das Brennen lässt nicht nach. Ich spüre das Rasen meines Herzens wie ein Motor, den man gnadenlos in den roten Drehzahlbereich peitscht. Zwischendurch rumpelt es in meiner Brust, als wenn mein Herz aussetzte. Mein Kopf fühlt sich so glühend heiß an, als hätte man kochendes Wasser darüber geschüttet.

Die Schmerzen lassen nicht nach, ich bekomme zum ersten Mal in meinem Leben kalte, nackte Todesangst: Herzinfarkt!

Fast automatisch denke ich wieder an meinen Großvater. Das ist ein Herzinfarkt, fast möchte ich wetten.

Der Ring, der sich um meine Brust gelegt hat, wird immer enger, mein Brustkörper scheint von Sekunde zu Sekunde weiterzuschrumpfen. Zudem habe ich immer stärker das Gefühl, dass ich mir gleich in die Hose machen werde. Meine Beine entwickeln sich wie bei den ersten beiden Anfällen zu nutzlosen Anhängseln – ich spüre sie nicht mehr.

Armin fackelt nicht lange. Er springt auf der Beifahrerseite aus dem Auto, rennt um den Wagen herum, reißt die Fahrertür auf und drückt mich mit Gewalt auf den Beifahrersitz. Irgendwie schaffe ich es, ihm dabei durch Anheben der Beine zu helfen, obwohl ich das Gefühl habe, jeden Moment sterben zu müssen. Armin startet den Motor, schert auf den Bürgersteig aus und fährt bis an das Kassenhäuschen vor, wendet und rast an der wartenden Autoschlange vorbei Richtung Landstraße, biegt nach rechts Richtung Ratingen ab und holt aus dem kleinen Wagen alles heraus, während er immer wieder besorgt nach mir schaut.

„Was ist, geht es noch?“, fragt er jede Minute und ist nun selbst völlig mit den Nerven runter.

Ich nicke schwer atmend, während mir immer noch der Schweiß von der Stirn läuft, der den Hals entlangrinnt und sich auf meiner inzwischen klatschnassen Brust verteilt. Nach wie vor presse ich beide Hände auf meinen Brustkorb, weil ich mir einbilde, die mörderischen Schmerzen so besser ertragen zu können.

Nach Ratingen sind es rund fünfzehn Kilometer. Wohl nicht mehr als zehn Minuten hat es gedauert, bis Armin eine Vollbremsung vor der Notaufnahme des Krankenhauses macht. Er springt aus dem Wagen, reißt die Eingangstür auf und rennt in den hell erleuchteten Aufnahmeraum, wo sich direkt am Eingang so etwas wie eine Anmeldung befindet. Ich sehe ihn durch die gläserne Tür wild gestikulieren. Er deutet immer wieder auf mich, während die Schwester zum Telefon greift.

Keine Minute später stürzen zwei Pfleger mit einem Transportrollstuhl heraus und wuchten mich aus dem Auto. Beruhigend reden sie auf mich ein, aber ich nehme sie nicht wirklich wahr. Der Schmerz brennt zu stark in meinem Brustkorb.

Kurz darauf finde ich mich auf einer Untersuchungsliege unter einer großen OP-Lampe wieder. Armin wird nach draußen geschickt. Eine Schwester legt mir die Elektroden für ein EKG an, während der Arzt Blutdruck und Puls misst, mir mit einer kleinen Stableuchte in die Pupillen leuchtet und mit einem Stethoskop meine Brust abhorcht. Auch er spricht während seiner Maßnahmen beruhigend auf mich ein.

Ich liege einfach nur, spüre den Schmerz und denke, jeden Moment sterben zu müssen. Die Elektroden sind angebracht, die Schwester schaltet das Gerät ein. Aufmerksam betrachtet der Arzt den Verlauf der Ausschläge auf dem Monitor, reißt dann den Streifen ab, der leise surrend aus der rechten Seite des Messgerätes ausgetreten ist.

Er nickt mit einem fast schon zufriedenen Gesichtsausdruck, schaut noch einmal auf den Papierstreifen und wendet sich mir zu. „Keine Sorge, Herr Protzmann, es ist alles in Ordnung! Beruhigen Sie sich wieder", sagt er mit fast gütiger Stimme.

‚Beruhigen Sie sich wieder? Wie bitte? Hat der einen Knall oder keine Ahnung oder was?', schreit eine Stimme in mir.

Ich liege hier mit mörderischen Schmerzen in der Brust, fühle mich, als würde ich jeden Moment das

Zeitliche segnen, und dieser Blödmann erzählt mir ganz trocken, es sei alles in Ordnung!

„Ihr Blutdruck ist mit 120/80 im optimalen Bereich, lediglich Ihr Puls ist mit 98 erhöht. Ihre Herzgeräusche sind völlig unauffällig, das EKG zeigt absolut keinerlei Auffälligkeiten. Sie haben also weder einen Herzanfall, geschweige denn einen Herzinfarkt, Herr Protzmann!“, doziert der Arzt weiter. „Das wäre in Ihrem Alter und bei Ihrem durchtrainierten Körper auch sehr ungewöhnlich. Ich vermute etwas anderes.“

Ich sehe, wie der Arzt eine Spritze aufzieht.

„Was ist das?“, frage ich, noch immer schwer atmend.

„Das ist ein starkes Beruhigungsmittel, sozusagen ein Cocktail aus verschiedenen Substanzen.“

Ehe ich antworten oder reagieren kann, hat er den Inhalt der Spritze mit geübter Bewegung injiziert. Fünf Minuten später bin ich wieder das blühende Leben selbst.

Ich spüre, wie der Druck in meiner Brust langsam, aber kontinuierlich verschwindet. Mein Atem normalisiert sich, während das Gefühl der Enge und das Brennen in der Brust und im linken Arm verschwinden. Der Puls ist wieder normal, kräftig und regelmäßig wie ein Uhrwerk. Ich richte mich auf, setze mich auf den Rand der Liege und lasse die Beine baumeln.

Ich komme mir unsagbar dämlich vor, fast schon wie ein Simulant! Aber das habe ich mir doch nicht alles eingebildet; diese vernichtenden Schmerzen waren doch völlig real! Und nun sagt mir dieser Arzt, dass ich kerngesund bin, gibt mir eine Spritze und schon ein paar Minuten später ist wieder alles Friede, Freude, Eierkuchen!

„Und was habe ich nun gehabt?“, frage ich den Arzt völlig verwirrt. „Das ist nun das dritte Mal innerhalb kurzer Zeit, dass ich so etwas erlebe, aber so grausam und schlimm wie heute ist es bis jetzt noch nie gewesen!“

„Ach, schon dreimal?“, fragt der Arzt und zieht die Augenbrauen hoch. „Erzählen Sie mir doch bitte!“

Ich berichte ihm von meinen Anfällen auf dem Balkon und im Kino und sage ihm auch, dass dazwischen ein größerer Zeitraum lag.

Der Arzt hört aufmerksam zu, fragt dann unvermittelt: „Bedrückt Sie momentan etwas? Haben Sie vor diesem ersten Anfall auf dem Balkon eine für Sie aufregende Situation erlebt, zum Beispiel den Tod eines nahen Angehörigen oder Ähnliches? Haben Sie Probleme, die Sie meinen, plötzlich nicht mehr bewältigen zu können?“

Ich brauche nicht einmal eine Sekunde, um zu überlegen. „Nein!“, antworte ich ihm unmittelbar. „Da ist überhaupt nichts, im Gegenteil. Ich bin Eishockeyspieler, gehe leidenschaftlich gerne eislaufen und habe einen riesigen Freundeskreis. Ich wohne noch zu Hause und verstehe mich mit meinen Eltern bestens. Ich habe einen krisensicheren Beruf und auch auf meiner Arbeit läuft alles hervorragend.“

„Vegetative Dystonie“, antwortet der Arzt trocken.

„Wie bitte?“

„Was Sie erlebt haben, beschreiben wir in der Medizin als vegetative Dystonie. Ihr vegetatives Nervensystem hat Ihnen einfach einen üblen Streich gespielt. Sie könnten es auch eine Panikattacke nennen. Aus einem unerfindlichen Grund spielen Ihre Nerven verrückt und gaukeln Ihnen die allerschlimmsten Symptome vor, obwohl Sie kerngesund sind."

„Und wieso spielen meine Nerven plötzlich verrückt, obwohl ich mir überhaupt nicht wie ein Nervenbündel vorkomme, keinerlei Probleme habe?", bohre ich weiter.

„Das kann sehr unterschiedliche Ursachen haben", erwidert der Arzt gedehnt. „Auf jeden Fall sollten Sie zu Ihrer eigenen Sicherheit einen Kardiologen aufsuchen und Ihr Herz eingehend untersuchen lassen, obwohl ich mir sicher bin, dass auch der nichts, aber rein gar nichts finden wird. Ach ja, und lassen Sie bitte Ihren Freund fahren! Nach dieser Spritze sollten Sie sich auf keinen Fall an das Steuer eines Wagens setzen."

Der Arzt entlässt mich mit einem freundlichen Händedruck und ich trete ratlos aus dem Behandlungsraum. Armin, der auf einem Plastikstuhl auf dem Gang sitzt, springt auf und legt mir freundschaftlich die Hände auf meine Schultern.

„Und? Was ist los? Was hast du gehabt? Musst du nicht hierbleiben?"

„Erzähle ich dir alles im Auto. Du fährst. Komm!"

Auf der Rückfahrt erzähle ich ihm alles. Armin ist seit dem Sandkastenalter mein bester Freund. Ich weiß genau, dass er absolut verschwiegen ist, keine Klatschtante, die gleich am nächsten Tag alles brühwarm im Eisstadion herumerzählen wird.

Ich beschreibe ihm diese unsäglichen Schmerzen vor dem Autokino und ende mit der Diagnose des Arztes. Armin schüttelt nur fassungslos den Kopf. „Meine Güte, was es alles so gibt!“, meint er schließlich. „Kaum zu glauben!“

Die Rückfahrt verläuft ziemlich wortkarg. Armin bringt mich nach Hause und fährt dann mit meinem Wagen heim. Der nächste Tag ist ein Sonntag, und er wird pünktlich um neun Uhr wieder bei mir sein, weil eine Stunde später die erste Laufzeit im Düsseldorfer Eisstadion beginnt, die wir wahrnehmen wollen.

Keine zehn Minuten später liege ich im Bett; es ist bereits 1.45 Uhr. Ich möchte schnell einschlafen, damit ich in sieben Stunden wieder fit bin, aber es gelingt mir einfach nicht. Ich wälze mich unruhig von einer Seite auf die andere.

Immer und immer wieder muss ich an diesen grausamen und vernichtenden Schmerz denken. Meine beiden Anfälle auf dem Balkon und im Kino waren im Gegensatz dazu die reinsten Bagatellen.

ANGST!

Zum ersten Mal in meinem Leben empfinde ich pure Angst, weil in meinem Körper etwas passiert ist, was ich absolut nicht verstehe.

Eine Platzwunde beim Eishockey? Na und? Die wird mit vier Stichen genäht und die Sache ist erledigt! Eine Mittelohrentzündung? Was soll's? Da nehme ich Antibiotika und drei Tage später ist alles vergessen! Eine

Verstauchung? Ja meine Güte, dann humple ich eben wieder vier Tage und dann ist die Geschichte ausgestanden!

Aber das hier ist etwas anderes!

Das ist etwas, das sich tief im Inneren meines Körpers abspielt. Bisher habe ich meinem Herzen nicht einen einzigen Gedanken geschenkt – es ist vorhanden, es geht seiner Arbeit nach. Mein Körper funktioniert, wie er funktionieren sollte, und alles andere braucht mich nicht zu interessieren.

Und nun so etwas!

In dieser Nacht erlebe ich zum ersten Mal das, was ich viel später in fast jeder Fachlektüre immer wieder unter der Begrifflichkeit ‚Angst vor der Angst' finden werde. Nicht nur der Abend im Autokino und dieses Gefühl, dem eigenen Körper, diesen extremen Schmerzen und der Todesangst absolut hilflos ausgeliefert zu sein, schießen mir immer und immer wieder durch den Kopf. Nein, ich ertappe mich auch bei der Frage, ob mir das vielleicht noch einmal passieren wird. Und dieser Gedanke macht mir wirklich Angst.

Dann beruhige ich mich wieder. Der Arzt hat keinerlei körperliche Störungen festgestellt! Und er hätte mich sicher nicht wieder nach Hause gehen lassen, wenn er auch nur die geringsten Bedenken gehabt hätte! Zumindest hätte er mich dann für eine Nacht zur Beobachtung im Krankenhaus behalten.

Ich nenne mich selbst einen Deppen und drehe mich erneut auf die andere Seite. Trotz meines Versuchs, meine Ängste zu zerstreuen, ertappe ich mich dabei, wie ich in mich hineinhöre und darauf achte, ob mein Herz ruhig und regelmäßig schlägt. Und erneut schießt mir durch den Kopf, dass ich so etwas Widerliches auf keinen Fall noch einmal erleben möchte.

Irgendwann falle ich in dieser Nacht in einen unruhigen Schlaf.

Armin ist pünktlich da; wir fahren ins Eisstadion und machen uns einen schönen Sonntag. Ich habe keinerlei Beschwerden, aber bemerke doch, dass ich immer wieder in mich hineinlausche, die Regelmäßigkeit meines Herzschlags wahrnehmen will und zugleich immer an den Abend im Autokino denke.

Auch die nächsten Tage verlebe ich ohne irgendwelche Probleme.

Meine Ausbildung habe ich bei der Stadtverwaltung Düsseldorf durchlaufen, arbeite nun als angehender Beamter auf Lebenszeit beim Liegenschaftsamt Düsseldorf und schiebe mehr oder weniger eine ruhige Kugel. Der Job ist eher monoton und fordert mich nicht, aber das stört mich nicht. Meine Kollegen sind jung und nett, wir verstehen uns prächtig und gestalten uns die Arbeit so angenehm wie möglich. Die Tage plätschern entspannt, eintönig und bisweilen sogar langweilig vor sich hin.

Am Freitagabend, ungefähr eine Woche nach der Attacke im Autokino, sitze ich in meinem Zimmer gemütlich auf der schwarzen Cordcouch und schaue auf den kleinen Fernseher. Ein Verwandtenbesuch meiner

Eltern in Berlin hat mir ein paar Tage sturmfreie Bude beschert. Neben mir steht ein Teller mit zwei trockenen Brötchen und ein paar knackigen Würstchen. In die will ich gerade mit Genuss hineinbeißen, als es plötzlich in meiner Brust rumpelt, als hätte sich dort ein alter, polternder Mühlstein gelöst.

Ich bin sofort alarmiert.

Bitte nicht schon wieder! Bitte nicht!

Ich lasse das Würstchen auf den Teller zurückfallen. Mit angehaltenem Atem und angespannt wie die Sehne eines Bogens lausche ich in mich hinein. Was war das für ein Rumpeln? Wird es noch einmal passieren? Der Begriff Arrhythmie oder auch der der Herzrhythmusstörung sagt mir zu diesem Zeitpunkt noch nichts. Ich sitze stocksteif und wie gelähmt auf der Couch; das Fernsehprogramm ist von einer Sekunde auf die andere vergessen. Ich stiere wie gelähmt geradeaus an die Wand.

Oh nein, es geht wieder los!

Das Rumpeln in der Brust wiederholt sich nicht. Doch ich spüre wieder das aufsteigende Brennen und den dumpfen Druck im Brustkorb. Diesmal ist der Schmerz wieder anders. Das Brennen und der Druck beschränken sich nicht nur auf den Brustkorb und den unteren Halsbereich. Diesmal zieht der Schmerz bis unter die linke Achselhöhle und ein Stück in den Rücken hinein. Erneut bricht mir der Schweiß in Strömen aus, meine Hände zittern.

‚Du musst etwas tun, solange du noch kannst!‘, schreit eine Stimme in mir.

Es ist 21.30 Uhr, also hat keine Arztpraxis mehr geöffnet. Einen Krankenwagen oder einen Notarztwagen will ich nicht rufen, trotz meiner Panik ist mir das noch immer zu peinlich. Aber ich weiß, dass meine Mutter im Telefonbuch die Nummer der Arztrufzentrale stehen hat, wo man von Freitag ab 20.00 Uhr bis Montag früh um 8.00 Uhr einen Arzt anfordern kann. Schwer atmend schleppe ich mich ins Wohnzimmer und finde nach kurzem Suchen die Nummer, wähle sie. Eine einfühlsame Frau hört sich mein Problem an und verspricht, sofort einen Internisten zu schicken.

Ich gehe nicht mehr in mein Zimmer zurück, sondern setze mich zusammengepresst in der Diele auf den Boden, direkt unter den Knopf zum Öffnen der Haustür. Vorsorglich öffne ich die Wohnungstür einen Spalt, damit man mich sofort versorgen kann, falls mir in den nächsten Minuten etwas passieren sollte, das mich bewegungsunfähig macht.

Die Minuten des Wartens dehnen sich zu gefühlten Stunden. Ich bestehe nur noch aus ANGST, ANGST, ANGST.

Schon fünfzehn Minuten später klingelt es. Ich stehe auf und drücke den Türöffner. Ein Arzt tritt herein, ein älterer und sympathischer Mann, der sofort mein Vertrauen genießt. Er fragt mich nach meinen Beschwerden. Ich erzähle ihm von meinem momentanen Zustand und versäume nicht, von vorhergehenden Attacken und den Diagnosen des Krankenhausarztes zu berichten.

„Nun beruhigen Sie sich erst einmal, Herr Protzmann!“, sagt der Arzt fast väterlich. „Wir schauen uns das mal an!“

Ich gehe voraus in mein Zimmer und muss mich mit nacktem Oberkörper auf meine Couch legen. Der Arzt hat ein kleines, tragbares EKG-Gerät dabei und legt die Elektroden an. Dann schaltet er das Gerät ein und misst in der Zwischenzeit Blutdruck und Puls. Eine Prozedur, die ich bereits kenne.

Schon ein paar Minuten später merke ich: Wieder alles vorbei.

„Blutdruck 110/75, Puls 72. Völlig normal. Das EKG ist einwandfrei. Stehen Sie bitte auf!“, fordert er mich auf. Mit dem Stethoskop horcht er Brust und Rücken ab.

„Auch alles völlig normal“, stellt er trocken fest. Er greift in seine Tasche. Ich ahne schon, was folgen wird.

Und richtig! Er holt eine Spritze hervor! Wieder erhalte ich einen Beruhigungscocktail – und wieder sind meine teuflischen Schmerzen nach ein paar Minuten vollständig verschwunden. Auch dieser Arzt murmelt etwas von ‚vegetativer Dystonie’, ehe er die Wohnung verlässt.

Ich sitze wie ein Häufchen Elend auf der Couch. Durch das Eishockey bin ich eher zu einem Macho-Typ geworden, der niemals Tränen zeigen darf, aber jetzt und in diesem Moment ist mir wirklich nur noch zum Heulen zumute.

Uwe, was ist los mit dir? Du fühlst dich, als wenn du jeden Moment sterben müsstest, doch die Ärzte sagen dir kalt lächelnd, dass du kerngesund bist! Das ist doch nicht mehr normal! Entweder bin ich bisher nur an ärztliche Nullen geraten, oder ich werde so langsam ein Fall für die Klapsmühle! Diese Schmerzen sind doch nicht eingebildet! Sie sind tatsächlich vorhanden! Und das muss doch einen Grund haben!

Ich hole das Branchen-Fernsprechbuch aus dem Wohnzimmer und suche die Nummer eines Kardiologen heraus. Direkt am Montagmorgen werde ich ohne Anmeldung in seine Praxis gehen und mich als absoluten Notfall darstellen, sodass er mich nicht wegschicken kann.

Am Wochenende bleibe ich zu Hause. Ich will nicht, dass ich einen erneuten Anfall im Beisein meiner Freunde erleide. Das wäre das absolute Tagesgespräch im Düsseldorfer Eisstadion! Schließlich halten mich alle für den gnadenlos harten Kerl, das gestandene Mannsbild, den Typ, den nichts umhauen kann. Ich würde sicher vor Scham im Boden versinken, wenn ich während des Eislaufens eine solche Attacke erleiden würde.

„Verdammt noch mal!", fluche ich an diesem Tag mehrfach vor mich hin. „Warum droht mein Leben plötzlich aus dem Ruder zu laufen?"

Montagmorgen um 7.00 Uhr rufe ich zuerst meinen Amtsleiter an und entschuldige mich wegen eines dringenden Arzttermins.

Eine Stunde später sitze ich bereits in der Praxis des Kardiologen, die auf den ersten Blick einen vertrauenserweckenden Eindruck macht. Die Praxis ist hell, freundlich und ultramodern, das Wartezimmer ist riesig, zudem scheint es mehrere Behandlungsräume zu geben.

Um neun Uhr sitze ich vor dem Schreibtisch des Kardiologen, einem dynamischen, sympathischen Mann Mitte vierzig. Er hat ein gewinnendes Lächeln und strahlt eine unendliche Ruhe aus. Ich fühle mich wirklich von einer Sekunde auf die andere gut aufgehoben.

„Was führt Sie zu mir, Herr Protzmann?“, fragt er freundlich.

Ich erzähle es ihm.

Nein, das ist nicht richtig! Ich erzähle es ihm nicht, es sprudelt förmlich wie ein Wasserfall aus mir heraus. Die Anfälle auf dem Balkon und im Kino, die schwere Attacke im Autokino, mein Erlebnis zu Hause.

„Nun gut, dann werden wir Sie einmal gründlich checken!“

Zunächst folgt die übliche Prozedur. Normales Ruhe-EKG, Blutdruck messen, Puls messen, Herz und Lunge auf Brust und Rücken abhören. Natürlich alles ohne jeglichen Befund, sprich: alles in bester Ordnung.

Es folgt eine Ultraschalluntersuchung des Herzens, auch hier nickt der Arzt befriedigt: „Keinerlei Verengungen, alles durchgängig, alles offen! Treiben Sie Sport?“

Ich erzähle ihm, dass ich Eishockey spiele und fast täglich zwei bis vier Stunden auf dem Eis stehe – und das seit meinem siebten Lebensjahr.

„Gut, dann werden wir beim Belastungs-EKG etwas höher gehen und die Wattzahl heraufsetzen!“, antwortet er. Ich verstehe zwar nicht, was er damit meint, aber erfahre es umgehend.

Auf eine Art Fahrrad gesetzt, bekomme ich Elektroden angelegt. Nun muss ich strampeln, und alle zwei Minuten spüre ich, wie das Treten mühsamer wird. Langsam beschleicht mich das Gefühl, einen steilen Berg hinauffahren zu müssen. Ich atme immer schneller, der Schweiß beginnt, in Strömen zu laufen. Der Arzt schaut auf den Monitor, besieht sich die Auswertung – und kennt keine Gnade.

„Weiter, Herr Protzmann! Nicht nachlassen, bleiben Sie immer im grünen Bereich der Anzeige!“, befiehlt er wie ein Ausbilder bei der Bundeswehr.

Ich komme kaum noch vorwärts. Das Tretlager scheint langsam festzurosten. Jede Kraftreserve wird von mir mobilisiert. Dennoch habe ich das Gefühl, stehen zu bleiben. Es wird noch schwerer! Ich keuche laut mit weit geöffnetem Mund. Der Tritt in die Pedale kommt mir vor, als wenn ich Zentnerlasten nach unten drücken müsste. Meine Waden schmerzen, meine Oberschenkel brennen vor Anstrengung.

Nach einer gefühlten Ewigkeit erlöst er mich endlich. Ich darf aufhören und schwer atmend von diesem Folterinstrument steigen. Mein Herz schlägt bis in die Schläfen hinein und ich spüre sogar den Herzschlag hinter den Augäpfeln. Meine Beine sind wie Pudding. Unter dem Fahrrad eine Pfütze, als hätte jemand einen Eimer Wasser auf den Boden geschüttet.

Noch immer keuchend setze ich mich auf den Rand der Behandlungsliege, während der Kardiologe lange, intensiv und offenbar sehr gewissenhaft den ellenlangen Streifen prüft, den das EKG ausgeworfen hat.

„Nichts!", sagt er lapidar. „Obwohl ich Sie weit über das normale Maß belastet habe, ist alles einwandfrei. Regelmäßiger Schlag mit einwandfreiem Echo, keinerlei Extrasystolen."

„Extrasystolen?", frage ich mit hochgezogenen Augenbrauen, allein der Begriff hört sich gefährlich an.

„Kurzfristige Aussetzer, auch Herzrhythmusstörung genannt. Ziehen Sie sich bitte wieder an und kommen Sie dann direkt in das Besprechungszimmer."

Dort hält mir der Kardiologe einen langen Vortrag, der im Grunde genommen auf einen einzigen Satz hinausläuft: Ich sei kerngesund und hätte das kräftige Herz eines jungen Stiers. Offenbar würde ich, wie seine Kollegen ja auch festgestellt hätten, an vegetativer Dystonie leiden, die sich in gelegentlichen Panikattacken äußere.

Schon wieder diese ominöse vegetative Dystonie! Es scheint sich dabei um so etwas wie eine Allerweltsdiagnose zu handeln!

Meine Frage, woher denn diese Attacken plötzlich und aus heiterem Himmel kämen, kann mir der Kardiologe nicht genau beantworten. „Dafür kann es sehr unterschiedliche Ursachen geben, die durch unverarbeitete Erlebnisse entstehen, die bis in die Kindheit zurückreichen können. Sie setzen sich irgendwie fest und können später plötzlich zum Ausbruch kommen. Es ist aber fast unmöglich, den exakten Grund dafür herauszufinden." Dann tröstet er mich noch mit den Worten: „Machen Sie sich keinerlei Sorgen, Sie sind kerngesund und können fest damit rechnen, dass diese Attacken ebenso schnell verschwinden, wie sie aufgetaucht sind. Rufen Sie morgen ab elf Uhr noch einmal an, dann können Sie das Ergebnis der Blutuntersuchung erfragen. Aber ich bin felsenfest davon überzeugt, dass auch hier das Ergebnis ohne Befund sein wird."

Ich verabschiede mich und stehe zwei Minuten später auf der Straße. Ein Glücksgefühl durchströmt mich.

Ich bin kerngesund!

Ich habe keine Herzerkrankung!

Ich brauche mich nicht mehr um meine Gesundheit zu sorgen!

Fast schon beschwingt fahre ich zur Arbeit, singe sogar ein Lied mit, das gerade im Radio läuft. Was mich besonders beruhigt, ist die Tatsache, dass es ein Kardiologe war, der mir meine Gesundheit bescheinigt hat. Ein Fachmann, ein Spezialist auf dem Gebiet von Herzerkrankungen. Ein Arzt mit einer ultramodernen Praxis und absoluten Hightech-Geräten. Das ist doch etwas anderes als irgend so ein diensthabender Arzt in der Nachtaufnahme eines Krankenhauses oder ein Internist, der einen zu Hause besuchen kommt!

Während der Fahrt kann ich förmlich spüren, wie eine Zentnerlast von mir abfällt. Erst jetzt gebe ich vor mir selbst zu, dass ich vor dieser Untersuchung doch eine Menge Angst gehabt habe.

Natürlich rufe ich direkt am nächsten Vormittag beim Kardiologen an und frage nach dem Ergebnis der Blutuntersuchung. Die Schwester am Telefon sagt nur lapidar: „Alles o. B., Herr Protzmann.“

Auf Nachfrage erklärt sie mir, dass dieses geheimnisvolle Kürzel ‚ohne Befund' heißt, also mit anderen Worten: Auch mit meinem Blut ist alles in bester Ordnung.

Beruhigt lege ich auf.

Meiner Freundin erzähle ich natürlich nichts von den Attacken und meiner Untersuchung. Zwei Tage später wüssten es alle ihre Freundinnen im gesamten Eisstadion – das wäre so sicher wie das Amen in der Kirche!

Oktober 1979 ▶ Nächtliche Horrorfahrt auf der Autobahn

Dreieinhalb Wochen sind seit dem Besuch beim Kardiologen vergangen – keinerlei Attacken seitdem. Meine ursprüngliche Absicht, mit meinen Eltern über die Vorkommnisse zu reden, habe ich fallen gelassen. Warum soll ich vor allem meine Mutter beunruhigen, wenn doch alles wieder in Ordnung ist?

Der alltägliche Tagesablauf hat mich längst wieder eingeholt. Von 7.00 Uhr bis 15.30 Uhr sitze ich meine Zeit beim Liegenschaftsamt ab, fahre danach nach Hause und esse etwas. Anschließend werfe ich mich in meine Freizeitklamotten, greife mir meine Schlittschuhe und fahre ins Eisstadion. Nach der Laufzeit unternehme ich meistens noch etwas mit den Freunden, gelegentlich machen wir einen Abstecher in die Düsseldorfer Altstadt. Gegen 22.00 Uhr bin ich meist wieder zu Hause. Noch etwas fernsehen und dann ins Bett.

Samstag und Sonntag ist neben dem Eislaufen durchgehend Action mit den Freunden angesagt.

Ich lebe wieder mein ganz normales Leben.

Und doch ertappe ich mich in diesen dreieinhalb Wochen mehrmals dabei, unbewusst in mich hineinzuhorchen, weil mir die Attacke vor dem Autokino wieder in den Sinn kommt. Merkwürdigerweise passiert das aber nur, wenn ich allein bin und gerade nichts zu tun habe. Bin ich im Eisstadion unter Menschen oder danach mit meinen Freunden zusammen, verschwende ich nicht einen einzigen Gedanken daran.

Ablenkung scheint hier so etwas wie ein Zauberwort zu sein!

Es ist 0.50 Uhr in der Nacht von Samstag auf Sonntag. Ich habe einen guten Freund besucht, der von Düsseldorf nach Hagen verzogen ist und sich immer ‚dumm und weg' freut, wenn er mal wieder ein ‚vertrautes Gesicht aus alten Tagen' sieht. Bis zum Umzug hat er auch in unserem Verein Eishockey gespielt, musste dann aber nach Hagen umziehen, weil sein Vater dort eine neue und lukrativere Arbeitsstelle angetreten hat.

Auf dem Rückweg erreiche ich gerade das Autobahnkreuz Wuppertal-Nord und biege von der A1 auf die A46 ab. Noch ungefähr 40 Kilometer bis zum Werstener Kreuz. In zwanzig Minuten werde ich zu Hause sein.

Teilweise bin ich weit und breit das einzige Auto, entwickle das Gefühl, heute Nacht allein auf diesem Planeten unterwegs zu sein. Draußen ist es stockdunkel und kalt, aber die Heizung meines kleinen Wagens wärmt angenehm den Innenraum, obwohl sie doch bei allen Auto-Testberichten als ‚absolut nicht ausreichend' verschrien ist.

Ich hänge meinen Gedanken nach und muss lächeln, als ich daran denke, dass wir uns den ganzen Abend tatsächlich wie alte Tratschtanten über Gott und die Welt unterhalten haben. Gerade passiere ich die Abfahrt Barmen, als ich ein total merkwürdiges Gefühl verspüre. Mein Mund trocknet von einer Sekunde auf die andere aus, als hätte ich seit Tagen keinen einzigen

Tropfen Flüssigkeit mehr zu mir genommen. Mein Kopf schmerzt nicht, aber übergangslos entwickle ich das unwirkliche Gefühl, dass er irgendwie gar nicht mehr richtig zu mir gehöre. Ich fühle mich eingenebelt und entrückt, habe einen leichten, milchigen Schleier vor den Augen. Ich stelle mir vor, dass es ungefähr so sein muss, wenn man Drogen nimmt.

Dann bekomme ich Herzstiche.

Ich versuche verzweifelt, cool zu bleiben, und rufe mir die bisherigen Untersuchungen ins Gedächtnis, vor allem das abschließende Urteil des Kardiologen: Ich bin kerngesund und diese Attacken sind lästig, aber nicht bedrohlich.

Es hilft alles nichts, es fängt wieder an.

Meine Hände krallen sich beinahe ins Lenkrad. Meine Gedanken werden unkontrollierbar, beginnen wieder ihr Eigenleben. Ich will sie mit aller Macht in andere Bahnen zwingen, aber es geht einfach nicht! Mein logisches Denkvermögen scheint in Bruchteilen von Sekunden ausgeschaltet worden zu sein.

Ich denke nicht mehr an den Kardiologen, sondern an das Autokino und die mörderischen Schmerzen in der Brust und fühle fast in derselben Sekunde, wie sich der dumpfe Druck dort breitmacht. Er kriecht langsam nach oben und schnürt mir den Hals zu. Dann setzt wieder das Brennen ein. Es zieht bis unter die linke Achselhöhle und strahlt brutalst in den Rücken aus. Meine linke Schulter schmerzt plötzlich, als sei sie verstaucht. Ich gerate stärker in Panik und nehme ruckartig den Fuß vom Gaspedal. Mit 70 Kilometern pro

Stunde schleiche ich über die Autobahn, ein erster Wagen überholt mich hupend

Meine Gedanken jagen. Ich beginne mit mir selbst zu reden: „Junge, das kann übel enden! Es ist Mitternacht durch, und du bist hier mehr oder weniger mutterseelenallein auf der Autobahn“ Massiver Schweißausbruch begleitet mein Selbstgespräch. „Wenn dir hier jetzt etwas passiert, dann wird dir kein Mensch helfen! Selbst wenn du jetzt auf den Randstreifen fährst und anhältst, wird das nichts nützen – niemand wird dich bemerken, alle werden im rasenden Tempo vorbeifahren. Und wenn einer anhält und Hilfe herbeitelefoniert, wird es sicher eine Ewigkeit dauern, bis der Notarztwagen kommt! Du wirst hier krepieren, ohne dass es jemand merkt. Halte durch bis zur nächsten Abfahrt Elberfeld und dann direkt zum Krankenhaus!“

Es geht nicht.

Ich kann nicht weiterfahren, das Risiko ist einfach zu groß. Ein ‚Herzinfarkt' ist schon schlimm genug, aber es muss nicht auch noch zusätzlich ein Unfall passieren, bei dem ich in den Graben rase.

Ich schalte die Warnblinkanlage ein, bremse ab und fahre mit vermeintlich letzter Kraft auf den Standstreifen. Den Motor auszuschalten, schaffe ich auch noch. Mit allen Mitteln versuche ich, meine panischen Gefühle zu bekämpfen. Ich bin einfach nicht mehr ich selbst, bin einfach nur ein zitterndes Bündel mit einer kaum beschreibbaren Angst vor einem ‚Herzinfarkt', mit Gedanken und Schreckensbildern, die ich nicht unter Kontrolle bringe.

Ich sehe mich wie in einem Albtraum mit einem Aufschrei an die Brust fassen und über dem Lenkrad zusammensinken, erlebe, wie ich am nächsten Morgen entdeckt werde und man meinen Tod feststellt. Ich stelle mir vor, wie ich abtransportiert werde und man meinen Eltern die schreckliche Botschaft überbringt: „Ihr Sohn ist völlig überraschend an einem Herzinfarkt verstorben. Man hätte ihn noch retten können, wenn er rechtzeitig entdeckt worden wäre." All diese Szenen laufen so plastisch in meinem Kopf ab, als würde ich einen Kinofilm sehen.

Ich reiße die Autotür auf. Die frische, kalte Luft bringt etwas Ordnung in meine Gedanken. Ich werde nach und nach ruhiger und versuche, tief und gleichmäßig durchzuatmen.

Wie viel Zeit in der Zwischenzeit vergangen ist, weiß ich nicht, ich habe nicht auf die Uhr geschaut.

Nach einiger Zeit geht es mir wieder etwas besser. Das Brennen und der Druck lassen nach und ich kann wieder freier atmen. Körperlich fühle ich mich total ausgelaugt, so als ob ich gerade einen Marathonlauf absolviert hätte. Noch immer habe ich kein Zeitgefühl. Zwar schaue ich jetzt auf meine Armbanduhr, aber ich registriere nicht, ob fünf oder zehn Minuten vergangen sind oder gar eine Stunde.

Als ich mich wieder halbwegs normal fühle, starte ich den Wagen und fahre weiter. Ich fahre strikt 80 Stundenkilometer, weil ich aus irgendeiner dummen Annahme heraus der Meinung bin, dass ich bei einem Herzinfarkt das Auto bei Tempo 80 besser zum Stehen bekomme als bei 140. Das ist zwar Blödsinn, denn bei einem echten Herzinfarkt ist es völlig egal, ob ich 10 oder 200 Stundenkilometer auf dem Tacho habe. Aber diese unumstößliche Tatsache ignoriere und verdränge ich geflissentlich.

Irgendwie schaffe ich es, nach Hause zu kommen, die ausstehenden 40 Kilometer kommen mir wie eine Strecke von 1.000 Kilometern vor. Doch ich schaffe es! Ich habe nicht die erste Abfahrt zum nächsten Krankenhaus genommen, obwohl ich auch bei jeder weiteren Abfahrtsstelle genau dieses Verlangen gehabt habe! Ich bin allein bis nach Hause gefahren – dort fühle ich mich geborgen und sicher. Paradox!

Ich falle ins Bett, finde aber keinen Schlaf. Meine Gedanken schlagen Purzelbäume; Selbstmitleid und kalte, nackte Wut über meine Anfälle wechseln sich ab.

Warum gerade ich? Und warum gerade so etwas Undefinierbares, nicht Greif-, nicht Steuerbares? Warum nicht einfach simple Schmerzen im Bein oder einen tauben Arm? Warum muss es gerade das Herz sein? Das wichtigste Organ meines Körpers?

Hat der Kardiologe vielleicht doch etwas übersehen? Oft genug hört und liest man davon, dass Menschen mit Beschwerden oft jahrelang von Arzt zu Arzt laufen und keiner der Mediziner etwas diagnostizieren kann, bis dann eine absolute Koryphäe doch eine Ursache herausfindet. Habe ich vielleicht doch eine Herzerkrankung, die durch normale Untersuchungsmethoden nicht diagnostizierbar ist? Oder eine Erkrankung, die vielleicht so extrem selten ist, dass sie kaum einem Arzt bekannt ist?

Tatsache ist: Ich bilde mir meine Anfälle nicht nur ein. Diese Schmerzen sind real und nicht nur das Produkt meiner Fantasie. Und selbst wenn mir aus einem unerklärlichen Grund gelegentlich die Nerven durchgehen, kann das doch nicht zu solch fühlbaren Beschwerden führen!

Und ich habe Angst.

Ich habe einfach entsetzliche Angst. Angst, Angst, riesige Angst.

Nicht nur das, ich spüre auch, wie diese Angst wächst, immer massiver wird.

Ich habe in der letzten Zeit bemerkt, dass ich immer öfter in mich hineinhöre, ob alles in Ordnung ist, das Herz ruhig und regelmäßig schlägt. Und ich habe auch genau registriert, dass ich immer öfter daran denke, eine neue Attacke zu bekommen, und dass ich mich genau davor entsetzlich fürchte.

Diese Hilflosigkeit macht mich wahnsinnig und wütend zugleich. Immer war ich ein harter Kerl, ein Eishockeyspieler, ein Typ, den nichts so schnell umhaut, eben ein Macher. Ich war stolz darauf, stets alles unter Kontrolle zu haben. Und das soll plötzlich vorbei sein? Auf einmal machen mein Körper, mein Geist, mein Gehirn, meine Gedanken oder was auch immer einfach das, was sie wollen – und ich habe keinen Einfluss darauf. Ich kann das nicht mal schnell eben durch Logik oder durch rationales Nachdenken abstellen. Das macht mich zornig, wütend, entsetzt mich.

Irgendwann gegen fünf Uhr morgens schlafe ich endlich ein.

Am Sonntag bleibe ich zu Hause. Mein Vater ist unterwegs und meine Mutter spürt, dass irgendetwas mit mir nicht in Ordnung ist. Aber sie spricht mich nicht darauf an. Wahrscheinlich vermutet sie wieder einmal Liebeskummer oder einfach nur schlechte Laune, weil etwas nicht so gelaufen ist, wie ich mir das vorgestellt habe. Ich selbst spreche meine Angst auch nicht an.

Aber ich werde am Montag noch einmal zum Kardiologen gehen! Es ist mir völlig egal, ob er mich mitleidig anlächelt oder mich vielleicht sogar für einen Hypochonder hält.

Wieder beim Kardiologen ▶ Wurde etwas übersehen?

Mein Amtsleiter ist etwas verstimmt, als ich Montag früh um sieben Uhr anrufe und ihm noch einmal einen Arzttermin mitteile. Süffisant meint er feststellen zu müssen, dass ich offenbar seit Neuestem an der Montagskrankheit leide. Er fordert mich auf, sich nach dem Arztbesuch bei ihm zu melden, um über die Entwicklung zu sprechen.

Na super, das fehlt mir auch noch!

Um 8.15 Uhr sitze ich wieder beim Kardiologen und muss bis kurz vor halb zehn warten, ehe ich an der Reihe bin. Der Arzt bietet mir nach dem Betreten des Besprechungszimmers lächelnd den Stuhl vor seinem riesigen Schreibtisch an, der mit unzähligen Bögen von allen Auswertungen bedeckt ist.

„Was führt Sie wieder zu mir?"

Ich erzähle ihm in allen Einzelheiten die Geschichte der Autobahnfahrt, lasse nichts aus. Ich schildere ihm nicht nur die Schmerzen, sondern auch meine Gedanken und Gefühle, erzähle ihm von meiner Hilflosigkeit, von dem Gefühl der absoluten Ohnmacht dieser Situation gegenüber. Zu guter Letzt wage ich sogar die Frage: „Kann es möglich sein, dass Sie bei Ihren Untersuchungen irgendetwas übersehen haben, nicht berücksichtigt haben?"

Der Arzt lächelt und faltet seine Hände wie ein Oberlehrer zusammen, der seinem Schüler einen wichtigen Vortrag oder eine Standpauke halten will. „Herr Protzmann, Sie können sich sehr sicher sein, dass ich nichts übersehen habe! Natürlich werden wir jetzt zur Sicherheit nochmals ein EKG und eine Ultraschalluntersuchung machen, aber ich kann Ihnen jetzt schon sagen, dass sich an dem Ergebnis der letzten Untersuchung garantiert nichts ändern wird. Wenn Sie möchten, können wir zu Ihrer Beruhigung und Sicherheit auch noch ein Langzeit-EKG anfertigen."

Als ich ihn fragend anschaue – wieso schauen Ärzte einen immer mitleidig an, wenn man ihr Fachvokabular nicht versteht –, erklärt er mir, was ein Langzeit-EKG ist.

„Ich wäre dann sicher beruhigter, wenn sie es machen", meine ich.

Wie bei meinem ersten Besuch begebe mich in den Untersuchungsraum und lasse alle Messungen über mich ergehen. Natürlich bestätigt sich, was mir der Kardiologe vorhergesagt hat. Beide Untersuchungen sind nach wie vor ohne Befund, alles ist in bester Ordnung.

Ich verstehe das einfach nicht, verdammt noch mal!

Bei der Abschlussbesprechung sprechen wir ab, wann das Langzeit-EKG gemacht werden soll. Der Arzt meint, es wäre gut, wenn unterschiedliche Bereiche meines Lebens erfasst würden. Schließlich kommen wir überein, dass ich um 18.00 Uhr noch einmal in die Praxis komme und das Gerät erhalte. Es wird den ganzen Abend laufen, die Nacht, während der Arbeit am nächsten Tag und – vor allen Dingen – auch noch am Nachmittag, wenn ich im Eisstadion sein werde.

Wir verabschieden uns und merkwürdigerweise fühle ich mich nach diesem erneuten Arzttermin wieder, als könne ich Bäume ausreißen! Die Sprechstundenhilfe gibt mir eine Bescheinigung für meinen Amtsleiter mit. Schließlich will ich nicht als ‚Montags-kranker' abqualifiziert werden.

Kaum im Amt angekommen, werde ich zum Amtsleiter zitiert. Durch die Blume bekomme ich einen dicken Anpfiff. Es sei nun bereits das zweite Mal, dass ich gerade an einem Montag erst gegen Mittag zur Arbeit erschienen sei. „Ist Ihnen klar, dass Ihre Kollegen Ihre Arbeit mit übernehmen müssen? Das empfinde ich als wenig kollegial, beim nächsten Mal bringen Sie bitte ein ärztliches Attest mit. Ohnehin sollten Sie die Montags-Krankheit nicht zur Gewohnheit werden lassen!" Und so reiht sich eine moralische Ansprache an die andere.

Ich reiche ihm das Attest des Arztes, er überfliegt es schnell.

„Nun gut! Aber beim nächsten Mal versuchen Sie doch bitte, Ihre Termine beim Arzt auf den Nachmittag zu legen, Herr Protzmann", meint er abschließend versöhnlicher.

Ich nicke reumütig, so etwas lernt man in der Ausbildung, und schleiche an meinen Schreibtisch. Rasch hat mich die Arbeitsroutine wieder.

Um 18.00 Uhr bin ich erneut beim Kardiologen und werde verkabelt. Mir werden Elektroden angelegt deren Kabel in ein kleines Kästchen führen, das mir um den Hals gehängt wird. Morgen Abend um 19.00 Uhr soll ich das Gerät wieder in der Praxis abliefern.

Gott sei Dank habe ich ein weites Sweatshirt an!

Ich verlasse die Praxis und fahre nach Hause. Als ich die Wohnung betrete, will ich mich an meiner Mutter vorbeischleichen, die in der Küche vor sich hinwerkelt. Es klappt nicht. Sie möchte ein paar Worte mit mir wechseln und erkennt natürlich mit ihren Habichtsaugen schon nach ein paar Sekunden die leichte Ausbuchtung unter meinem Shirt.

Es ist nicht mehr möglich, dem Thema auszuweichen.

Ich zeige ihr das Gerät – und dann sprudelt es aus mir heraus. Ich erzähle ihr alles, angefangen von meinem Erlebnis auf dem Balkon bis hin zu meiner mitternächtlichen Horrorfahrt auf der Autobahn.

Meine Mutter arbeitet als Regierungsangestellte im medizinischen Bereich. Sie ist keine Ärztin, hat sich aber aufgrund ihrer Tätigkeit mit allen möglichen Krankheiten und Ärzten auseinandersetzen müssen, und kennt zahlreiche Chefärzte aller denkbaren Fachrichtungen. Nach meinem ausführlichen Bericht bemitleidet sie mich weder noch tröstet sie mich. Ihr Vertrauen in die Fähigkeit von Ärzten und Medizin scheint hoch, denn fast lapidar meint sie: „Warten wir einfach mal ab, was das Langzeit-EKG ergibt, und dann schauen wir weiter. Es ist ja nicht so, dass ich nicht genug Professoren in der Klinik kenne …"

Zurückgekehrt in mein Zimmer, fühle ich mich erleichtert, dass meine Mutter nun über meine seltsamen Anfälle Bescheid weiß.

Abends im Bett habe ich Probleme, mit den Kabeln und dem Kasten auf der Brust einzuschlafen, da ich normalerweise immer auf dem Bauch liege. Jetzt muss ich in Rückenlage schlafen, was mir ziemlich schwerfällt, dann aber irgendwann gelingt.

Am nächsten Tag auf der Arbeit bereitet mir das Gerät keinerlei Probleme. Gott sei Dank gibt es beim Liegenschaftsamt nicht wie bei einigen anderen Ämtern in Düsseldorf Hemd- und Krawattenzwang, sodass ich ein weites Sweatshirt anziehen kann und das Gerät keinem auffällt.

Pünktlich um 15.30 Uhr lasse ich alles fallen und sprinte zum Auto. Meine Schlittschuhe hatte ich schon morgens mitgenommen, sodass ich direkt von der Arbeit ins Eisstadion fahren kann. Die Laufzeit beginnt um 16.00 Uhr. Ich bin sogar noch zehn Minuten zu früh und kann in Ruhe meine Schlittschuhe anziehen und festschnüren.

Nachdem der Eismeister die Eisfläche freigegeben hat, starte ich mein selbst erdachtes Experiment mit mir. Als Eishockeyspieler stehe ich sehr sicher auf Schlittschuhen, fahre meist sehr schnell und schwungvoll und verausgabe mich auf dem Eis völlig. Da ich aber heute mit einem Langzeit-EKG verkabelt bin, will ich es mit der Belastung auf die Spitze treiben. Ich will endlich wissen, was mit mir und mit meinem Herzen los ist.

Die nächsten zwei Stunden tobe ich auf dem Eis und gebe alles. Ich laufe ohne Pause in unterschiedlichem Tempo, lege immer wieder kurze Sprints ein und verausgabe mich so sehr, dass der Schweiß in Strömen läuft. Mein Unterhemd ist schweißdurchtränkt, selbst das dicke Sweatshirt zeigt schon durchnässte Flecken. Mein Herz hämmert, mein Puls jagt, teilweise japse ich regelrecht nach Luft. Als ich um 18.00 Uhr vom Eis gehe, bin ich völlig fertig. Meine Beine und die überanstrengten Muskeln schmerzen und ziehen teuflisch. Es fühlt sich an, als wenn ich jeden Moment einen Wadenkrampf bekommen würde. Aber das ist mir alles egal – und seltsamerweise hat mir diese enorme Belastung überhaupt nichts ausgemacht.

Ich fühle mich super. Das Experiment meiner Maximal-Dauerbelastung ist geglückt. Einer Dauerbelastung kann ich problemlos standhalten.

In Hochstimmung fahre ich zum Kardiologen.

Im Auto lache ich über mich selbst.

Ich bin einfach nur bescheuert und sonst nichts, denke ich mir. Vor zwei Tagen auf der Autobahn habe ich noch gedacht, dass ich sterben muss – und heute spule ich auf dem Eis ein Programm ab, bei dem andere Leute tatsächlich mit einem Herzkasper umgekippt wären. Vielleicht bin ich kein Fall für einen Arzt, sondern doch eher einer für einen Psychoklempner; das ist doch alles nur lächerlich!

Immer noch in Hochstimmung, betrete ich die Praxis und lasse mir von einer Schwester das Langzeit-EKG abnehmen. Als sie meine immer noch schweißnasse Brust registriert, erkläre ich fast entschuldigend, dass ich gerade vom Sport komme und sofort zum Kardiologen gefahren bin, ohne vorher zu duschen. Sie lächelt.

„Rufen Sie bitte morgen gegen 14.00 Uhr an, dann wird die Auswertung vorliegen und der Herr Doktor kann Ihnen etwas dazu sagen.“

Ich bin entlassen und fahre nach Hause. Ich fühle mich fantastisch und denke auf der Rückfahrt immer wieder daran, was ich heute auf dem Eis geleistet habe, und das ohne die geringsten Beschwerden.

Zu Hause angekommen, erstatte ich meiner Mutter kurz Bericht. Sie nickt nur und meint, wir sollten in Ruhe den morgigen Tag abwarten. Ich weiß nicht, ob sie meinem Vater davon erzählt hat, aber als ich mich noch eine Stunde ins Wohnzimmer setze, erwähnt er das Thema mit keinem Wort.

Am Abend gehe ich früh ins Bett und schlafe fast augenblicklich ohne jedes Grübeln ein.

Am nächsten Tag verrichte ich meine Arbeit beim Liegenschaftsamt mechanisch und schaue andauernd auf die Uhr. Ich kann kaum erwarten, bis es 14 Uhr ist. Zwar habe ich schon einige Untersuchungen hinter mir, aber vielleicht bringt das Langzeit-EKG neue Erkenntnisse. Ich bin heute noch froh, diese zusätzliche Maßnahme durchgeführt zu haben, aber ich ertappe mich doch ab und zu bei dem Gedanken, dass mir das Ergebnis vielleicht nicht gefallen wird. Ich spüre Angst, dass das Langzeit-EKG vielleicht eine schwere Erkrankung zeigt, die bei den vorherigen Untersuchungen nicht erkannt wurde.

Endlich ist es zehn Minuten vor zwei. Ich kann einfach nicht mehr warten, vergewissere mich, dass die

Tür zum Nachbarbüro geschlossen ist, wähle die bereits lange vorher herausgesuchte Nummer des Kardiologen. Fast augenblicklich wird abgenommen. Ich nenne meinen Namen und den Grund meines Anrufs.

„Kleinen Moment, Herr Protzmann, ich stelle Sie sofort zum Herrn Doktor durch“, höre ich die Stimme der Sprechstundenhilfe. Mein Atem geht schneller.

Ist das nun ein gutes oder ein schlechtes Zeichen, dermaßen schnell mit dem Arzt verbunden zu werden?

Es knackt kurz in der Leitung, dann meldet sich der Kardiologe: „Guten Tag, Herr Protzmann, Sie rufen sicher an, um das Ergebnis des Langzeit-EKGs zu erfahren?“

Ich bejahe.

„Ich muss Sie leider enttäuschen, beziehungsweise beglückwünschen. Auch hier zeigt sich alles in bester Ordnung, es sind keinerlei Auffälligkeiten feststellbar, obwohl Sie zwischen 16.00 Uhr und 18.00 Uhr offenbar sportliche Höchstleistungen erbracht haben.“

Ich erkläre ihm, dass ich eislaufen war.

„Wie gesagt: Alles ohne Befund, wie schon vorher von mir vermutet!“, fährt der Kardiologe fort.

Ich atme hörbar aus und fühle wieder dieses Glücksgefühl in mir.

„Kardiologisch haben wir nun alles abgeklärt, Herr Protzmann, aber ich gebe Ihnen trotzdem noch eine Empfehlung. Holen Sie sich bei uns eine Überweisung für einen Endokrinologen ab und machen Sie in der nächsten Zeit einen Termin.“

„Endo... waaas?“

„Ein Facharzt, der unter anderem für Schilddrüsenerkrankungen zuständig ist. Es besteht die theoretische Möglichkeit, dass Sie an einer Überfunktion der Schilddrüse leiden, die unter anderem zu Schwitzen, innerer Unruhe, nervlicher Anspannung und zitternden Händen führt. Je nach Dysfunktion kann es aber auch vereinzelt zu schwereren Symptomen kommen wie Panikattacken – also das, was Sie momentan offenbar erleben."

Ich danke ihm für den Rat und verspreche, die Überweisung aus der Praxis zu holen.

Abends berichte ich meiner Mutter von dem Ergebnis des Langzeit-EKGs und von der Empfehlung des Kardiologen. Sie nickt befriedigt und meint, dass es wirklich empfehlenswert wäre, diesem Rat zu folgen. Ich kann mir nicht helfen, aber irgendwie habe ich das Gefühl, dass sie meine Probleme nicht wirklich ernst nimmt. Vielleicht sieht sie es auch einfach entspannter als ich.

Direkt am nächsten Tag hole ich mir die Überweisung ab, suche mir im Branchenverzeichnis einen entsprechenden Arzt heraus und vereinbare einen Termin für den übernächsten Tag. Zwar passt es mir überhaupt nicht, dass ich auf einmal zu einem Typen mutiert bin, der von Arzt zu Arzt rennt, aber ich will endlich eine Erklärung für diese Attacken.

Beim Endokrinologen ▶ Die Schilddrüsen-Untersuchung

Zwei Tage später, kurz nach der Arbeit, sitze ich vor dem Schreibtisch eines Endokrinologen. Erneut erzähle ich meine gesamte Geschichte, während er geduldig zuhört. Mein Magen knurrt, denn es war weiß Gott nicht einfach, den ganzen Tag für diese Untersuchung nüchtern zu bleiben, wie es bei der Terminabsprache angeordnet wurde.

„Da kann tatsächlich eine Überfunktion vorliegen“, meint er, als ich mit meiner Erzählung fertig bin. „Hatten Sie denn schon einmal Probleme mit der Schilddrüse oder jemand aus der Familie?“

Ich überlege kurz und verneine.

„Gut, dann wollen wir alles einmal gründlich untersuchen.“

Die Prozedur beginnt. Ich werde hintereinander in verschiedene Behandlungszimmer geführt und verliere schon nach kürzester Zeit den Überblick, welche Untersuchung für welches Ergebnis zuständig sein soll. Es beginnt mit der obligatorischen Blutabnahme. Die Schwester erklärt mir dabei, dass man aus dem Bluttest bereits einiges über den Zustand der Schilddrüse herausfinden kann. Danach folgt eine Ultraschalluntersuchung ähnlich der, die schon beim Kardiologen durchgeführt wurde. Allerdings scheint dieser Arzt dafür ein ganz spezielles Gerät zu verwenden, das mit dem des Kardiologen keinerlei Ähnlichkeit hat. Er erklärt mir, dass er mit dieser Sonographie ganz genau die Größe der Schilddrüse vermessen und ihre genaue Lage feststellen könne. Ich füge mich in mein Schicksal und mache alles, was er von mir verlangt.

Er schaut auf einen kleinen Monitor, auf dem ich als Laie nur grobkörnige helle und dunkle Flächen und Strukturen erkennen kann, er aber darin offensichtlich lesen kann wie in einem Buch. „Also hier sind schon mal auf den ersten Blick keinerlei Auffälligkeiten zu erkennen, das sieht mir alles sehr gesund aus", murmelt er schließlich.

Sofort durchströmt mich wieder ein Gefühl der Beruhigung. Etwas mulmig wird mir aber, als er noch eine Szintigrafie durchführen will, wofür er mir allerdings eine geringe Menge radioaktives Material in eine Vene injizieren muss.

Radioaktives Material!

Ich schaue den Arzt an, als habe er mir soeben erklärt, dass er mich leider töten müsse.

Er beruhigt mich und erklärt mir: „Diese Untersuchung ist erforderlich, da sie die Stellen zeigt, die bei der Ultraschalluntersuchung nicht richtig erfasst werden, die Schilddrüse durch eine spezielle Gamma-Kamera zudem farblich dargestellt wird. Die Dosis an Radioaktivität, die Sie dabei aufnehmen, ist geringer als bei einer Röntgenaufnahme."

Ich füge mich erneut in mein Schicksal.

Nachdem alle Untersuchungen abgeschlossen sind, bestellt mich der Arzt für den kommenden Montag erneut in die Praxis, um mit mir das genaue Ergebnis zu besprechen. Ich stimme zu, obwohl es mich bereits jetzt zu nerven beginnt, immer und immer wieder zu Ärzten laufen zu müssen.

Ich fahre nach Hause, wo mich meine Mutter bereits erwartet, der ich umgehend Bericht erstatten muss. Sie beruhigt mich schon vorab und sagt mir, dass bei dieser Untersuchung garantiert auch wieder nichts herauskommen wird. Ich weiß nicht so richtig, ob mich das tatsächlich beruhigt. Bei mir entwickelt sich bereits der Gedanke, dass es vielleicht sogar besser wäre, wenn die Ärzte endlich einmal etwas finden würden. Natürlich keine gravierende Erkrankung, aber irgendetwas, das diese widerlichen Attacken erklären könnte. Das wäre doch allemal besser als diese dauernde Ungewissheit!

Ich stelle mir am Abend im Bett vor, wie ein Arzt zu mir sagt: „Herr Protzmann, wir haben endlich den Grund für Ihre Attacken gefunden, Sie leiden an einem XYZ! Ich verschreibe Ihnen hier mal etwas. Wenn Sie diese 20 Tabletten genommen haben, ist der ganze Spuk ein für alle Mal beendet!"

Das wäre zu schön, um wahr zu sein!

Nach der Schilddrüsenuntersuchung ▶ Der nächste ‚Herzinfarkt'

Am Wochenende beschließe ich, einen richtig schönen, faulen Tag zu machen, ehe ich Samstagabend gegen 19.00 Uhr zur Abendlaufzeit ins Eisstadion fahre. Meine Eltern sind am gestrigen Abend zu Bekannten nach Dortmund gefahren. Ich meine mich zu erinnern, dass sie ein Musical besuchen wollen. Sie bleiben dort über Nacht, werden erst morgen im Verlauf des Abends wiederkommen.

So habe ich sturmfreie Bude und meine Ruhe.

Entgegen meiner Gewohnheiten stehe ich tatsächlich erst um 9.30 Uhr auf und frühstücke in aller Gemütlichkeit. Ich schalte den Fernseher ein, schnappe mir meinen neuen Perry-Rhodan-Roman, flegle mich auf die Cordcouch und schiebe mir zwei Kissen unter den Kopf.

Draußen regnet und stürmt es, ein richtig widerliches Wetter, bei dem es gleich doppelt Spaß macht, gemütlich zu Hause abzuhängen und Ruhe vor den Eltern zu haben, die gerade an den Wochenenden immer mit etwas Neuem ankommen, was ich doch ‚bitte mal schnell noch erledigen' könnte. Ich lese und schaue zwischendurch immer mal wieder auf den Fernseher, in dem aber nichts Gescheites läuft. Im Grunde genommen dudelt er nur vor sich hin, weil ich absolute Stille schon seit meiner Kindheit hasse.

Gegen 13.00 Uhr erinnere ich mich plötzlich siedendheiß an den sich im Backofen befindlichen Schokoladenkuchen, von dem meine Mutter erzählte. Jetzt zwei Stücke Schoko-Kuchen und ein Glas eiskalte Cola, das wäre es doch!

Ich quäle mich aus der horizontalen Lage und bewege mich in die Küche. Gerade will ich mich bücken, um die Tür des Backofens zu öffnen, als ich vor Schmerz laut aufstöhne, in den Beinen einknicke und mir an die linke Seite fasse. Ich habe das Gefühl, als habe mir jemand ein Messer unterhalb der linken Achselhöhle tief ins Herz gebohrt und drehe es nun langsam in mein Fleisch. Dieses Bohren presst mir den Atem aus der Lunge, Stirn und Hände sind in Sekundenschnelle schweißnass. Außerdem zittern meine Hände so heftig, dass ich sie kaum unter Kontrolle bringen kann. Ich habe das Gefühl, hier und jetzt an dieser Stelle in der Küche zusammenbrechen zu müssen.

Das Bohren lässt langsam etwas nach, dafür schießt ein heftiger Schmerz an der Achselhöhle vorbei, über die linke Schulter in die linke Hälfte des Halses. Schon folgt die nächste Attacke. Ich spüre, wie sich ein stahlharter Ring um meine Brust legt und enger wird, gerade so, als würde jemand hinter mir stehen und diesen Ring mit einer Schraubzwinge immer mehr zusammenziehen. Mein Puls jagt und mein Herz schlägt so heftig, dass sich mein Sichtfeld bei jedem hämmernden Schlag für eine Zehntelsekunde eintrübt. Der Kiefer schmerzt vor Verkrampfung, wieder verspüre ich den völlig ausgetrockneten Mund.

Meine Beine sind so zittrig, dass ich es kaum in mein Zimmer auf die Couch schaffe. Ich lasse mich einfach darauffallen und presse im Liegen meine rechte Hand immer stärker unter die linke Achselhöhle.

Lieber Gott, lass diese teuflischen Schmerzen aufhören! Bitte!

Verdammt, warum sind meine Eltern jetzt nicht hier? Ich will ins Wohnzimmer ans Telefon gehen, traue mich aber nicht, fürchte mich davor, vielleicht bei jeder zusätzlichen Anstrengung tot zusammenzubrechen.

Aber ich muss anrufen, ich brauche Hilfe!

Ich konzentriere mich völlig auf den Gang ins Wohnzimmer, der mir in diesem Augenblick wie eine schier unlösbare Mammutaufgabe vorkommt. Irgendwie schaffe ich es. Erneut ist es mir einfach zu peinlich, einen Krankenwagen oder einen Notarztwagen anzurufen, wähle stattdessen wieder die Nummer der Arztrufzentrale.

In meinem Unterbewusstsein fällt mir die Unlogik meiner Verhaltensweise auf. Einerseits fürchte ich mich, jede Minute tot umzufallen, andererseits fordere ich nicht die schnellstmögliche Hilfe in Form eines Notarztes an, rufe vielmehr einen Arzt von der Rufzentrale herbei, bei dem man nie weiß, wann er eintreffen wird.

Paradox!

Ich erwäge sogar für einen Moment, mich selbst ins Auto zu setzen und ins Krankenhaus zu fahren, verwerfe den Gedanken allerdings sofort wieder. In meinem momentanen Zustand traue ich mir nicht einmal zu, es durch das Treppenhaus zum Hausausgang zu schaffen, geschweige denn, die zwanzigminütige Fahrt in das nächste Krankenhaus zu überstehen!

Die nette Frau in der Arztrufzentrale verspricht, mir schnellstmöglich einen Arzt zu schicken, und notiert die Adresse.

Alles wiederholt sich.

Ich lege auf, gehe in die Diele und setze mich wieder an die Wohnungstür. Mittlerweile sind die mörderischen Schmerzen einem konstanten Druck gewichen, der meine gesamte Brust bis zum Hals umschließt und in den linken und rechten Oberarm ausstrahlt.

Es ist ein widerwärtiges, ekeliges, grausames und vernichtendes Gefühl. Mein Körper fühlt sich einfach nur noch wie ein nutzloser Fleischklumpen an.

Als es zwanzig Minuten später klingelt, raffe ich mich auf, drücke den Türöffner. Oh Gott! Vor mir steht der Arzt, der bereits den ersten Hausbesuch gemacht hat!

„Guten Tag, Herr Protzmann. Sie haben wieder eine Attacke?", fragt er mich lapidar.

Ich nicke nur, dann wiederholt sich die allseits bekannte Prozedur. Aufs Bett legen, Oberkörper freimachen, Ruhe-EKG, Blutdruck und Puls messen, Brust und Rücken abhören – und dann die obligatorische Spritze. Natürlich ist bis auf den erhöhten Puls wieder alles bei mir in Ordnung.

Fünf Minuten später ist der ganze Spuk verschwunden. Ich fühle mich gut, obwohl ich die Wirkung der Spritze merke – ich vergleiche sie mit dem Beginn des Betrunkenseins, denn ich fühle mich etwas ‚schwummrig'.

Der Arzt schreibt einige Sätze in eine Berichtskladde und packt anschließend seine Sachen in den Arztkoffer.

„Herr Protzmann, Sie sollten sich wirklich einmal gründlich durchchecken lassen!“, fordert er von mir.

Ich lache laut auf.

Der Arzt schaut mich irritiert an.

Ich erzähle ihm von sämtlichen Untersuchungen, die ich bereits hinter mich gebracht habe, und natürlich auch, dass alle Untersuchungen rein gar nichts ergeben haben und mich dafür langsam verrückt machen.

Der Arzt wiegt bedächtig den Kopf.

„Herr Protzmann, vielleicht sollten Sie einmal in Erwägung ziehen, einen Psychotherapeuten oder einen Psychiater aufzusuchen und eventuell eine Therapie zu versuchen. Organisch fehlt Ihnen überhaupt nichts, Ihre Probleme scheinen eher psychosomatischer Natur zu sein. Ihr vegetatives Nervensystem spielt momentan verrückt, was einen Grund haben wird – und den sollte man herausfinden.“

Ich schaue den Arzt an, als habe er mich soeben tödlich beleidigt.

„Eine Psychotherapie?“, frage ich gedehnt. „Meinen Sie vielleicht, ich sei nicht mehr ganz richtig im Kopf und bilde mir diese Schmerzen nur ein, oder was?“

Der Arzt lacht.

„Nein, Herr Protzmann, Ihre Schmerzen sind durchaus real, aber sie entspringen nicht einer organischen Krankheit, sondern bestimmter Reaktionen Ihrer Nerven, die aus einem mir bis jetzt unerfindlichen Grund ab und zu Amok laufen. Und jetzt entschuldigen Sie mich bitte, ich muss zum nächsten Patienten.“

Wir verabschieden uns und ich bringe ihn sogar zur Haustür.

In das Wohnzimmer zurückgekehrt, lasse ich mich auf die Couch fallen und prüfe meinen Zustand. Ich fühle mich wieder richtig gut – und genau das ist es, was ich einfach nicht begreifen kann!

In der einen Sekunde sterbe ich, in der nächsten Sekunde geht es mir nach der Injektion einer Spritze wieder blendend. Das ist doch verrückt! Natürlich ist mir klar, dass ich organisch wahrscheinlich völlig gesund bin, ansonsten würde eine Spritze sicher nicht allen Druck und alle Schmerzen verschwinden lassen. Wie bei einem Zauberer, der seinen Zauberstab auf mich gerichtet hat, einen Zauberspruch sagt und alles ist anders.

Und trotzdem habe ich Angst – und diese Angst hat nach diesem Anfall wieder zugenommen. Ich spüre die Steigerung der Angst vor der Angst.

Eine Psychotherapie! Ich weiß nicht, ob ich über den Arzt lachen oder auf ihn wütend sein soll. Gerade mir eine Therapie zu empfehlen, das ist doch wirklich die Krönung! Weder sehe ich weiße Mäuse noch halte ich mich für Napoleon oder für Stalin, fantasiere nicht von Außerirdischen in meinem Bettkasten oder laufe nackt und irre kichernd durch einen Supermarkt. Eine Psychotherapie ist etwas für Leute, die oben im Gehirnstübchen eine oder mehrere Schrauben locker haben!

So denke ich in diesem Moment tatsächlich, kann mir beim besten Willen nicht vorstellen, dass ausgerechnet ich eine Psychotherapie nötig hätte.

Erneut verzichte ich heute auf den abendlichen Besuch im Eisstadion. Ich fühle mich nach dieser neuerlichen Attacke wieder so ausgelaugt wie nach einer schweren körperlichen Arbeit, zudem trägt die Wirkung der Spritze auch nicht dazu bei, Bäume auszureißen.

Stattdessen verbringe ich den Tag irgendwie, gehe früh ins Bett und schlafe am Abend auch verhältnismäßig schnell ein.

Morgen werde ich ebenfalls zu Hause bleiben, ist einer meiner letzten Gedanken vor dem Einschlafen.

Es ist Sonntagvormittag und ich sitze, von einigen gelegentlichen Bewegungen abgesehen, fast regungslos auf der Couch und starre vor mich hin. Ehe meine Eltern wieder nach Hause kommen, will ich den Tag nutzen, um mir über diese ganze Entwicklung eingehend Gedanken zu machen.

Was ist los mit mir?

Was ist passiert?

Wieso hat sich mein Leben von einem auf den anderen Tag so abrupt verändert?

Ist vielleicht etwas Besonderes passiert vor der Attacke auf dem Balkon, vor der im Kino, im Autokino und allen anderen?

Ich konzentriere mich und überlege angestrengt, aber ich komme trotz aller Mühen zu keinem Ergebnis. Es gab nichts Besonderes an diesen Tagen oder kurz davor: Es waren ganz normale Tage, wie ich sie in meinem Leben tausendfach erlebte. Weder war ich angespannt noch hatte ich Probleme, nichts hatte mich bedrückt. An allen Tagen verspürte ich die übliche gute Laune und Ausgeglichenheit, die mich auch sonst auszeichnet.

Also Fehlanzeige in der Analyse.

Dann erinnere ich mich an die Worte des Kardiologen bei meinem ersten Besuch: ‚Für diese Symptome kann es sehr viele Ursachen geben, die durch unverarbeitete Erlebnisse entstehen, die bis in Ihre Kindheit zurückreichen können und sich dann irgendwie festgesetzt haben und jetzt plötzlich zum Ausbruch kommen. Es ist aber fast unmöglich, den exakten Grund dafür herauszufinden.‘

Ich versuche es dennoch.

Gibt es irgendetwas Belastendes in meiner Jugend oder in meiner Kindheit, das ich vielleicht nicht verarbeitet habe? Etwas, das sich in mir unbewusst festgesetzt haben könnte?

Ich grüble und grüble, aber mir fällt beim besten Willen nichts ein.

Wir wohnen seit Mitte der Sechzigerjahre in einer schmucken Neubausiedlung im Grünen, direkt in der Nähe des Rheins. Ich durchlief das, was man eine ‚glückliche Kindheit‘ nennt. Mit meinen Freunden konnte ich stets nach Herzenslust in der freien Natur spielen, viel wurde mir an Freiheit gewährt. Meine Freunde durften auch jederzeit zu mir nach Hause kommen und ich zu ihnen.

Die Ehe meiner noch jungen Eltern ist immer glücklich gewesen, bis heute habe ich nie mitbekommen, was man einen handfesten Ehekrach nennt. Ich wurde als Kind nie geschlagen, gehörte zu den Glücklichen, die als kleines Kind noch zwei Omas und Opas hatten und erinnere mich immer wieder mit einem warmen Gefühl an unsere Familienfeste, speziell an das Weihnachtfest, bei dem alle in trauter Runde versammelt waren. Alles strahlte stets Harmonie und Tradition aus, war immer wunderschön.

Den Tod meines Opas habe ich nicht so richtig mitbekommen, dafür war ich noch zu klein. Großvater hat mir zwar immer in kindgerechter Sprache versucht zu erklären, was ein Herzinfarkt ist, aber verstanden habe ich es seinerzeit nicht. Sein Tod hat mich nicht schockiert oder gar ein Trauma verursacht. Die Familie hat mir erklärt, dass Opa schon alt und seine Zeit nun gekommen, er jetzt ein Engel sei, der von oben im Himmel auf uns aufpasse.

Ich bin als Einzelkind behütet, eigentlich sogar verwöhnt, aufgewachsen. Mein Vater ist Geschäftsführer einer großen Firma, meine Mutter Regierungsangestellte im medizinischen Bereich. Finanzielle Probleme hat es also bei uns weiß Gott nicht gegeben. Zwei ‚kleine' Urlaube und in den Sommerferien ein drei- oder vierwöchiger Urlaub in Italien oder Jugoslawien waren die Regel. An Geld hat es also nie gefehlt – und natürlich habe auch ich davon profitiert. Im Grunde genommen wurden meine Wünsche stets erfüllt, selbst die teuren Eishockeyausrüstungen, die Schlittschuhe und die Saisonkarten für das Eisstadion und im Sommer für das Freibad wurden diskussionslos bezahlt.

In der Schule lief alles glatt, stets hatte ich einen riesengroßen Freundeskreis. Mit 18 bekam ich direkt nach der bestandenen Führerscheinprüfung ein Auto von meinen Eltern geschenkt und von den Großeltern einen Tankgutschein über 500 Deutsche Mark, 1975 eine ganz schöne Summe.

Unverarbeitete Erlebnisse in der Kindheit?

Wieder Fehlanzeige!

Was ist mit meiner Arbeit? Gibt es da vielleicht Unverarbeitetes?

Nach der Schule habe ich die Beamtenlaufbahn eingeschlagen und alle Prüfungen erfolgreich bestanden. Ich bin jetzt Beamter und brauche nur noch bis zu meinem 27. Lebensjahr zu warten, bis ich die Urkunde ‚Beamter auf Lebenszeit' erhalte und somit unkündbar werde. Die Arbeit beim Liegenschaftsamt ist zwar nicht der Super-Traumjob und auch nicht so aufregend wie der Job eines FBI-Agenten, aber ich habe mir das Amt nach bestandener Prüfung selbst aussuchen können und wollte in freier Entscheidung genau dort arbeiten.

Meine Kollegen sind durchweg jung und in Ordnung, wir haben während des Dienstalltags viel Spaß miteinander. Die Arbeitszeiten sind sehr human, die Arbeit selbst ziemlich relaxt – und es ist vor allen Dingen eine saubere und ruhige Arbeit, die ich kennen – und schätzen gelernt habe. Ich fühle mich wohl, obwohl der Amtsleiter bereits auf die 60 zugeht und so etwas wie ein extremer Paragraphenreiter ist, der anscheinend ganze Gesetzbücher aus dem Gedächtnis herunterbeten kann. Aber den kriegen wir ja Gott sei Dank nur selten zu sehen, da er meist in seinem Amtsleiter-Büro waltet.

An der Arbeit liegt es also auch nicht.

Aber woher kommen dann diese Attacken?

Meine Gedanken wenden sich dieser ominösen vegetativen Dystonie und dem vegetativen Nervensystem zu. Ich bin medizinischer Laie, kann hier nur mehr oder weniger Vermutungen anstellen, was die Ärzte gemeint haben könnten, verstehen kann ich es zu diesem Zeitpunkt nicht. Mein bisheriges Weltbild, das Wissen über meinen Körper und – vor allen Dingen – das Vertrauen in meinen Körper geraten, so viel kann ich mir allerdings erklären, einfach ins Wanken.

Dabei war bisher alles klar geregelt in meinem Leben. Ziehe ich mir beim Eishockey am Kopf eine Platzwunde zu, dann tut die weh, weil mein Körper verletzt ist. Habe ich keine Platzwunde, schmerzt auch nichts. Habe ich eine Mittelohrentzündung, schmerzen die Ohren, habe ich keine, spüre ich auch nichts. So einfach ist das!

Habe ich etwas am Herzen, macht sich dies durch entsprechende Schmerzen bemerkbar. Ist mein Herz gesund, habe ich auch keine Beschwerden. Ebenfalls simpel und einfach zu begreifen.

Nein, so einfach scheint es eben nicht zu sein!

Die Ärzte erzählen mir, dass mein Herz völlig gesund sei, obwohl ich höllische Schmerzen habe und bei den Attacken von dem Gefühl beherrscht werde, dass es jeden Moment unwiderruflich stehen bleiben wird. Dieses vernichtende Gefühl, diese wahnsinnigen Schmerzen, diese Todesangst, das Gefühl, jeden Moment sterben zu müssen – das alles soll nur von ein paar Nerven kommen, die von einer Sekunde auf die andere verrückt spielen?

Das kann ich einfach nicht glauben!

Und selbst wenn es stimmen sollte: Wieso spielen meine Nerven auf einmal verrückt?

Noch etwas fällt mir plötzlich auf. Die Attacken und Anfälle habe ich immer bekommen, wenn ich völlig entspannt war: Auf dem Balkon habe ich mich gemütlich in aller Ruhe gesonnt, im Kino war ich völlig relaxt, ebenso im Autokino. Das gilt auch für die Fahrt auf der Autobahn und für die beiden Anfälle zu Hause. Immer absoluter Ruhe- und Entspannungszustand!

Und im Eisstadion, wo ich mich körperlich bis zur totalen Erschöpfung verausgabt habe, da ging es mir einfach nur blendend!

Wer soll das alles noch verstehen?

Und dann ist da auch noch die Sache mit dem veränderten Körperbewusstsein. Bisher habe ich überhaupt nicht bewusst wahrgenommen, wie mein Körper funktioniert. Ob mein Herz schnell oder langsam schlägt, ob mein Puls langsam geht oder erhöht ist – ich wusste es nicht, habe keinen einzigen Gedanken daran verschwendet. Nie habe ich an Krankheiten gedacht oder in mich hineingehorcht. Gedanken wie ‚Hoffentlich wirst du mal nicht ernsthaft krank!' oder ‚Ist noch alles in Ordnung mit mir?' waren mir völlig fremd.

Das verändert sich völlig.

Plötzlich unterziehe ich meinen Körper zu den unterschiedlichsten Zeiten und Anlässen einer schnellen Überprüfung, obwohl keinerlei Veranlassung besteht. Schlägt mein Herz noch gleichmäßig und ruhig? Geht der Puls regelmäßig? War da nicht gerade so ein kleines Herzstolpern?

Und noch eine neue Marotte habe ich an mir entdeckt! Ab und zu greife ich mit der rechten Hand unter die linke Achselhöhle und reibe über die Rippen, gerade so, als wolle ich mich vergewissern, dass von dort keine Gefahr drohe.

Aber noch schlimmer ist die Angst! Immer wieder diese Angst!

Das Gefühl von Angst ist mir immer fremd gewesen. Selbst als Kind war ich stets derjenige, der die höchsten Bäume erkletterte oder im Schwimmbad mit Anlauf vom Zehn-Meter-Turm sprang. Beim Eishockey machte ich mir vor Spielbeginn niemals Gedanken über mögliche Verletzungen. Nie malte ich mir aus, wie es wohl sein würde, wenn ich einen Schläger ins Gesicht bekäme, blutend auf dem Eis läge und von Sanitätern von der Eisfläche getragen und ins Krankenhaus gebracht würde. Solche Gedankenspiele waren mir bisher völlig fremd, ja, wären mir auch total absurd und lächerlich vorgekommen!

Und wie ist es jetzt? Jetzt fürchte ich mich vor einem neuen Anfall wie ein kleines Kind vor einem Gewitter.

Ich glaube mich auf dem besten Weg, ein Angsthäschen zu werden. Selbst wenn es mir körperlich und seelisch gut geht, schießt mir plötzlich aus heiterem Himmel die Befürchtung durch den Kopf, dass ich in den nächsten Minuten garantiert eine neue Attacke erleide oder zumindest erleiden könnte. Doch damit nicht genug, meine Gedanken malen sich diese Situation auch noch dermaßen plastisch aus, dass es einem Kinofilm gleicht, der in meinem Kopf abläuft. Und das alles ohne jegliche Veranlassung!

Ich sehe mich im Eisstadion auf dem Eis, wie ich mir plötzlich ans Herz fasse und dann bewusstlos auf die

Eisfläche schlage. Ich sehe, wie sich in Sekundenschnelle eine Menschentraube um mich herum sammelt, wie meine Freunde mir helfen wollen, während die anderen tuschelnd dastehen und das Schauspiel mit einer morbiden Neugierde betrachten. Ich höre den Eismeister nach dem Notarzt schreien, sehe zwei von ihnen auf das Eis spurten, um mir Nothilfe zu leisten.

Ich spüre, wie unendlich peinlich mir diese Situation ist. Uwe, der harte Typ, liegt mit einer Herzattacke oder einem Herzinfarkt regungslos auf dem Eis! Alle Freunde und alle Mädchen im Eisstadion erleben dieses Schauspiel mit. Die Nachricht wird sich wie ein Lauffeuer verbreiten und wochenlang Tagesgespräch im Stadion sein! Noch Wochen, Monate später werde ich das Tuscheln hören, wenn ich an ihnen vorbeigehe.

Bei einem anderen Angstbild sehe ich mich in der Notaufnahme eines Krankenhauses auf der Behandlungsliege. Mehrere Ärzte eilen geschäftig um mich herum, ich bin an Kabeln und Schläuchen und anderen diversen Gerätschaften angeschlossen. Man versucht, mein Leben mit Spritzen und Elektroschocks zu retten; alle schreien und rennen durcheinander.

Das alles ist doch fast pervers!

Trotzdem kann ich mich nicht dagegen wehren. Mein Gehirn, meine Nerven, meine Gedanken oder was auch immer Auslöser ist, scheinen auf einmal ein Eigenleben zu entwickeln, auf das ich keinerlei Einfluss habe. Es ist ja beileibe nicht so, dass ich an einen ‚Herzinfarkt' denken will, weil mir gerade danach ist oder ich nichts Besseres zu tun habe. Der Gedanke blitzt einfach von einer Sekunde auf die andere in meinem Kopf auf, so, als habe dort jemand einen geheimnisvollen Knopf gedrückt, den ich bisher nicht kannte.

In einem Moment denke ich zum Beispiel an die tolle Geburtstagsparty von Armin, im nächsten ohne jeglichen Anlass daran, dass gleich wieder das Brennen und der Druck in der Brust einsetzen könnten. Oder an dieses mörderische Bohren, das einem Messerstich gleicht. Oder an die Atemnot, die Schweißausbrüche, die weichen Beine, den ausgetrockneten Mund, die zitternden Hände.

Besonders schlimm ist es, wenn ich tatsächlich eine Veränderung bemerke, die zwar absolut nichts mit meinen Attacken zu tun hat, aber von mir in diese Richtung interpretiert werden kann. Mir braucht nur der Magen zu knurren, schon denke ich, dass das der Vorbote eines Drucks in der Brust sein könnte. Selbst ein harmloses Jucken auf der Brust wird als der Beginn von fürchterlichen Stichen in der Herzgegend interpretiert.

Kann so etwas wirklich nur von den Nerven kommen?

Kann es sein, dass ich tatsächlich einen Psychotherapeuten und sogar eine Therapie brauche?

Ich fühle mich überfordert. Das sind alles Vorgänge, die ich nicht begreife und mir mit meinem logischen Denken nicht erklären kann – und das macht mich zunehmend ratloser.

Spät am Abend kommen meine Eltern zurück. Ich lasse mir nichts anmerken und erzähle auch nichts von meiner neuen Attacke und dem Besuch des Arztes. Ich gebe mir alle Mühe, den Anschein zu erwecken, als sei alles in bester Ordnung.

Wir setzen uns noch gemeinsam ins Wohnzimmer. Während mein Vater die Sonntagszeitung durchblättert, erzählt meine Mutter vom Wochenende in Dortmund. Beiläufig fragt sie mich, wie es mir gehe. Natürlich erzähle ich ihr, dass alles in bester Ordnung sei, und erfinde zwei tolle Tage mit meinen Freunden und Freizeitaktivitäten.

Ehe ich ins Bett gehe, erinnert mich meine Mutter daran, dass ich morgen einen Termin beim Endokrinologen habe, um die Untersuchungsergebnisse zu besprechen.

Als wenn ich das vergessen hätte!

Gebannt schaue ich auf die Fotografien, Grafiken und Tabellen, die der Endokrinologe in seinem Besprechungszimmer vor sich liegen hat, offenbar meine Untersuchungsergebnisse. Der Arzt ist rührend bemüht, mir jedes einzelne Ergebnis ausführlich zu erklären. Am Ende läuft es erneut auf das mir schon allseits Bekannte heraus: Mein Blut ist vollkommen in Ordnung und auch meine Schilddrüse zeigt keinerlei Auffälligkeiten. Ich bin einfach kerngesund.

Ich verabschiede mich und stelle beim Hinausgehen fest, dass ich mir nach jeder Diagnose immer dämlicher und verzweifelter vorkomme. Die Attacken wollen anscheinend nicht aufhören, aber stets gibt es keinen Befund, ist alles in Ordnung.

Nein, ist es eben nicht! Es ist zum Verzweifeln!

Andererseits bin ich auch wieder beruhigt, dass meine Schilddrüse keinerlei Störungen aufweist. Ich fühle mich also gut.

Bei der Rückkehr erwartet mich schon meine Mutter. Zunächst will sie noch einmal wissen, wie und was der Arzt alles untersucht hat. Ich erzähle es ihr und sie nickt befriedigt. Dann möchte sie über das Ergebnis informiert werden. Ich sage ihr, dass der Arzt festgestellt hätte, dass ich kerngesund sei und die Schilddrüse keinerlei krankhafte Veränderungen zeige. Keine Überfunktion, keine Unterfunktion, keine Vergrößerung und keine Verkleinerung – und sie säße sogar genau dort, wo eine Schilddrüse zu sitzen hätte.

Meine Mutter lächelt und nickt wieder.

„Siehst du, das habe ich mir schon gedacht, Uwe. Und deswegen habe ich für dich morgen früh um 7.30 Uhr einen Termin in der Klinik für Neurologie vereinbart. Ich habe meine Beziehungen spielen lassen. Der leitende Professor wird persönlich die Untersuchung vornehmen", teilt sie mir ohne Vorwarnung mit.

Ich bin total perplex.

„Und was soll ich in der Klinik für Neurologie?", frage ich total entgeistert. „Muss ich etwa im Krankenhaus bleiben?"

„Nein, es ist nur eine ambulante Untersuchung. Und ein Neurologe ist genau für dein Problem zuständig – nämlich für deine Nerven! Also solltest du diese wichtige Untersuchung auf jeden Fall durchführen lassen."

„Aha!", entfährt es mir verwundert. Und nach einer

Pause, in der ich ihre Aussage mal erst auf mich wirken lassen muss, meine ich: „Das wird aber Stress mit meinem Amtsleiter geben, wenn ich morgen früh schon wieder nicht zur Arbeit komme."

„Nein, das wird es garantiert nicht!", antwortet meine Mutter resolut. „Du gibst mir seine Nummer, und ich werde ihn morgen früh anrufen. Außerdem stellt dir der Professor eine Bescheinigung aus, die du bei deinem Amtsleiter abgeben kannst. Dann kann er nichts mehr sagen."

Ich füge mich in mein Schicksal. Einem plötzlichen Impuls folgend, umarme ich sie innig, weil ich merke, dass sie mein Zustand keinesfalls unberührt lässt. Obwohl ich kein kleines Kind mehr bin, macht sie sich Sorgen um mich. Das erzeugt ein warmes Gefühl in meiner Magengrube. Ich fühle mich nicht mehr so alleingelassen.

Neurologie, Orthopädie, Zahnarzt ▶ Die Marathon-Untersuchungen

Obwohl ich erst vor ein paar Minuten die ambulante Neurologie im Krankenhaus betreten habe, sitze ich schon dem Professor gegenüber, eine imposante Erscheinung, die mich auf den ersten Blick beeindruckt. Er scheint schon stark auf die 60 zuzugehen, ist groß und kräftig und ein Bär von einem Mann. Er strahlt Ruhe, Kraft, Autorität, Fachwissen und Kompetenz aus und wirkt in seinem vornehm eingerichteten Besprechungszimmer wie ein König, der in seinem Palast residiert.

„Erzählen Sie bitte, Herr Protzmann, und lassen Sie nichts aus!“, fordert er mich übergangslos nach der Begrüßung auf. „Ihre Mutter hat mir zwar schon so einiges berichtet, aber das reicht mir natürlich nicht.“

„Alles?“, frage ich.

„Alles!“

Und so erzähle ich vom ersten Tag an. Der Professor macht sich ständig Notizen, nickt zwischendurch und stellt gelegentlich eine Zwischenfrage. Er scheint sich alle Zeit der Welt für mich zu nehmen.

Nach dem Gespräch geht die neurologische Untersuchung in diversen Behandlungszimmern erst richtig los. Ich muss mich bis auf die Unterhose entkleiden. Herz und Lunge werden vorne und hinten abgehört, aber nicht auf die Schnelle, sondern äußerst intensiv. Anschließend untersucht er meine Halsgefäße und fühlt nicht nur an beiden Handgelenken den Puls, sondern auch an den Füßen. Schließlich wird mehrfach der Blutdruck gemessen. Immer wieder macht er sich Notizen.

Erst sitzend auf einem Stuhl, danach auf der Behandlungsliege untersucht er meine Schädeldecke und mein Gesicht auf schmerzhafte Druckpunkte. Es kommt mir vor, wie wenn er allein damit eine halbe Stunde beschäftigt sei.

„Keine Schmerzen, kein dumpfes innerliches Druckgefühl an bestimmten Stellen?“, fragt er.

Ich verneine.

Es geht weiter. Meine Sehfähigkeit wird getestet, die Augenbewegungen genauestens überprüft, zusätzlich meine allgemeine Mimik. Danach wird mit verschiedenen Übungen mein Gleichgewichtssinn getestet. Mit einem kleinen Hämmerchen und durch Berührungen mit der Fingerspitze werden zudem an verschiedenen Körperstellen meine Reflexe überprüft.

Meine Koordinationsfähigkeiten bleiben nicht ungetestet. Ich muss im Wechsel mit geschlossenen Augen, im Sitzen und im Stehen die Fingerspitzen der Mittelfinger entweder vor dem Gesicht zusammenführen oder mit den Zeigefingern abwechselnd in weitem Bogen meine Nasenspitze berühren. Ausgiebig tastet er die Wirbelsäule und sämtliche Gelenke ab.

Zwischendurch muss ich ihm immer wieder Fragen beantworten. „Gelegentlich verschwommenes Sehen, Herr Protzmann?“, fragt er dann oder „Sehstörungen auf einem Auge?“ oder „Hörverlust auf einem Ohr?“, „Gangunsicherheit?“, „Stolpern Sie manchmal ohne

Grund?", „Schwindelanfälle?". Ich verneine alle Fragen.

Zu guter Letzt bekomme ich so etwas wie eine Sturmhaube aufgesetzt und werde verkabelt. Er macht ein EEG und beobachtet intensiv die sich auf einem Monitor abzeichnenden Wellen, die mir absolut nichts sagen. Auch den anschließenden Ausdruck studiert er gewissenhaft und bittet mich dann wieder in sein Besprechungszimmer.

Diesmal muss ich keinen erneuten Termin machen, um das Ergebnis zu erfahren. Ich bekomme es sofort mitgeteilt.

„Sie haben nichts, Herr Protzmann, gar nichts. Zumindest aus neurologischer Sicht sind Sie kerngesund. Ihr Einverständnis vorausgesetzt, werde ich meinen Bericht per Hauspost an Ihre Mutter in ihre Geschäftsstelle schicken."

Ich nicke nur.

„Gut. Dann holen Sie sich bitte am Empfang die Bescheinigung ab, dass Sie heute bei mir waren. Und danach gehen Sie bitte durch den Ausgang nach links in das Nebengebäude, dort erfolgt die orthopädische Untersuchung."

„Orthopädische Untersuchung?", frage ich überrascht.

„Hat Ihnen das Ihre Mutter nicht gesagt?", fragt der Professor verwundert. „Sie hat auch gleich einen Termin in der Orthopädie gemacht, damit Sie nicht noch einmal kommen müssen."

Ich nicke perplex und verabschiede mich. Am Empfang lasse ich mir die Bescheinigung aushändigen und mache mich, noch in meinen Gedanken mit der erneuten ‚Alles-ist-in-Ordnung-Diagnose' beschäftigt, auf den Weg in die Orthopädie.

Auch dort muss ich nicht lange warten. Der Arzt führt eine grundlegende orthopädische Untersuchung durch. Das, was der Neurologe im Grunde genommen schon untersucht hat, wird hier nochmals überprüft, allerdings zehnmal so gründlich. Von meiner Wirbelsäule und dem Brustkorb werden Röntgenaufnahmen angefertigt.

Ich frage den Arzt, was das alles mit meinen Attacken zu tun hätte. Er erklärt mir, dass bestimmte Blockierungen oder Fehlstände von Wirbeln, Rippen oder Gelenken dazu führen könnten, dass Nerven oder Nervenenden überreizt oder in Mitleidenschaft gezogen würden und solche Erregungszustände auslösen könnten.

Auch hier bekomme ich nach der ausgiebigen Untersuchung wieder das bereits bekannte ‚ohne Befund' zu hören, zudem die Frage, ob der Arzt meine Mutter informieren dürfe.

Wieder nicke ich. Am Empfang bekomme ich eine weitere Bescheinigung für meine Dienststelle.

Ich schaue auf die Uhr.

Himmel, ist es bereits 12.30 Uhr?! Ich bin tatsächlich fünf Stunden lang untersucht worden?!

Während der Fahrt zum Liegenschaftsamt durchströmt mich wieder das bekannte Glücksgefühl. Ich bin gesund! Ich bin einfach kerngesund! Man hat nun alles Denkbare untersucht, das Herz sogar mehrfach, und alles ist in bester Ordnung. Zwar frage ich mich immer noch, woher dann diese Attacken kommen, aber ich beschließe, diese in Zukunft zu ignorieren und als Spinnerei abzutun!

Ganz hinten in meinem Kopf höre ich aber eine Stimme, die mir sagt: „Meinst du wirklich, dass du das schaffen wirst? Jetzt geht es dir gut, da ist es leicht, so einen Vorsatz zu fassen! Aber was ist, wenn wieder so eine Attacke kommt?“

Ich ignoriere die Stimme und erfreue mich an der Feststellung, dass ich kerngesund bin. Zur Ablenkung überlege ich mir zudem, was ich heute zusammen mit meinen Freunden unternehmen könnte.

Mein Amtsleiter ist zufrieden, als ich ihm die beiden Bescheinigungen auf den Schreibtisch lege. Merkwürdigerweise fragt er mich nicht, welche gesundheitlichen Probleme ich habe. Offensichtlich interessieren ihn Atteste mehr denn das Befinden seiner Mitarbeiter.

Die restliche Arbeitszeit geht rasch vorbei und ich fahre nach Hause. Meine Mutter erwartet mich bereits. Völlig überrascht nehme ich zur Kenntnis, dass ich ihr überhaupt nichts erzählen brauche. Die interne Kommunikation zwischen ihr und den Ärzten scheint hervorragend zu funktionieren, sowohl der Neurologe als auch der Orthopäde haben sie schon telefonisch informiert und ihr die Berichte für den nächsten Tag zugesagt.

Und noch eine Überraschung hält sie bereit. Sie hat für mich für den nächsten Tag nach Feierabend einen

Untersuchungstermin beim Zahnarzt abgemacht. Verständnislos schaue ich sie an. Geduldig erklärt sie mir, was sie in den Gesprächen mit den Ärzten noch in Erfahrung gebracht hat. „Unentdeckte Entzündungen an der Zahnwurzel oder im Kiefer können die Nerven reizen, auch wenn man überhaupt keine Beschwerden verspürt. Also solltest du auch diese mögliche Ursache zweifelsfrei abklären."

Wieder füge ich mich in mein Schicksal und suche am nächsten Nachmittag den Zahnarzt auf. Zunächst kümmert er sich um die normalen zahnärztlichen Befunde, untersucht mich aber anschließend nochmals besonders gründlich. Offenbar wurde er von meiner Mutter genauestens instruiert, wobei sie sicher nicht vergessen hat, darauf hinzuweisen, welche Stellung sie als Regierungsangestellte bekleidet.

Das abschließende Ergebnis der Untersuchung kenne ich in der Zwischenzeit zur Genüge und hätte es bereits vorher dem Arzt mitteilen können: Alles in bester Ordnung!

Abends sitze ich zu Hause auf meiner Couch und lasse die Erlebnisse der letzten Tage noch einmal Revue passieren. Meine Mutter hatte in einem Gespräch am Abend gesagt: „Versuch den ganzen Mist zu ignorieren, dann verschwindet sicherlich alles von selbst."

Genau das werde ich auch tun!

Ich habe unzählige Untersuchungen über mich ergehen lassen. Alle Ärzte haben mir bestätigt, dass ich völlig gesund sei und mir keinerlei Sorgen machen bräuchte.

Und genau das wird ab heute auch aufhören! Es wird keine Attacke mehr geben – und wenn es dennoch dazu kommen sollte, dann kann sie bleiben, wo der Pfeffer wächst. Sie wird mir nichts anhaben können, weil ich kerngesund bin! Ich werde darüber lachen, und schon ein paar Minuten später wird alles wieder in Ordnung sein, ohne dass mir ein Arzt noch einmal eine dicke Beruhigungsspritze injizieren muss!

Ich meine es todernst!

Leider vergesse ich, dass man solche Absichten immer leicht denken kann, wenn es einem gut geht. Doch das gesamte Gedankengebäude bricht sofort in sich zusammen, wenn ein neuer Anfall beginnt.

Dezember 1979 ▶ Die pure Verzweiflung – ich kann nicht mehr!

Mehrere Wochen nach den Untersuchungen bleibt alles normal: Ich fühle mich pudelwohl. Meine Attacken scheinen ebenso plötzlich verschwunden zu sein, wie sie aufgetaucht sind. Kein Wunder, schließlich bin ich kerngesund!

Es geht auf Weihnachten zu, und ich freue mich sehr auf den Heiligabend. Obwohl ich kein kleines Kind mehr bin, hängt in meinem Zimmer ein Adventskalender – und jeden Morgen öffne ich ein neues Türchen und entnehme das kleine Stück Schokolade.

Weihnachten!

Ich liebe dieses Fest im Kreis der Familie! Ich liebe die vorweihnachtliche Atmosphäre in der Stadt, die Weihnachtsbeleuchtung, die Vorfreude auf das Fest, die in der Luft zu schweben scheint. Ich liebe es, zu schenken und beschenkt zu werden und am Heiligabend mit der gesamten Familie und der Verwandtschaft vor dem herausgeputzten, leuchtenden Weihnachtsbaum zu stehen, während im Hintergrund eine Schallplatte mit Weihnachtsliedern läuft.

Kurz vor dem Fest fahre ich in die Innenstadt, um eine Kleinigkeit für meinen besten Freund Armin zu besorgen. Er schwärmt von Soul-Musik und einer bestimmten Band; deshalb will ich ihm die neueste Langspielplatte dieser Gruppe kaufen.

Ich finde im Parkhaus auf Anhieb eine freie Parklücke, parke ein und schalte den Motor aus.

Im Moment des Aussteigens erwischt mich die neue Attacke dermaßen heftig, dass ich wirklich denke, ich werde hier und jetzt in diesem Parkhaus und innerhalb der nächsten Minute sterben.

So grausam war es noch nie!

Ohne Vorwarnung durchzuckt meine Brust ein mörderischer Schmerz, der bis in den Kiefer ausstrahlt und meinen linken Arm lähmt. Ich sitze da wie in Beton gegossen und bin unfähig, mich auch nur einen Millimeter zu bewegen.

Mein Herz hämmert so stark, als wolle es durch die Brust nach außen brechen. Ich habe das Gefühl, als würden sich innerhalb der nächsten Sekunden meine Blase und mein Darm entleeren, meine Augäpfel scheinen mir aus den Augenhöhlen zu treten; der Schweiß rinnt mir von der Stirn und läuft salzig in meine Augen.

Ich will die Autotür öffnen, aber ich schaffe es nicht. Mein linker Arm hat sich meiner Kontrolle entzogen. Ich möchte am liebsten schreien, aber mein Mund bringt keinen einzigen Laut hervor.

Hilfe! Kann mir denn keiner helfen?

HILFE! Ich möchte die Autotür aufreißen und laut rufen, aber es geht nicht! Selbst mein Mund gehört nicht länger zu mir und verweigert seinen Dienst.

Meine Brust schnürt sich zu, ich habe das Gefühl, als wenn ich jeden Moment meinen letzten Atemzug tun würde.

Mit dem allerletzten Rest meines logischen Denkvermögens versuche ich, mir alle positiven Gedanken ins Gedächtnis zu rufen. Nein, ich versuche, sie mir in den Kopf zu hämmern!

Ich bin gesund!

Ich bin gesund, unzählige Untersuchungen haben das bestätigt, völlig gesund. Ich habe keine Herzerkrankung, meine Nerven wollen mir nur wieder einen Streich spielen. Ich bin gesund! Das ist nur wieder so eine dumme Attacke. Jeder Arzt hat mir bestätigt, dass ich kerngesund bin.

Ich verwende die Wörter ‚gesund' und ‚Gesundheit' in allen Variationen im Sekundentakt.

Es hilft alles nichts!

Ich habe keinen Einfluss auf meine Gedanken, sie entwickeln erneut ihr Eigenleben. Der Schmerz unterbindet jeglichen logischen Gedankengang. Stattdessen zeigt mir mein Hirn grauenhafte Bilder. Stöhnend falle ich aus dem Auto auf den Beton. Im nächsten Moment findet man mich tot in meinem Auto. Nur wenig später kämpfe ich in meinem Auto verzweifelt um mein Leben, versuche, den ‚Herzinfarkt' zu überleben.

Die grausamen Bilder meines Kopfkinos wechseln ebenfalls im Sekundentakt. Alles geht wirr durcheinander, Sequenzen ohne logische Abfolge. Irgendetwas hat die Kontrolle über meine Gedanken und Gefühle und komplett über meinen Körper übernommen – und ich weiß nicht, was es ist.

Erst viele Monate später werde ich erkennen, dass ich an diesem Abend meinen Körper zum ersten Mal als Feind betrachtet habe, als einen Feind, der mir aus unerklärlichen Gründen mit einem Mal den Krieg erklärt habe und sich das Ziel gesetzt hat, mir das Leben zur Hölle zu machen.

Da ich auch das Zeitgefühl verloren habe, weiß ich nicht, ob die Attacke nur fünf Minuten, bereits eine Viertelstunde oder gar eine halbe Stunde dauert.

Erst langsam lassen die Schmerzen nach, löst sich meine Verkrampfung, geht es mir wieder besser.

Was soll ich machen?

Soll ich Passanten im Parkhaus bitten, mir einen Arzt zu rufen? Soll ich diese Attacke einfach ignorieren und Armins Schallplatte kaufen gehen? Soll ich direkt wieder nach Hause fahren oder, was vielleicht besser ist, unverzüglich einen Arzt oder das Krankenhaus aufsuchen?

Immer noch sitze ich erstarrt hinter dem Steuer und versuche, meine Gedanken zu ordnen. Die grausamen Schmerzen sind einem dumpfen Druck gewichen, der aber halbwegs erträglich ist.

Ich werde die Schallplatte heute nicht kaufen, das traue ich mir einfach nicht zu. Ich werde aber auch nicht zu einem Arzt oder ins Krankenhaus fahren! Ich werde noch etwas warten und dann langsam und vorsichtig nach Hause fahren und darauf hoffen, dass bis zu meiner Heimkehr alle Beschwerden wieder verschwunden sind.

Ich werde meinen Eltern nichts davon erzählen, denn ich weiß genau, dass insbesondere meine Mutter sich zu viele Sorgen machen würde.

Ich warte noch eine Viertelstunde, dann traue ich mir zu, wieder nach Hause zu fahren.

Zu Hause angekommen, stelle ich fest, dass meine Eltern nicht da sind. Vielleicht sind sie auch noch einmal zum Weihnachtseinkauf in die Stadt gefahren. Das ist mir recht, denn mir ist momentan wirklich nicht danach zumute, Rede und Antwort zu stehen.

Entgegen meiner sonstigen Gewohnheiten öffne ich bereits früh am Abend den Bettkasten und hole mein Bettzeug heraus, schalte den kleinen Fernseher ein und lege mich hin. Ich fühle mich einfach erbärmlich!

Eine Zeit lang liege ich nur da, schaue auf den Fernseher, ohne wirklich mitzubekommen, was gerade läuft. Ich hänge meinen Gedanken nach und denke natürlich an diese furchtbare Attacke im Parkhaus.

Ich weiß beim besten Willen nicht mehr, wie lange ich das noch ertragen kann, wie viele Angstanfälle ich noch überleben werde.

Dieses Wechselbad der Gefühle macht mich fertig, ich spüre es überdeutlich. Mal geht es mir richtig gut, und dann – wie aus heiterem Himmel – werde ich von einer Panikattacke erwischt.

Ich fühle mich wie eine tickende Zeitbombe, von der man nicht weiß, wann sie explodieren wird. Aber eines weiß ich ganz genau: So macht das Leben keinen Spaß mehr! Verdammt noch mal, ich wollte doch einfach nur eine Schallplatte für Armin kaufen – und sonst nichts! Und selbst das kriege ich nicht gebacken, weil ich anscheinend nicht mehr ganz richtig im Kopf bin.

Und dann geht schon es wieder los!

Plötzlich beginnen meine Hände zu zittern wie Espenlaub. Ich spüre den zunehmenden Druck und das

Brennen, aber diesmal überraschenderweise an einer völlig anderen Stelle. Druck und Brennen entstehen direkt unter der linken Achselhöhle und strahlen in den Rücken aus anstatt wie bisher in die Brust.

Ich presse meine rechte Hand in die Achselhöhle, aber es hilft nicht.

Jetzt wandern das Brennen und der Druck hinten auf dem Rücken entlang nach oben in Richtung linkem Schulterblatt. Ich habe plötzlich das Gefühl, als wenn ich mir Hals und Nacken verrenkt hätte. Ich fühle meinen Puls. Er hämmert wie ein Maschinengewehr gegen Mittel- und Zeigefinger.

Bewusst vermeide ich es, auf meine Wanduhr zu schauen und meinen Pulsschlag zu zählen – wahrscheinlich würde ich bei dessen Höhe erst richtig in Panik geraten! Es klopft in meinen Schläfen, ich spüre den Herzschlag wieder drohend hinter meinen Augäpfeln.

Ich kauere mich im Bett zusammen wie ein kleines, ängstliches Kind, winkle die Beine an und ziehe die Bettdecke bis an die Nasenspitze hoch. So bleibe ich einfach liegen. Ich weiß nicht mehr, was ich denke und ob ich überhaupt denke oder einfach nur daliege, ohne irgendetwas zu denken.

Nach einiger Zeit ist der Spuk wieder vorbei. Mir ist zum Heulen zumute, aber ich kann es nicht. Ich bin ein harter Kerl, und die flennen nicht herum wie kleine Mädchen. Aber ich spüre, wie diese Attacken an meiner Substanz zehren, dass sie viel Kraft kosten, mir mehr und mehr mein inneres Gleichgewicht rauben. Es ist kein normales und glückliches Leben mehr, wenn man ständig in Lauerstellung liegt und auf die nächste Attacke wartet, die einen unerwartet in den unterschiedlichsten Situationen treffen kann.

Ich habe mir einen Bericht über Angst im Fernsehen angeschaut. Leute mit Akrophobie, also Höhenangst, können Angstattacken bekommen, wenn sie in einem hohen Haus nur aus dem Fenster gucken. Menschen mit Klaustrophobie werden wahnsinnig vor Angst, wenn sie in einem zu engen Raum verweilen müssen. Arachnophobiker rasten aus, wenn sie eine Spinne nur von Weitem sehen.

Und wie ist es mit mir? Erwischen mich meine Attacken immer nur bei bestimmten Gelegenheiten, an besonderen Orten, in speziellen Situationen? Nein, bei mir ist es völlig willkürlich! Der Balkon, das Kino, das Autokino, zu Hause, die Autobahn, das Parkhaus – alles unterschiedliche Gegebenheiten, aus denen ich keinerlei Muster ableiten kann, so sehr ich mich auch bemühe.

Irgendwann schlafe ich ein und bekomme nicht mehr mit, dass meine Eltern nach Hause kommen und sich über mein frühes Zubettgehen wundern.

Mitten in der Nacht werde ich noch einmal wach und verspüre einen Anflug von Selbstmitleid. Meine Güte, warum gerade ich? Was habe ich denn getan, um mit einem solchen Eingriff in mein Leben bestraft zu werden? Mein bisheriges Leben war doch wunderbar in Ordnung, klar strukturiert, voller Lebensfreude. Und jetzt muss ich mich mit Attacken herumschlagen, die mir Angst machen und mich immer mehr Kraft kosten.

Und warum müssen sich meine Nerven zur Abreaktion ausgerechnet so etwas Lebenswichtiges wie mein Herz aussuchen? Genauso gut hätten sie sich doch durch ein vorübergehend taubes Bein äußern können. Oder durch ein glühendes Kribbeln im Arm oder starke Verspannungen im Nacken! Damit könnte ich sicher wesentlich besser umgehen.

Warum gerade das, was man gemeinhin den ‚Motor des Lebens' nennt?

Kardiologe Teil III ▶ Langsam werde ich ihm lästig

Am nächsten Morgen stehe ich früh auf. Meine Mutter schaut mich verwundert an, als ich in die Küche schlurfe. Ich habe Urlaub, und sie hat es bisher noch nicht erlebt, dass ich an meinen freien Tagen morgens um sieben Uhr freiwillig aufstehe.

Ich erzähle ihr, dass ich schon früh bei Armin sein müsse, um ihm zu helfen, den Auspuff seines Autos zu reparieren. Er hätte sich vor Kurzem einen Gebrauchtwagen zugelegt, den er nun auf Vordermann bringen wolle. Sie schluckt die Geschichte anstandslos.

Die Wirklichkeit sieht anders aus. Pünktlich um acht Uhr sitze ich wieder als Notfall im Wartezimmer des Kardiologen. Es ist mir enorm peinlich, dass ich ihn zum dritten Mal innerhalb kurzer Zeit aufsuche. Und das wegen Beschwerden, die ‚gar nicht so richtig' vorhanden sind. Tatsache ist jedoch, dass ich den Eindruck habe, die Heftigkeit der Attacken würde zunehmen. Und das möchte ich mit ihm abklären. Was kann passieren, wenn sie noch intensiver, noch schmerzvoller werden?

Nach 90 Minuten Wartezeit ist endlich die Reihe an mir. Der Kardiologe verdreht zwar nicht die Augen, als er mich wahrnimmt, doch sein deutlich vernehmbares Ausatmen bleibt mir nicht verborgen.

„Herr Protzmann, guten Morgen. Nehmen Sie Platz", begrüßt er mich und weist mit der Hand auf den Stuhl vor seinem Schreibtisch. „Ich nehme an, Sie haben eine neue Attacke erlitten?"

Ich nicke heftig und erzähle ihm, was mir im Parkhaus passiert ist. Ich beschreibe weniger den Verlauf und die Symptome der Attacke, schildere ihm vielmehr deren Heftigkeit, berichte ihm, dass die Anfälle wesentlich schmerzhafter werden. „Und ich frage mich langsam, wohin das führen soll, wenn die Attacken an Intensität weiter zunehmen. Ich muss doch befürchten, dass mein Herz nur eine bestimmte Zeit aushält, wenn es dauernd so gefordert wird. Einen Motor kann man auch nicht andauernd überlasten, irgendwann gibt er seinen Geist auf. Warum soll es bei dem Herzen eines Menschen anders sein?“

Ich erzähle ihm zudem, wie ich mich momentan fühle, dass ich so langsam verzweifle, dass mein Denken und Fühlen mittlerweile nur noch um diese ‚Nervenerkrankung', so nenne ich diese Erscheinungen tatsächlich, kreisen, und ich immer öfter meinen Körper beobachte, ob noch alles in Ordnung sei oder sich wieder eine neue Attacke ankündige.

Der Kardiologe nickt verständnisvoll. Er scheint zu spüren, dass es mir wirklich nicht gut geht.

„Also gut, Herr Protzmann“, sagt er dann, „wir werden nochmals ein EKG und eine Ultraschalluntersuchung machen. Sollte sich dann wieder kein Befund ergeben, was für mich schon jetzt sonnenklar ist, müssen wir etwas anderes versuchen! Und Sie sollten sich keinerlei Gedanken darüber machen, dass Ihr Herz von diesen Attacken überlastet wird, denn außer einem schnelleren Herzschlag und einem erhöhten Puls passiert nichts, auch wenn Sie etwas anderes spüren. Die

Belastung im Eisstadion zum Beispiel ist für Ihr Herz wesentlich höher, da machen Sie sich wie selbstverständlich keine Gedanken."

Ich werde erneut untersucht. Wie der Arzt vermutet hat, sind EKG und Ultraschalluntersuchung wieder ohne Befund!

„Ich werde Ihnen nun etwas verschreiben, Herr Protzmann", sagt der Kardiologe, als wir wieder im Besprechungszimmer sitzen. „Wir versuchen es einmal mit Insidon; normalerweise müsste sich dadurch Ihr Zustand schlagartig bessern."

Ich frage ihn, was Insidon sei.

„Insidon ist ein Psychopharmakon, das den Vorteil hat, dass es nicht abhängig macht. Es ist angstdämpfend und angstlösend. Wenn Sie es regelmäßig einnehmen, dann wird sich nach ungefähr zwei Wochen zusätzlich eine stimmungsaufhellende Wirkung einstellen. Nicht nur Ihre Angst verschwindet, sondern Ihre Stimmung verbessert sich deutlich. Das wird den Vorteil haben, dass Sie nicht mehr so viel grübeln."

Ich nehme das Rezept und verabschiede mich, nachdem wir einen neuen Termin vereinbart haben. Der Kardiologe will dann wissen, wie das Mittel angeschlagen hat.

Psychopharmaka, so weit ist es also schon mit dir gekommen!, denke ich, als ich wieder auf der Straße stehe und die nächste Apotheke ansteuere. Bisher war ich kerngesund, ein Kerl wie ein Baum, und nichts hat mich umgehauen. Und jetzt muss ich auf einmal irgendwelche Pillen schlucken, weil ich anscheinend nicht mehr ganz richtig im Kopf bin. Das ist ätzend ohne Ende!

Heute komme ich mir vor wie ein alter Mann, der andauernd zum Arzt rennt, weil er ständig neue Zipperlein hat!

Ich besorge mir die Tabletten, doch als der Apotheker sie mir in einer Tüte überreicht, ist es mir tatsächlich unangenehm. Besorgt versuche ich, Mitleid oder auch Ablehnung im Blick des Apothekers zu erkennen, doch er ist bereits mit einem anderen Kunden beschäftigt.

Auf dem Rückweg halte ich kurz beim Eisstadion an, rede ein wenig mit Freunden und Bekannten und fahre gegen Mittag nach Hause. Warum ich meiner Mutter nicht von meiner neuen Attacke, dem Arztbesuch und dem Medikament erzähle, weiß ich nicht wirklich.

Vielleicht möchte ich nicht, dass sie sich noch mehr Sorgen macht. Oder vielleicht missfällt mir auch der Gedanke, dass sie erkennt, dass ich nicht mehr der starke Sohn bin, den nichts umhauen kann.

Ich weiß mein Verschweigen nicht zu deuten.

Ich gehe in mein Zimmer, schließe die Tür, hole die Schachtel mit dem Medikament hervor und öffne sie. Der Beipackzettel interessiert mich nicht, ich lasse ihn sofort verschwinden. Der Kardiologe hat mich angewiesen, regelmäßig täglich drei Tabletten zu nehmen und damit direkt heute anzufangen. Also schlucke ich eine und spüle sie mit einem Schluck Wasser hinunter. Die nächste werde ich später am Abend einnehmen.

Ich versuche, nicht intensiver darüber nachzudenken, dass ich gerade Psychopharmaka eingenommen habe, denn diese Tatsache könnte ich nicht mit meinem Ego vereinbaren. Ein Mittelchen gegen Grippe, Antibiotika bei einer Mittelohrentzündung, ein paar Lutschtabletten bei Halsschmerzen – damit kann ich leben. Aber ein Medikament einzunehmen, weil ich psychische Probleme habe, macht mir zu schaffen.

Ich ignoriere aufkommende Gedanken dadurch, dass ich überlege, was ich am Nachmittag machen werde.

Düsseldorfs größte Buchhandlung werde ich aufsuchen. Sie befindet sich in der Innenstadt, ein riesiges Gebäude mit etlichen Etagen und einer riesigen Auswahl an Büchern. Es wäre doch gelacht, wenn ich dort nicht etwas zum Thema ‚Psychosomatische Erkrankungen' fände.

So kurve ich am frühen Nachmittag in der Stadt herum und ärgere mich wieder einmal zu Tode über nicht vorhandene Parkplätze. Endlich, nach fast einer halben Stunde, habe ich das Glück, dass direkt vor mir eine Parklücke frei wird. Ich parke ein und betrete nach zehn Minuten Fußweg die Buchhandlung.

Um langes Suchen zu vermeiden, frage ich gleich an der Information nach. Die freundliche Dame erklärt mir, dass sich alles zum Thema Medizin auf der zweiten Etage befinde, direkt links, wenn ich die Treppe hochkomme. Die Abteilung finde ich auf Anhieb und stöbere durch das Angebot.

Es dauert Stunden.

Grundgütiger, wie viele Tausende von Büchern gibt es denn zu diesem Thema?

Betrachte ich die Anzahl der Bücher in den ellenlangen Regalreihen und die Vielfalt der Titel, dann leidet offensichtlich jeder Deutsche an einer psychosomatischen Erkrankung! Es gibt wirklich nichts, was es nicht gibt – darunter Bücher über Formen der Erkrankung, von denen ich noch niemals etwas gehört und deren Namen ich nicht einmal aussprechen kann.

Nach langem Suchen finde ich endlich das vermeintlich Richtige, ein umfangreiches blaues Buch eines namhaften Leiters einer Angstklinik – bis dato wusste ich noch nicht einmal, dass es so etwas überhaupt gibt – mit dem Titel ‚Panik – Angstanfälle und ihre Behandlung'.

An der Kasse bezahle ich den stolzen Preis von 29,90 Deutsche Mark, gehe zu meinem Auto zurück und fahre nach Hause.

Meine Mutter ist gerade mit Staubsaugen im Schlafzimmer beschäftigt, so bemerkt sie meinen Bucheinkauf nicht. Ich gebe zu, dass ich gerade kein Interesse an einer Diskussion über die Frage habe, warum ich gerade dieses Buch gekauft habe, lasse es daher unter einem Stapel Comics verschwinden.

Den Rest des Abends verbringe ich mit einigen Langspielplatten meiner neuen Lieblingsgruppe ‚Uriah Heep'. Als mein Vater nach Hause kommt, setze ich mich ein wenig ins Wohnzimmer und plaudere mit ihm. Dabei fällt mir erneut auf, dass meine Erkrankung zwischen uns nie ein Thema ist.

Hat meine Mutter noch nicht mit ihm darüber gesprochen? Das kann ich mir kaum vorstellen, denn eigentlich bereden meine Eltern alles. Oder hat sie mit ihm darüber geredet und er schneidet das Thema nicht an, weil er auf seine Art auch ein harter Kerl ist und diese nicht körperliche Erkrankung nicht versteht oder vielleicht sogar nicht ernst nehmen kann?

Ich weiß die Antwort nicht, bin mir aber sicher, dass ich dieses Thema im Gespräch mit ihm nicht ansprechen werde, auf keinen Fall.

Spät am Abend verabschiede ich mich von meinen Eltern und ziehe mich in mein Zimmer zurück. Ich hole das Bettzeug aus dem Bettkasten, krame das Buch unter den Comics hervor und beginne zu lesen.

Drei Dinge helfen, die Mühseligkeiten des Lebens zu tragen: Die Hoffnung, der Schlaf und das Lachen.

Immanuel Kant

Fachlektüre zum Thema ‚Angst und Panik' ▶ Ich will endlich mehr wissen

Ich lese mich ein und schon nach kürzester Zeit entwickeln sich zwei Seelen in meiner Brust.

Einerseits finde ich es peinlich, dass gerade ich ein medizinisches Fachbuch über ‚Angstanfälle und ihre Behandlung' lese und nicht einen Comic oder einen tollen Science-Fiction-Roman. Andererseits fasziniert mich dieses Buch von der ersten Seite an!

Es enthält eben nicht seitenlange und einem Laien unverständliche medizinische Fachausdrücke oder unzählige Fallbeispiele von einem ‚Herrn M. aus Frankfurt' und einer ‚Frau H. aus Köln', sondern beschreibt nüchtern und sachlich, wie Panikattacken entstehen, wie sie sich äußern und was im Körper dabei passiert.

Es erscheint mir so spannend wie ein Kriminalroman.

Ich erfahre erstmals, dass ich zwei Nervensysteme besitze. Mein autonomes Nervensystem ist offensichtlich so etwas wie ein Autopilot, der mich zwar steuert, sich meiner Kontrolle aber völlig entzieht.

Es ist dafür zuständig, dass ich atmen, sehen, hören kann und noch vieles mehr. Auf das Funktionieren dieser Steuerung habe ich keinerlei Einfluss. Ich kann ihm also zum Beispiel nicht befehlen, nicht mehr zu atmen oder nicht mehr zu sehen oder mein Herz schlagen zu lassen. Es arbeitet unabhängig von meinem Willen.

Dieses Nervensystem, auch vegetatives Nervensystem genannt, unterteilt sich in zwei Bereiche. Der eine Bereich ist auf ‚Flucht' oder ‚Kampf' programmiert und sorgt dafür, dass ich im Falle einer Gefahr zu 100 Prozent einsatzbereit bin und jedem Angriff trotzen kann, indem mein Körper auf Höchstleistungen vorbereitet wird. Dafür ist der Sympathikus zuständig.

Der andere Bereich des vegetativen Nervensystems ist das dämpfende Element und sorgt als ‚Gegenpart' dafür, dass der Alarmzustand des Körpers beendet wird, sobald die Gefahr vorbei ist. Das ist der ‚Parasympathikus'.

Das Problem bei einem Menschen mit Panikattacken ist wohl, dass sein Nervensystem urplötzlich und aus heiterem Himmel auf das ‚Flucht-Kampf-Programm umschaltet, obwohl dafür keinerlei Veranlassung besteht. Ich werde also körperlich auf Höchstleistungen programmiert, obwohl ich gerade ganz ruhig auf der Couch oder im Auto sitze.

Diese überschäumende Energie, die in dem Moment gar nicht benötigt wird, scheint sich nun ein anderes Ventil zu suchen, wodurch diese Anfälle und schweren Attacken hervorgerufen werden.

Mein Körper steht also unter Starkstrom, obwohl er in einer Situation ist, in der eine schwache Notbeleuchtung ausreichen würde. Und damit kommt er anscheinend nicht klar.

Das alles ist ja hochinteressant!

Noch spannender wird es, als ich die Abschnitte ‚Der Kreislauf der Angst' und ‚Angst vor der Angst' erreiche. Großer Gott, ich erkenne mich in jedem einzelnen Satz wieder!

Ich lese, dass bei Betroffenen der Kreislauf der

Angst sehr schnell in Bewegung gesetzt wird. Sie verspüren ein seltsames Gefühl in der Brust und bekommen Angst. Diese verstärkt das undefinierbare Gefühl und sie sehen das als Bestätigung, dass es wirklich schlimmer wird.

Die Angst steigt, damit auch die Beschwerden. Dadurch wächst erneut die Angst – und so schaukeln sie sich gegenseitig nach oben, bis ein richtig schwerer ‚Herzinfarkt' erreicht ist. Es sind also die Gedanken und dieser Sympathikus, die die Körper der Betroffenen immer weiter nach oben peitschen.

Oh, wie gut kenne ich das! Dieses sprunghafte Ansteigen der Angst und die Beschwerden, die sich dadurch in Sekundenschnelle verschlimmern. Ich habe es mittlerweile schon oft genug mitgemacht.

Noch aufmerksamer lese ich das Kapitel über ‚Die Angst vor der Angst'.

Ich erfahre, dass es nicht einmal ein körperliches Missempfinden oder ein Schmerz sein muss, wodurch die Angst ausgelöst wird. Selbst wenn es einem blendend geht, reicht schon die unterschwellige Angst vor einer neuen Attacke. Diese ständige Angst vor der Angst, lese ich, hält den Körper unter Dauerstrom und macht ihn besonders empfänglich für einen nächsten Anfall. Und je mehr Panikattacken man erleidet, desto häufiger beschäftigt man sich mit seinem Körper und beginnt, ihn permanent zu kontrollieren.

Dann finde ich einen mehrseitigen Fragebogen. Hier kann ich testen, ob ich ein Angstpatient bin und tatsächlich unter Panikattacken leide. Der Bogen enthält detaillierte Fragen zum Verlauf eines Anfalls, zu den Symptomen, zur Dauer und zur Häufigkeit. Ich beantworte alles sehr gewissenhaft, ohne etwas schönlügen zu wollen, und erfahre in der Auswertung, dass ich tatsächlich ein Paniker bin, wie er im Buche steht, und dringend psychotherapeutischer Hilfe bedarf.

Na toll!

Dann folgt ein Kapitel, das mich besonders fesselt. Hier geht es um die Auslöser von Panikattacken, weil sie wohl bei den meisten Menschen urplötzlich von einem Tag auf den anderen auftreten. Ich erfahre, dass Panikanfälle bei Kindern und bei Erwachsenen nach dem 45. Lebensjahr so gut wie nie auftreten, die Betroffenen meist im Alter zwischen 20 und 27 Jahren sind.

Na herrlich, trifft genau auf mich zu!, schießt es mir durch den Kopf.

Der Rest des Kapitels ist dann wider Erwarten enttäuschend. Es werden unverarbeitete Erlebnisse und traumatische Erfahrungen genannt oder auch einschneidende Veränderungen, die einen erst Jahre später aus der Bahn werfen.

Hier wird ausdrücklich darauf hingewiesen, dass es Betroffenen vielleicht nie gelingen wird, die Ursachen für Panikattacken zweifelsfrei herauszufinden. Auch damit muss ich bei mir rechnen, schließlich habe ich schon mehrfach durch eigene Analyse meiner Vergangenheit versucht, diese ominösen Auslöser zu finden.

Leider bisher ohne Erfolg.

Dann folgt in dem Buch eine Art Aufmunterung, der ich mich natürlich besonders intensiv widme.

Es kommt eine Beschreibung, wie sich ein echter Herzinfarkt äußert und wodurch er sich von einer Panikattacke unterscheidet. So wird zum Beispiel darauf hingewiesen, dass so gut wie keiner der echten Herzinfarktpatienten Schmerzen unter der linken Achselhöhle hat oder sich die Schmerzen auf die linke Brustseite konzentrieren. Selbst das Ausstrahlen der Schmerzen in den linken Arm ist gelegentlich vorhanden, aber doch eher selten.

Und dann folgt ein Satz, der mich regelrecht elektrisiert! Ich lese, dass eine Herzerkrankung so gut wie immer mit körperlicher Anstrengung in Verbindung steht. Bei Anstrengung werden die Schmerzen heftiger, bei Ruhe verschwinden sie meist wieder sehr schnell. Weiter heißt es, dass man sich ziemlich sicher sein kann, nicht an einer Herzerkrankung zu leiden, wenn die Beschwerden ausschließlich oder zumindest meistens im Ruhezustand auftreten. Ich weiß nicht, warum mich dieser Satz so sehr fasziniert, aber ich hole einen Stift und einen Zettel und schreibe ihn auf. Ich werde diesen Satz zu meinem Dogma machen. Ich werde ihn auswendig lernen und mir immer und immer wieder einhämmern.

Im Falle einer neuen Attacke werde ich den Satz ständig vor mich hersagen! Schließlich habe ich den besten Beweis für seine Richtigkeit, brauche mich nur an den Tag im Eisstadion zu erinnern, als ich das Langzeit-EKG trug.

Und treten meine Attacken nicht tatsächlich ausschließlich im Ruhezustand auf?

Im nächsten Kapitel lese ich von einigen Maßnahmen, wie man eine Panikattacke bekämpfen oder abmildern kann, wenn sie beginnt, und wie man es schafft, sie vielleicht vollständig zu vermeiden. Das beginnt mit gewissen Atemtechniken und Verhaltensweisen, die man praktizieren soll, und endet mit bestimmten empfohlenen Gedanken und Ablenkungs-Strategien.

Zu guter Letzt wird angemerkt, dass man in den meisten Fällen am besten beraten ist, wenn man die Hilfe eines Psychotherapeuten oder eines Psychiaters in Anspruch nimmt.

Nachdenklich schlage ich das Buch zu – und fange nach wenigen Minuten auf der ersten Seite wieder an zu lesen! Ich finde es atemberaubend, dass es scheinbar nur für mich geschrieben wurde. In jedem Kapitel erkenne ich mich wieder.

In den nächsten Tagen lese ich bestimmte Passagen des Buches wieder und wieder; bald kann ich einige davon auswendig. Aber wird mir das tatsächlich helfen, wenn es wieder zu einer Panikattacke kommt? Ich nehme ja regelmäßig Insidon und habe bisher keinen neuen Anfall erlitten. Also scheint das Mittel zu wirken, was wiederum bedeutet, dass es bei mir tatsächlich ein psychisches und kein körperliches Leiden ist.

Nach knapp einem Monat habe ich das Medikament selbstständig abgesetzt. Habe ich tatsächlich geglaubt, dass es mir helfen würde?

Pustekuchen!

Ich komme mir langsam wie ein Idiot vor!

Treu und brav habe ich jeden Tag morgens, mittags und abends je eine Tablette genommen. Nicht nur das, zusätzlich habe ich eine weitere Tablette genommen, wenn ich durch das geringste Magengrummeln auch nur den leisesten Verdacht hatte, dass sich eine neue Attacke ankündigen könnte.

Das hat mir zu denken gegeben! Werde ich die Tabletten in ein paar Wochen wie Schokodrops vertilgen?

Der ausschlaggebende Grund für das Absetzen der Tabletten war jedoch ein anderer. Trotz deren Einnahme habe ich drei neue Panikattacken erlitten – und sie werden immer schlimmer!

Weiterhin ist es so, dass sich der Verlauf ständig ändert. Der Druck und das Brennen sind immer gleich, aber einmal treten sie im gesamten Brustbereich auf, dann plötzlich nur links und in den Rücken ausstrahlend, ein andermal Richtung Magen oder zum linken oder rechten Kiefer hinziehend. Das eine Mal bekomme ich Schweißausbrüche auf der Stirn, das nächste Mal am ganzen Körper, ein weiteres Mal tropft es nur von den Händen. Mit dem Zittern verhält es sich ähnlich. Sind die Hände schweißnass, heißt das nicht, dass sie zittern. Bei der nächsten Attacke flattern sie wie verrückt – bei einem weiteren Anfall sind es plötzlich die Beine, die ich nicht mehr unter Kontrolle habe und die sich anfühlen, als wären sie nicht mehr vorhanden.

Es kommt mir vor, wie wenn ständig ein riesengroßer Quirl in mir herumrührt und sich stets etwas Neues einfallen lässt, um mich zu quälen.

Wohl aus diesem Grund hilft mir das Buch nicht, obwohl ich es immer und immer wieder lese. Wenn es mir gut geht, sind meine Vorsätze, wie ich bei einem neuen Anfall vorgehen werde, riesengroß, wie eine massive Steinmauer. Aber wenn die Attacke beginnt, schrumpfen sie plötzlich in Sekundenschnelle auf die Größe eines Sandkorns zusammen – vor allem dann, wenn ihr Verlauf anders ist als bisher. Ich habe in diesen Situationen den Eindruck, als wenn genau in der Sekunde, in der der Anfall beginnt, mein Nervensystem meinem Gehirn mitteilen würde: ‚So, du bist nun erst mal ruhig und hältst dich aus der ganzen Sache raus, denn jetzt habe ich hier das Kommando übernommen! Und ich werde das tun und lassen, was ich möchte, ohne dass du es verhindern kannst. Du brauchst es gar nicht erst mit logischen Gedanken versuchen, denn die werde ich im Keim ersticken. Jetzt bin ich hier der uneingeschränkte Boss!'

Es macht mich wahnsinnig!

Das Buch! Es ist so gut! Alles in diesem Buch ist logisch nachvollziehbar, glaubhaft und einfach und plastisch erklärt.

Mittlerweile bin ich in der Lage, viele Passagen vorwärts und rückwärts runterzubeten – und jedes Mal, wenn ich darin lese, nehme ich mir felsenfest vor, bei der nächsten Panikattacke diese Ratschläge zu beherzigen. Ach was! Ich nehme es mir nicht nur vor! Ich bin restlos davon überzeugt, dass ich es schaffen werde! Leider, leider reicht diese Überzeugung immer nur bis zum Beginn des nächsten Anfalls.

Manchmal komme ich mir wie ein Großmaul vor, das seinen Mitspielern vor dem Spiel verspricht, dass es im Falle einer Schlägerei auf jeden Fall den anderen beistehen werde, dann jedoch als Erster flüchtet und in die Kabine rennt, um bloß nichts abzubekommen.

Meiner Mutter habe ich immer noch nichts von dem Buch gesagt. Auch über die neuen Attacken ist sie nicht informiert. Ich möchte verhindern, dass sie sich Sorgen macht, und außerdem will ich diesen Feind in mir allein besiegen. Ja, ich sehe diese Attacken und meinen Körper mittlerweile als meine persönlichen Feinde an!

Zu einer Psychotherapie kann ich mich nicht aufraffen. Ich weiß selbst, wie überheblich meine Einstellung ist, aber ich würde mich dort sicher wie ein Verrückter fühlen. Erschwerend kommt hinzu, dass ich in meiner Situation immer noch so vermessen bin, Begriffen wie Stolz und Ehre den Vorrang vor einer schnellen Heilung zu geben.

Ich bin einfach zu stolz, die Hilfe eines Psychotherapeuten in Anspruch zu nehmen, weil ich der Meinung bin, dass ein gestandener Mann allein mit seinen Problemen klarkommen muss.

Und es gebietet die Ehre, dass ich diesen Feind allein besiege. Laut allen Ärzten bin ich ja kerngesund, also dürfte mir nichts passieren!

Auf in den Kampf!

Zwischenspiel ▶ Der nächste Kardiologe

Nach zwei weiteren schweren Panikattacken innerhalb von nur einer Woche sind meine zahlreichen großkotzigen Vorsätze wieder schnell dahin.

Den Feind bekämpfen?

Lachhaft!

Innerhalb von Millisekunden bin ich nur noch ein zitterndes Angstbündel und mein Denken ist ausgeschaltet, gerade so, als hätte mein Gehirn Urlaub genommen.

Dann regiert mein überreiztes Nervensystem! Und ich kann nur noch reagieren und nicht mehr agieren! Während einer Attacke habe ich so viel mit dem nackten Überleben zu tun, dass ich nicht mehr in der Lage bin, irgendwelche Gegenmaßnahmen zu ergreifen.

Obwohl ich mir sehr ‚mickrig' dabei vorkomme, werde ich erneut einen Kardiologen aufsuchen ... – diesmal einen anderen. Erstens erscheint es mir nicht als die dümmste Idee, die Meinung eines zweiten Spezialisten einzuholen, und zweitens kann es ja durchaus sein, dass mein Herz mittlerweile gelitten oder der erste Kardiologe etwas übersehen hat.

Ich kann mir nämlich nach wie vor nicht vorstellen, dass es für mein Herz gesund ist, wenn es andauernd dermaßen geschunden wird, egal, was mir ein Arzt erzählt!

Ich schaue ins Branchenverzeichnis und finde eine große Gemeinschaftspraxis von Kardiologen.

Ich rufe an, stelle mich als absoluten Notfall dar und bekomme prompt für den nächsten Nachmittag, direkt nach der Arbeit, einen Termin.

Ich beschließe, besonders clever vorzugehen!

Wenn ich von meinen bisherigen Arztbesuchen, den Untersuchungen im Ratinger Krankenhaus und den ärztlichen Behandlungen zu Hause berichte, kann es passieren, dass von Anfang an mein Glaubwürdigkeitsbonus leidet. Vielleicht werde ich dann direkt als Hypochonder abgestempelt, der nichts anderes zu tun hat, als von einem Arzt zum nächsten zu rennen. Womöglich leidet darunter die Untersuchung.

Also werde ich es so darstellen, dass ich zu diesem Problem ‚irgendwann mal einen Arzt aufgesucht habe, der aber nichts feststellen konnte'. Ich werde das Medikament Insidon erwähnen, aber gleich hinzufügen, dass ich es nach kurzer Zeit aus eigener Entscheidung abgesetzt habe, weil es rein gar nichts gebracht hat. Von der Schilddrüsenuntersuchung und dem Termin beim Neurologen werde ich ebenfalls berichten, ehe mich der neue Kardiologe noch einmal dorthin schickt.

Genau so gehe ich vor, als ich im Besprechungszimmer vor dem Arzt sitze und wieder einmal meine Geschichte in allen Einzelheiten vortrage. Er hört geduldig zu, trotz der Tatsache, dass es ja bereits einiges ist, was an Erlebnissen zusammenkommt. Und ich kürze schon vieles ab!

Der Arzt gehört offenbar zu der sehr gründlichen und schnellen Truppe, denn er zieht ohne viel Federlesens sofort das gesamte Programm mit mir durch.

Zuerst die Blutabnahme, dann Blutdruck und Puls messen. Nun wird das EKG erstellt, anschließend führt der Arzt sofort eine gründliche Ultraschalluntersuchung durch. Danach wird das Belastungs-EKG auf einem ultramodernen Fahrrad gemacht. Wieder verliere ich ungefähr 130 Liter Schweiß und habe hinterher Beine wie Pudding. Trotzdem fühle ich mich pudelwohl.

Die Schwester reicht mir ein Handtuch, damit ich meine Brust trockenreiben kann, und besprüht sie mit einer Art Talkum-Puder. Plötzlich habe ich wieder den kleinen Kasten um den Hals hängen und werde verkabelt – noch einmal ein Langzeit-EKG.

Meine Güte, dieser Arzt hält sich nicht mit Kleinigkeiten auf!

Im Besprechungszimmer bekomme ich zu hören, was ich schon so oft gehört habe: Alles in Ordnung, alles in bester Ordnung, alles in feinster Ordnung. Ich soll morgen früh vor der Arbeit das Langzeit-EKG zurückbringen, dann würde ich auch erfahren, was die Blutuntersuchung ergeben hat.

Fast schon etwas überrumpelt stehe ich fünf Minuten später auf der Straße. Verdammt, dieser Arzt startet durch wie seinerzeit die SATURN-V auf ihrem ersten Mondflug!

Meine Eltern sind heute Abend bei Freunden zum Kartenspiel eingeladen. Ich brauche mir also keine Gedanken über den Kasten auf meiner Brust zu machen. Wenn sie nach Hause kommen, werde ich schon im Bett liegen, und wenn ich morgen vor der Arbeit zum Arzt fahre, werden sie das auch nicht mitbekommen.

Wie erwartet, bekomme ich am nächsten Morgen in der Praxis mitgeteilt, dass meine Blutwerte vollkommen in Ordnung seien. Der Arzt habe die gestrigen Untersuchungsergebnisse nochmals überprüft, das Ergebnis sei jedoch unverändert. Dann schaut er sich das Langzeit-EKG an. Im Grunde genommen kenne ich die Antwort schon: „Alles in Ordnung, Herr Protzmann. Ihr Herz ist kerngesund!"

Dann kommt er mit der Dampfhammer-Methode: „Herr Protzmann, bei Ihnen deutet alles sehr stark auf ein psychosomatisches Problem hin. Sie leiden an Panikattacken ohne jeden organischen Hintergrund, und das sollten Sie mit einem Psychotherapeuten oder einem Psychiater abklären. Und ich würde an Ihrer Stelle auch nicht lange damit warten!

Es ist eine Illusion anzunehmen, dass diese Attacken so plötzlich verschwinden, wie sie aufgetaucht sind. Im Gegenteil! Je weiter sich das Paniksyndrom verfestigt, desto schwerer wird es für Sie, diese Erkrankung wieder loszuwerden."

Der letzte Satz ist es, der mich wie ein Schlag in die Magengrube trifft.

Ich verspreche ihm, mich sofort darum zu kümmern.

Januar 1980 bis Januar 1984 ▶ Es wird immer schlimmer!

Vier Jahre sind vergangen und es ist eine Menge passiert.

Zwischenzeitlich 26 Jahre alt, wohne ich nicht mehr zu Hause. Ich habe eine kleine Dreizimmerwohnung und das, was man eine feste Freundin nennt. Wir wohnen nicht zusammen, aber an den Wochenenden und an Urlaubstagen übernachtet sie bei mir. Sie heißt Susanne und arbeitet als kaufmännische Angestellte in einer Düsseldorfer Spedition.

Wir verstehen uns prächtig und gehen ohne jeglichen Streit harmonisch miteinander um; im Regelfall gehen wir mindestens dreimal die Woche zusammen Eis laufen, denn sie ist ebenfalls begeisterte Schlittschuhläuferin. Sie weiß nichts von meiner Panikerkrankung. Das ist wieder die Sache mit dem Stolz, einfach nicht zugeben zu können, dass ich eben nicht so ein harter Kerl bin, wie es den Anschein hat. Schließlich haben wir uns im Eisstadion kennengelernt.

Meine Zeit beim Liegenschaftsamt wird Ende Januar 1984 vorbei sein; ich habe selbst um meine Entlassungsurkunde gebeten. Im Laufe der Jahre habe ich festgestellt, dass ich kein Mensch bin, der für das Beamtendasein am Schreibtisch geschaffen ist. Mit meinen Kollegen komme ich immer weniger klar – sie erscheinen mir zunehmend hölzern, pedantisch, spießig, verkniffen.

Es ist nicht mehr meine Welt, ich schleppe mich täglich nur noch mit Widerwillen zur Arbeit.

Am 1. Februar 1984 werde ich bei einer großen Versicherung im Außendienst anfangen. Einem guten Bekannten habe ich diesen Schritt zu verdanken. Er arbeitet dort schon seit über zehn Jahren sehr erfolgreich und verdient richtig viel Geld.

Er hat mich ein paar Mal zu seinen Terminen mitgenommen. Es hat mir richtig gut gefallen! Immer wieder neue Menschen kennenlernen, immer wieder neue Herausforderungen, ständig unterwegs sein und nicht dauernd in einem muffigen Büro an einem alten Schreibtisch hocken! Und die Aussicht auf einen überdurchschnittlichen Verdienst lockt natürlich auch.

Mein Bekannter hat mich seinem Filialdirektor vorgestellt und schon nach zwei Gesprächen habe ich den Arbeitsvertrag erhalten. Ich werde ein kleines Festgehalt bekommen und dazu attraktive Provisionen für jeden Abschluss. Das hat mich zwar etwas geschockt, da ich mich finanziell zunächst verschlechtere, aber mein Bekannter hat nur gelächelt und gesagt, ich solle die ersten Monate nach der Ausbildung abwarten und schauen, was ich dann verdienen würde.

Erfreulich ist, dass ich direkt zum Anfang meiner Tätigkeit direkt einen dicken Zuschuss für eine Büroeinrichtung und anderes Zubehör erhalte, den ich nicht einmal zurückzahlen muss.

Und nicht nur das!

Während meiner viermonatigen Ausbildung werde ich monatlich Festbezüge in Höhe von 3.000 DM erhalten. 3.000 Deutsche Mark! Großer Gott, das ist doppelt so viel, wie ich momentan verdiene! Nicht mal zusammen mit dem Weihnachtsgeld habe ich so viel zur Verfügung – da lag ich wohl schief mit meiner vermuteten Verschlechterung!

Wie gut, dass ich eine Dreizimmerwohnung habe. Das dritte Zimmer wird mein kleines, schnuckeliges Büro!

Susanne sieht meine Entscheidung mit gemischten Gefühlen. Einerseits freut sie sich, weil sie der Meinung ist, dass ich genau der Typ bin, um erfolgreich im Außendienst zu arbeiten. Andererseits wäre ich als Beamter unkündbar gewesen und hätte eine sichere Lebensstellung gehabt. Auch meine Eltern sind einigermaßen pikiert, um nicht zu sagen stinksauer.

Ich wische alle Bedenken zur Seite – freue mich wahnsinnig auf die neue Herausforderung.

Was meinen beruflichen und persönlichen Werdegang betrifft, kann ich mich zu dem Zeitpunkt also sicher nicht beklagen.

Leider gilt das nicht für meine Krankheit!

Die Panikattacken und ‚Herzinfarkte' sind immer schlimmer geworden – und sie kommen immer häufiger!

Früher habe ich wenigstens das Glück gehabt, mal eine oder zwei Wochen, manchmal sogar einen ganzen Monat davon verschont zu bleiben. Aber selbst das ist mir jetzt nicht mehr vergönnt. Mittlerweile erwischt es mich wöchentlich mindestens einmal, wenn ich Pech habe, sogar öfter.

Ich kann machen, was ich will, ich schaffe es einfach nicht, in solchen Momenten der Panik die Oberhand zu behalten! Das Buch über die Panikattacken kenne ich mittlerweile auswendig, aber es hilft nicht. Alle meine selbst erfundenen Strategien, alle guten Vorsätze, meine ganze Kraft, mein ganzer Mut, mein eiserner Wille – alles das ist nur noch einen Dreck wert, wenn die Attacke beginnt. Wenn es wieder losgeht, dann schaltet mein Gehirn ab wie ein überlasteter Motor.

So einfach ist das!

Nur in drei Fällen konnte ich ein klitzekleines Erfolgserlebnis für mich verbuchen. Dabei habe ich es für ein paar Sekunden – oder waren es ein paar Minuten(?) – geschafft, mit klaren Gedanken die Oberhand zu behalten. Das hat die Attacken zwar nicht verhindern können, aber ich konnte sie wenigstens ein kleines bisschen abmildern und vielleicht auch verkürzen.

Danach, bei späteren Anfällen, klappte es plötzlich wieder nicht.

Und die Attacken werden zunehmend schlimmer! Sie werden jetzt immer öfter von starker Atemnot begleitet, sodass ich manchmal das Gefühl habe, ich müsse ersticken. Außerdem schlagen mir die Anfälle fast regelmäßig auf die Blase und den Darm; schon mehrere Male hatte ich Angst, ich würde mir in diesem Moment in die Hose machen.

Teilweise wird mir seit Kurzem zusätzlich schwindlig. Und da ich dieses Gefühl noch nie in meinem Leben kennengelernt habe, empfinde ich es im Zusammenspiel mit den anderen Symptomen als besonders bedrohlich.

Die Arztbesuche haben dadurch in den letzten Jahren nicht aufgehört.

Die verschiedenen Ärzte der Arztrufzentrale sind zwischenzeitlich so etwas wie Stammgäste in meiner Wohnung, denn der Feind in meinem Körper scheint jetzt gerne so lange zu warten, bis die Arztpraxen geschlossen haben oder bis das Wochenende beginnt, also mit Vorliebe an den Wochentagen nach 19.00 Uhr und freitags ab 20.00 Uhr.

Zwei weitere Kardiologen habe ich ebenfalls hinter mir, da es mir nach und nach zu peinlich wurde, ständig dieselben Spezialisten aufzusuchen. Auch drei Notaufnahmen von verschiedenen Krankenhäusern musste ich in Anspruch nehmen, da mich die Attacken während Autofahrten erwischten und ich im Gegensatz zu meiner ersten Horrorfahrt nicht mehr die mentale Kraft hatte, nach Hause zu fahren.

Natürlich war jeweils ‚alles in Ordnung'. Ich kann es bald nicht mehr hören!

In letzter Zeit leidet auch mein nächtlicher Schlaf. Früher konnte ich trotz gelegentlicher Attacken ruhig durchschlafen. Nun werde ich immer öfter mitten in der Nacht aus unerfindlichem Grund wach, und dann dauert es eine Weile, bis ich wieder einschlafen kann. Oder ich gehe ins Bett und wälze mich lange hin und her, ehe ich überhaupt einschlafen kann. Natürlich denke ich dann fast ausschließlich an ‚Herzinfarkt', ‚Attacken', ‚Herzerkrankung'.

Auch sonst kreisen meine Gedanken nur um diese widerliche Erkrankung!

Ich lebe in ständiger Angst vor einem neuen ‚Herzinfarkt' und horche andauernd in mich hinein, wie es mir gerade geht. Weil ich das nicht will, versuche ich immer wieder mit aller Kraft, an etwas anderes zu denken. Aber es klappt einfach nicht! Irgendwie scheinen die Weichen in meinem Kopf verstellt zu sein.

Gott sei Dank hat Susanne bisher noch nichts von diesen Panikattacken mitbekommen, da wir ja nicht 24 Stunden am Tag zusammen sind.

Im Eisstadion bin ich bislang zuverlässig von Anfällen verschont geblieben, kein Wunder, dort bin ich abgelenkt und körperlich belastet. Und wann immer meine Freundin bei mir zu Hause war, habe ich bis jetzt auch Glück gehabt. Warum ich einen Kinobesuch konsequent ablehne, hat sie noch nicht so richtig verstanden, aber sie hat meine Erklärungen ‚absoluter Kinomuffel' und ‚ich mag keine muffigen Kinosäle' mit leichter Verärgerung geschluckt.

Bisher konnte ich also meine Krankheit vor allen anderen erfolgreich verbergen.

Aber wie wird das aussehen, wenn ich irgendwann verheiratet sein sollte?

Bei einem Psychotherapeuten oder einem Psychiater bin ich bis heute nicht gewesen – und ich frage mich immer öfter, warum eigentlich nicht. Warum habe ich damit offensichtlich so ein großes Problem? Warum mache ich nicht einfach einen Termin? Vielleicht hätte mir ein Therapeut tatsächlich helfen können und meine Panikanfälle wären schon längst Geschichte! Ich hatte doch in den letzten Jahren auch keine Probleme, einen Marathon durch die regionale Ärzteschaft zu veranstalten.

Warum nicht ein Psychotherapeut – das ist doch auch nur ein Arzt! Warum raffe ich mich nicht endlich auf, nachdem ich mittlerweile endgültig Gewissheit darüber habe, dass diese Panikanfälle nicht von selbst aufhören, sondern im Gegenteil immer schlimmer werden und ständig neue Begleiterscheinungen dazukommen?

Warum, warum, warum?

Jedes Mal, wenn ich darüber nachdenke, sind es dieselben Gründe, die mir einfallen. Zunächst einmal nehme ich eine Unterteilung vor, die vielleicht dumm ist, mir aber zu diesem Zeitpunkt logisch erscheint.

Kardiologen, Internisten, Neurologen, Orthopäden, Augenärzte, das sind für mich normale Ärzte, zu denen Jung und Alt gehen, wenn sie kleine oder große Zipperlein haben. Diese Ärzte sind salonfähig und gehören zum täglichen Leben. Millionen Menschen suchen täglich Arztpraxen auf.

Ganz anders sehe ich Psychotherapeuten und Psychiater! Das sind in meinen Augen Ärzte, die einen besonderen Menschenschlag behandeln, Menschen, die meinen fliegen zu können oder weiße Mäuse in ihrer Wohnung sehen oder aber nachts im Bett einen Taucheranzug tragen, weil es draußen regnen könnte.

Mit anderen Worten: Ärzte für Verrückte.

Und ich bin nicht verrückt!

Ich ziehe nicht verschiedenfarbene Socken an und fahre mit dem Auto nicht rückwärts durch die Stadt.

Ich kann logisch denken, bin voll einsatzfähig, nach wie vor bin ich ein Ass auf dem Eis – ich habe eben nur diese vermaledeiten Panikattacken.

Erschwerend kommt alles hinzu, was man vom Hörensagen über diese Sorte Ärzte weiß und als medizinischer Laie natürlich zunächst für bare Münze nimmt – schließlich gibt es genug Filme im Fernseher darüber. Man muss auf einer Couch liegen und erzählen; vielleicht wird man sogar hypnotisiert. Oder man wird mit Psychopharmaka vollgepumpt und läuft nur noch wie angetrunken durch die Gegend. Im schlimmsten Fall landet man in einer psychiatrischen Klinik und wird dort erst richtig verrückt!

Nein, das ist mir alles suspekt und mehrere Nummern zu hoch! So krank bin ich sicher noch nicht!

Tief in meinem Unterbewusstsein flammt der Gedanke auf, dass ich noch immer reichlich überheblich urteile, aber ich kann einfach nicht aus meiner Haut heraus.

Der nächste Grund ist die Natur meiner Erkrankung, wobei ich es wunderbar schaffe, mir die Realität schönzulügen. Kein Wunder, ich stelle diese Überlegungen immer nur dann an, wenn es mir gut geht!

Ich sage mir dann, dass diese Panikattacken zwar extrem lästig sind, aber eben nicht bedrohlich. Das haben schließlich unzählige ärztliche Untersuchungen bewiesen! Und wenn es nichts Bedrohliches ist, warum soll ich dann einen Psychotherapeuten oder sogar einen Psychiater aufsuchen?

Dagegen die Frage, warum ich trotzdem von einem Arzt zum nächsten renne und die Nummer der Arztrufzentrale schon auswendig kenne, stelle ich mir natürlich nicht!

Ein weiterer Grund sind nach wie vor mein Stolz und meine Ehre.

Dreimal habe ich es geschafft, einer Attacke wenigstens im Ansatz entgegenzuwirken. Warum sollte ich das nicht öfter schaffen, wenn ich hart daran arbeite? Vielleicht kann ich meine Strategien verfeinern oder es fallen mir noch andere Lösungen ein, einen Panikanfall abzuschwächen oder sogar komplett zu verhindern!

Hier ist es ausschließlich eine Sache meiner persönlichen Ehre, als gestandenes Mannsbild diesen Weg weiter zu verfolgen und zu guter Letzt diese Krankheit allein zu überwinden.

Und auch mein Stolz sagt mir aus unerfindlichen Gründen, dass ich diesen Feind in meinem Körper beziehungsweise in meinem Kopf allein besiegen will und muss. Wenn ich das schaffe, dann habe ich wieder einmal den Beweis dafür, dass ich ein ganzer Mann, ein harter Typ bin.

Schaffe ich es nicht und brauche die Hilfe eines Therapeuten, eines Psychiaters oder sogar einer Klinik, dann bin ich ein Loser! Dann bin ich ein Weichei, ein Schwächling, einer, der nicht ohne die Hilfe anderer klarkommt.

Undenkbar!

Wenn ich heute – im Jahr 2012 – diese meine Gedankengänge Revue passieren lasse, dann muss ich unwillkürlich lächeln. Mein Gott, wie naiv und dumm und überheblich bin ich doch als junger Mann gewesen! Da zählten für mich noch irrige Ideale, über die ich jetzt, im reiferen Alter, nur den Kopf schütteln kann.

Aber das waren nun einmal die Gründe, warum mir eine Therapie zu diesem Zeitpunkt völlig undenkbar erschien.

Etwas sehr Merkwürdiges geschieht.

Meine Unterhemden gehen plötzlich kaputt, ich musste schon mehrere wegwerfen. Wenn es nicht so traurig wäre, könnte man darüber lachen!

Ich habe festgestellt, dass einige meiner Unterhemden unter der linken Achselhöhle regelrecht durchgescheuert sind und die Baumwolle so dünn ist, dass man durchschauen kann. Zwei davon sind schon eingerissen.

Am Anfang ist mir das überhaupt nicht aufgefallen, aber als ich es das erste Mal wahrnehme, ist mir sofort klar, woran es liegt. Eine neue Marotte, die ich bereits seit etlichen Monaten habe.

Immer wieder lege ich meine Hand unter die linke Achselhöhle und reibe über die Rippen, gerade so, als wollte ich mich kratzen. Ich weiß beim besten Willen nicht, warum ich das mache. Wahrscheinlich hängt es damit zusammen, dass bei einer Panikattacke die Schmerzen genau an dieser Stelle regelrecht pulsieren. Und durch dieses ständige Reiben will ich mich wahrscheinlich vergewissern, dass es mir gerade gut geht.

Auf diese Weise scheuere ich systematisch die Unterhemden durch. Merkwürdigerweise sind die Hemden, Shirts und Sweatshirts davon kaum betroffen, obwohl ich sie über dem Unterhemd trage.

Und ich habe eine weitere Marotte entwickelt. Berichte oder Sendungen über Krankheiten! Sie sind für mich ein Tabu-Thema geworden!

Vor meiner Erkrankung ist es mir völlig egal gewesen, wenn ich zufällig in der Zeitung, im Radio oder im Fernsehen etwas über Krankheiten mitbekommen habe. Berichte über Herzinfarkte, Herzerkrankungen oder Patienten, die von ihren Herzerkrankungen oder ihren Infarkten berichteten, waren mir völlig gleichgültig. Ich konnte sie mir genauso anschauen wie die Nachrichten.

Wie anders ist das doch geworden!

Wenn heute im Fernsehen eine Sendung über die genannten Themen beginnt, dann schalte ich sofort auf einen anderen Sender um. Stoße ich in einer Zeitung auf einen entsprechenden Bericht, blättere ich sofort weiter. Auch wenn es um Berichte über bewusstes Leben, gesunde Ernährung oder die Risiken des Rauchens geht, übergehe ich das sofort.

Ich bin Raucher, obwohl ich Sportler bin und immer noch Eishockey spiele. Ich rauche zwar nur wenig und habe sehr spät damit angefangen, aber immerhin! Und was meine Ernährung betrifft, sie ist nicht immer die gesündeste. Oft ernähre ich mich von Fast Food, esse unregelmäßig oder habe auf einmal Heißhunger auf Schokolade. Und dann sind es nicht nur zwei Riegel, sondern direkt die ganze Tafel!

Diese Medienberichte erinnern mich an meine Attacken und meine Ängste, und so verzichte ich lieber auf derartige medizinische Abhandlungen.

Diese neue Angst hängt weiterhin mit einer anderen neuen Marotte zusammen. Es sind der Heidenrespekt und die Furcht vor der Maschine ‚Körper'.

Bis zu meiner Erkrankung habe ich mir niemals Gedanken darüber gemacht, wie mein Körper funktioniert und wie alle Vorgänge in perfekter Harmonie zusammenspielen. Er hat stets das getan, was ich von ihm verlangt habe. Mehr hat mich nicht interessiert.

Plötzlich hat er seinen Dienst versagt und ich habe durch unzählige Arztbesuche erfahren, was mit dieser ‚Maschine' alles schieflaufen kann. Und ich bin sicher, ich habe erst einen winzigen Teil davon erfahren.

Wenn ich jetzt darüber nachdenke, wird mir regelrecht schlecht und ich bekomme Angst. Wie viele hunderttausend Erkrankungen gibt es eigentlich, an denen ein Mensch leiden kann? Wie kann diese hoch komplizierte Maschine in ihrer unüberschaubaren Komplexität überhaupt fehlerfrei laufen? Sicher reicht schon eine kleine Unregelmäßigkeit, um unter Umständen alles aus dem Takt zu bringen.

Ich stelle mir einen Vergleich zum Auto oder zum Flugzeug vor. Bei einem Auto können wohl ein paar Tausend Teile kaputt gehen, bei einem Großraumflugzeug vielleicht eine Million. Je komplizierter die Maschine, desto mehr Teile können den Dienst versagen. Meine Güte, wie kann bloß so ein menschlicher Körper mit vielleicht einer Milliarde Teilen überhaupt laufen, ohne dass alle paar Minuten ein Fehler auftritt?

Auf einen Nenner gebracht: Ich vertraue meinem Körper nicht mehr so bedingungslos, wie ich das früher getan habe. Vielmehr sehe ich ihn jetzt als ein kritisches und fast schon gefährliches Objekt, das alle paar Minuten überprüft werden müsste, um eventuell auftretende Fehler schon im Vorfeld zu erkennen und zu beheben.

Leider ist das noch nicht alles!

Manchmal nehmen meine Panikattacken einen völlig neuen Verlauf, wodurch meine Angst zusätzlich ansteigt und mich regelrecht kirre macht!

Ich habe plötzlich vereinzelt Anfälle, die nicht von einer Sekunde auf die andere auftreten, einen Höhepunkt erreichen und langsam wieder abklingen. Nein, sie dauern stundenlang und zeichnen sich durch einen anhaltenden Druck im Brustkorb aus, ausstrahlend in den Bereich der linken Achsel. Es fühlt sich an, als wenn die ganze Zeit jemand auf meiner Brust säße oder 100 Kilogramm Gewicht darauf abgestellt hätte.

Druck, Druck, Druck, Druck!

Manchmal sind auch ein Brennen und Herzstiche dabei.

Es macht mich wahnsinnig! Es macht mich wirklich wahnsinnig!

Ich sitze zum Beispiel mit meinen Eltern bei Kaffee und Kuchen im Wohnzimmer und gaukle heile Welt vor, während unentwegt etwas meine Brust zusammendrückt.

Ich möchte schreien und toben, mir mit beiden Fäusten auf die Brust hämmern, damit es endlich aufhört – aber ich bleibe natürlich ruhig, lächle in die Runde und beteilige mich am Tischgespräch. Ein Gesunder wird sich nicht annähernd vorstellen können, wie schwer so etwas fällt.

Nein, so macht das Leben wahrlich keinen Spaß!

Natürlich ist die Angst immer dabei. Das ist jetzt nicht einfach nur eine Panikattacke, Uwe!, schießt es mir dann in immer neuen Wiederholungen durch den Kopf. Die wäre schon längst wieder vorbei! Du spürst diesen Druck schon seit über vier Stunden ohne jede Unterbrechung – das kann nur der Vorbote sein, dass es gleich furchtbar knallt und du mit einem Herzinfarkt vom Stuhl fällst. Anstatt hier bei deinen Eltern zu sitzen, solltest du längst in einem Krankenhaus sein!

Irgendwann verschwindet der Druck von einer Sekunde auf die andere.

Es ist zum Heulen!

Eine andere, ebenfalls neue Variante ist das Leeregefühl, das genauso widerlich ist. Von einer Sekunde auf die andere ist meine Brust ‚leer'.

Ja, sie ist einfach leer!

Es ist ein Gefühl, als wenn mein Herz plötzlich nicht mehr vorhanden wäre oder vor lauter Schwäche im nächsten Moment seinen letzten Schlag tun würde. Ich habe keine Schmerzen, keine Herzstiche, keinen Druck in der Brust –, aber trotzdem das Gefühl, als sei mein Herz müde geworden und würde im nächsten Augenblick seine Arbeit einstellen.

In diesen Momenten ist mein Gedankengang natürlich ein anderer: Siehst du, nun wird es bald so weit sein, diese Belastung hält selbst das gesündeste Herz auf Dauer nicht aus! Dein Herz ist einfach schlapp geworden durch diese zahlreichen Attacken, und irgendwann ist es einfach am Ende!

Die dritte Variante ist die, die ich als ‚undeutliches Grummeln' bezeichne. Auch sie ist einfach widerwärtig, obwohl überhaupt nichts passiert.

Sie beginnt damit, dass ich urplötzlich die Empfindung habe, ein undefinierbares Grummeln in meinem Brustkorb zu spüren. Es drückt nichts, es brennt nichts und es sticht auch nichts. Trotzdem habe ich permanent das Gefühl, dass dort irgendetwas im Hintergrund lauert, um plötzlich und unvermittelt zuzuschlagen. Ich habe einfach den Eindruck, dass der Feind gerade im Begriff ist, seine geballten Streitkräfte zu sammeln, um einen Großangriff auf mich zu starten.

Wie sollte es anders sein, diese Gedanken setzen prompt meinen Angstkreislauf in Gang – und ich kann mir fast hundertprozentig sicher sein, dass ich im Laufe der nächsten Stunden wieder eine dicke Panikattacke erleiden werde.

Ich bin es so leid, mich immer und immer wieder mit dieser Krankheit zu beschäftigen, anstatt das Leben in vollen Zügen zu genießen!

Bei jeder neuen Attacke versuche ich, mit aller Macht dagegen anzugehen, aber fast immer bin ich der Verlierer. Und ich versuche immer wieder mit aller Macht, diese Angst vor der Angst aus meinen Gedanken zu verdrängen und wieder normal zu denken –, aber auch das will mir nicht gelingen.

Dennoch, zum Besuch eines Psychiaters oder zu einer Psychotherapie bin ich immer noch nicht bereit.

Ich sträube mich innerlich mit allen Mitteln dagegen, obwohl ich immer öfter darüber nachdenke.

Manchmal frage ich mich, was eigentlich gegen Psychopharmaka einzuwenden ist, wenn sie mir doch vielleicht helfen würden. Schließlich sind es ‚nur' Medikamente, wenn auch sicher vorsichtiger zu genießen. Warum versuche ich es nicht zumindest?

Momentan lebe ich ein Leben in Angst und habe fast jegliche Lebensqualität verloren. Ich gestalte meine Tage nicht mehr, sondern quäle mich mehr oder weniger vom einen zum nächsten. Alle Freizeitaktivitäten haben durch die Angst vor einer neuen Attacke immer mehr gelitten. Auch das Eishockeyspielen habe ich aufgegeben. Viele meiner Freunde haben sich zurückgezogen, weil ich ein Langweiler geworden bin, der zu nichts mehr Lust hat. Nur mein bester Freund Armin steht unverändert zu mir – und er schweigt den anderen gegenüber eisern.

Ich rechne ihm das hoch an!

Was wäre also, wenn Psychopharmaka mein persönliches ‚Drama' sofort beenden würden? Ich lande beim Thema ‚ein Schrecken ohne Ende oder ein Ende mit Schrecken' – denn diese Medikamente sind für mich immer noch beängstigend und geheimnisvoll. Was aber ist mir wichtiger? Mein Stolz und meine Ehre, oder endlich wieder einmal normal leben zu können? Der Gedanke an eine Therapie schleicht sich immer häufiger in meine Überlegungen.

Ich werde das alles noch einmal überdenken müssen. Susanne hat von meiner Erkrankung immer noch nichts mitbekommen, und auch meine Eltern – beziehungsweise meine Mutter – sind offenbar der Meinung, diese leidige Angelegenheit sei schon lange ausgestanden.

Manchmal, wenn ich abends allein auf der Couch sitze und Musik höre, schießen mir melancholische Gedanken durch den Kopf und ich bekomme Anflüge von Selbstmitleid. Warum gerade ich? Kann man das noch als Leben bezeichnen, was ich momentan führe? Ist es nicht eher eine einzige Quälerei von einem Tag auf den anderen? Ich bin noch keine dreißig, schlage mich aber schon seit geschlagenen fünf Jahren mit diesem Mist herum und verheimliche es vor allen anderen. Soll das etwa meine glückliche Jugend gewesen sein? Soll mein Leben so weitergehen?

Als ich wieder einmal kurz vor Mitternacht einen Arztbesuch brauche und nach der Untersuchung und einer Spritze wie immer alles in bester Ordnung ist, plaudert der Arzt ein bisschen aus dem Nähkästchen. Er sagt, dass ich im Grunde genommen dafür dankbar sein sollte, dass ich nur Panikattacken hätte und sonst nichts. Ja, er verwendet das Wort ‚dankbar'!

Ich glaube mich verhört zu haben!

Ist der Arzt verrückt? Oder will er mich jetzt veralbern?

Natürlich bin ich trotz allem Entsetzen taktvoll und frage ihn höflich, wie er denn auf diese komische Meinung komme.

„Herr Protzmann, Sie haben zwar sehr unangenehme Panikattacken, die teilweise sogar Todesangst auslösen, aber Sie sind letztlich organisch völlig gesund.

Seien Sie dankbar dafür!", bekomme ich als Antwort. „Es gibt viele, die sind weniger gut dran als Sie, und das meine ich völlig ernst, auch wenn Sie es vielleicht nicht nachvollziehen können. Die haben auch Panikattacken, aber die schlagen ihnen auf den Magen, auf den Darm, und, und, und. Diese Menschen bekommen Magen- und Darmgeschwüre, die operiert werden müssen. Nicht selten bekommen sie dadurch schmerzhafte Hämorrhoiden, Brechdurchfall, Furunkel oder schwere Allergien. Da sind Sie doch richtig gut bedient, Herr Protzmann! Sie liegen wenigstens nicht zweimal jährlich auf einem Operationstisch!"

Diese Worte geben mir zu denken. Von dieser Seite habe ich die Sache noch gar nicht betrachtet!

Dann folgt der unvermeidliche Hinweis auf eine Therapie – und ich gerate einmal mehr ins Grübeln.

Ende Januar 1984 ▶
Der erste Einsatz eines Notarztwagens

Nur eine Woche vor Antritt meiner neuen Arbeitsstelle erwischt es mich so grausam wie noch nie!

Es ist ein Montag, 20.30 Uhr.

Ich bin allein.

Der Tag ist einer von den guten Tagen gewesen; ich war völlig beschwerdefrei. Ich schaue mir gerade ein Video auf dem brandneuen Videorekorder an und genieße den spannenden Film.

Da schießt ein monströser Schmerz durch meine Brust, der nicht von dieser Welt ist!

So etwas habe ich noch nie erlebt!

Herzinfarkt!

Das ist jetzt ein Herzinfarkt!

Glühend heiß katapultiert sich ein extrem schmerzhaftes Brennen durch meine gesamte Brust, durch den Hals bis hinein in den Unterkiefer. Parallel dazu läuft der Schmerz den linken Arm hinab bis in die Fingerspitzen. Mein Arm scheint von einer Sekunde auf die andere vollständig gelähmt zu sein. Ich bekomme keine Luft mehr! Todesangst macht sich breit – ich werde jetzt sterben! Ich kann mich nicht mehr bewegen, mein gesamter Körper wird von diesem alles vernichtenden Schmerz beherrscht.

Mein Herz rast und mein Puls scheint aus den Handgelenken springen zu wollen. Ich spüre, wie ein paar Tropfen Urin in meine Unterhose rinnen. Ich möchte laut aufschreien, aber ich kann nicht! Mein gesamter

Körper ist nur noch ein Haufen nutzloses Fleisch, nichts mehr funktioniert annähernd so, wie es funktionieren sollte. Der Schmerz verzehrt mich, er lähmt mich, er ist einfach nur höllisch und raubt mir den letzten Rest Verstand.

Mein Gott, kann es wirklich solche Schmerzen geben?

Ich schwimme förmlich in Schweiß, alles an mir zittert unkontrolliert.

Ich sterbe!

Es hat mich endgültig erwischt!

Alle ärztlichen Untersuchungen, das Buch, die vielen Versuche, diesen Panikattacken beizukommen –, alles war umsonst! Die Ärzte haben etwas übersehen!, ist einer der letzten logischen Gedanken, die ich habe. Ich werde hier und jetzt einsam sterben und morgen oder übermorgen wird Susanne mich finden und sich zu Tode erschrecken.

27 Jahre! Ich bin gerade mal 27 Jahre alt und werde jetzt sterben und weiß nicht einmal warum!

Meine Brust und meine Lungen fühlen sich an, als wären sie auf Erbsengröße geschrumpft.

Mit allerletzter Kraft und laut keuchend greife ich nach dem Telefon und wähle die 112. Jetzt kann mir auch die Arztrufzentrale nicht mehr helfen, denn es ist wieder nach 20.00 Uhr und die Arztpraxen sind geschlossen. Ehe ein Arzt hier sein wird, bin ich tot!

„Herzinfarkt! Itterstraße 122 a in Düsseldorf!", stöhne ich ins Telefon, als sich am anderen Ende eine Frauenstimme meldet. Die Antwort bekomme ich nicht mehr mit, lasse erschöpft den Hörer fallen.

Ich schleppe mich torkelnd wie ein Betrunkener mit allerletzter Kraft in die Diele und öffne die Wohnungstür, damit der Notarzt rein kann. Dann sinke ich zu Boden und presse meine Hand auf die Brust. Hoffentlich schaffe ich es noch, den Türöffner zu drücken, wenn der Notarztwagen kommt!

Sechs Minuten später höre ich das Tatü-Tata, dann klingelt es und ich drücke auf den Haustürknopf. Ich höre noch, wie zwei Leute die Treppen nach oben hasten, und lasse mich kraftlos wieder auf den Boden fallen.

Die beiden Ärzte betreten meine Wohnung, man merkt sofort, dass es Profis sind. Sie öffnen zügig, aber ohne übertriebene Hast ihre riesigen, silberfarbenen Koffer. Es fällt kaum ein Wort.

Einer legt mir sofort eine Infusion und eine Sauerstoffmaske an, der andere misst Blutdruck und Puls und hört meine Brust ab.

„Puls 186, aber regelmäßig. Blutdruck 180 zu 144, konstant. Kein Kammerflimmern, keine Extrasystolen! Keine Anzeichen einer verstopften Koronararterie!", meldet der eine Arzt. „Blutdruck sinkt, momentan 160 zu 100. Puls 122."

Der andere Arzt entfernt kurz die Sauerstoffmaske. „Wie geht es Ihnen jetzt? Haben Sie das Gefühl, sich übergeben zu müssen? Können Sie besser atmen?"

Ich bejahe. Die Anwesenheit der Notärzte beruhigt mich zunehmend. Es wird wieder ein EKG gemacht – wie immer ohne Befund.

Ich schäme mich in Grund und Boden!

Als es mir wieder besser geht, richte ich mich auf. Ich erzähle den beiden Notärzten die Vorgeschichte in kurzen, abgehackten Worten, weil ich immer noch nicht richtig Luft bekomme.

Einer der beiden Notärzte lächelt. „Ich gebe Ihnen jetzt ein schweres Beruhigungsmittel, also erschrecken Sie bitte nicht, Herr Protzmann!" Er zieht eine Spritze auf und jagt sie mir in die Vene.

Es vergehen nicht einmal zwei Minuten und ich fühle mich wie das blühende Leben! Die Schmerzen sind verschwunden, ich könnte plötzlich wieder Bäume ausreißen. Mein Körper fühlt sich zwar pelzig an und ich spüre, dass mir die Worte nur langsam über die Lippen kommen. Trotzdem fühle ich mich leicht wie eine Feder, ungefähr so, als würde ich 60 Kilogramm weniger wiegen.

Es war wieder nur eine von diesen vermaledeiten Panikattacken!

„Wie fühlen Sie sich jetzt?“, fragt einer der Ärzte wenige Minuten später, während der andere etwas in eine Kladde einträgt.

„Die Schmerzen sind komplett verschwunden“, antworte ich mit schwerer Zunge, „ich fühle mich benebelt und schläfrig."

„Das kommt von der Spritze, keine Bange. Die Wirkung kann bis zu zwei Stunden anhalten, wird danach langsam nachlassen. Wir machen aber zur Sicherheit noch ein EKG.“

Mir fällt auf, dass die Ärzte es nicht für nötig halten, mich nach unten in ihren sicher bestens ausgestatteten Wagen zu bringen. Das EKG ist – erwartungsgemäß – einwandfrei. Der Blutdruck beträgt 110/75, mein Puls ist gewohnt kräftig und hat sich bei 60 Schlägen pro Minute eingependelt.

Ich setze mich auf und komme mir – einmal mehr – unbeschreiblich gedemütigt vor.

Die beiden Ärzte packen ihre Sachen ein und schließen ihre Koffer. „Ich denke nicht, dass wir Sie mitnehmen müssen, Herr Protzmann“, sagt einer der beiden. „Sie haben wohl wieder eine Panikattacke erlitten, die scheinbar besonders heftig ausgefallen ist. Am besten legen Sie sich direkt ins Bett, ich denke, Sie werden nach der Spritze wunderbar schlafen können!“

Er lächelt, während ich aufstehe. Ein paar Sekunden stehe ich etwas schwankend da, aber dann geht es wieder.

Die Ärzte verabschieden sich mit den üblichen Worten: „Herr Protzmann, da eine weitere Untersuchung beim Kardiologen sicher wieder keine Auffälligkeiten zeigen wird, sollten Sie in der nächsten Zeit einen Psychotherapeuten aufsuchen. Unbedingt und schnellstens! Je länger Sie damit warten, desto schwieriger und langwieriger wird die Behandlung werden!"

Ich nicke nur ergeben.

Die Ärzte sind weg. Ich schalte im Wohnzimmer den Fernseher aus, gehe ins Schlafzimmer und lasse mich angezogen ins Bett fallen. Voller Verzweiflung ziehe ich die Bettdecke bis an die Nasenspitze hoch und würde am liebsten laut losheulen. Das darf doch alles nicht mehr wahr sein, es ist doch zum Verrücktwerden!

Ein Arzt nach dem anderen, unzählige Hausbesuche, so viele EKG's, dass ich damit die Wände tapezieren könnte – und nun die Premiere, dass ich einen Notarztwagen gerufen habe. Und morgen kommen die tausend Fragen der Nachbarn!

Was kommt als Nächstes?

Kann es noch schlimmer werden?

Eines ist auf jeden Fall sicher: So macht das Leben keinen Spaß mehr! Überhaupt nicht!

Über diese Gedanken schlafe ich ein.

Am nächsten Tag fahre ich nach der Arbeit in die Buchhandlung und kaufe mir drei weitere Bücher. Ich will einfach mehr über diese ganzen Zusammenhänge wissen.

Zwei der Bücher behandeln ebenfalls das Thema Angstattacken, das dritte hat einen ganz anderen Inhalt. In ihm geht es darum, wie man entspannen und sich regenerieren kann, wenn man spürt, dass man nervlich am Ende ist oder einem die Nerven ‚Streiche' spielen.

Eigentlich wollte ich mich heute Abend mit Susanne treffen, aber ich rufe sie an und sage ab. Ich erzähle ihr, dass es mir schon auf der Arbeit nicht gut ging, weil ich mir offenbar einen Magen- und Darmvirus eingefangen habe. Es wäre wohl besser, sie würde sich von mir fernhalten, was sie gut nachvollziehen kann. Sie wünscht mir gute Besserung.

Mir ist momentan echt nicht nach Gesellschaft, auch wenn es die geliebte Freundin ist.

Stattdessen lege ich mich auf die Couch und lese in allen drei Büchern die Eingangskapitel, ehe ich mich entscheide, welches Buch ich als Erstes lesen werde. Schon eine knappe Stunde später bin ich enttäuscht.

Nein, ich bin nicht enttäuscht – ich bin sauer!

Ich bin sauer, weil ich mir nicht wie letztes Mal die Mühe gemacht habe, schon in der Buchhandlung einige Passagen zu lesen, um zu erkennen, ob mir diese Bücher zusagen. Stattdessen habe ich nur den Text auf der Rückseite und die einleitenden Worte gelesen. Und ich bin stinksauer, weil ich dafür so viel Geld ausgegeben habe – diese Art Bücher kostet nun mal erheblich mehr als Romane.

Die ersten beiden Bücher über die Panikattacken erklären wiederum, wie diese Anfälle entstehen. Auch hier geht es um die Angst vor der Angst, um den Kreislauf der Angst und um das vegetative Nervensystem. Aber alles ist extrem wissenschaftlich mit Tausenden von medizinischen Fachbegriffen erklärt – gerade so, als wolle ich mich im Medizinstudium auf die nächste Prüfung vorbereiten.

Staubtrocken und ermüdend, weil ich weit mehr als die Hälfte nicht verstehe!

Aber es kommt noch schlimmer! In beiden Büchern handelt das letzte Drittel von diesen Fallbeispielen, die ich absolut nicht leiden kann. Nach meiner Ansicht ist es zu simpel, wenn von einer ‚Frau F. aus M.' berichtet wird, die jahrelange Angstattacken hat, endlich zu einem Psychotherapeuten läuft und dieser schon nach der dritten Sitzung – welch' ein Wunder – herausfindet, dass ihre Attacken darin begründet sind, dass sie als kleines Kind einen Riesenkrach ihrer Eltern mitbekommen hat. Und nun kennt sie den Grund und ist von Stund' an geheilt.

Oder das Beispiel eines ‚Herrn O. aus W.', dessen jahrelange Panikattacken angeblich von einem Tag auf den anderen verschwunden waren, nachdem der Psychiater ihm klargemacht hatte, dass er mit seinem Beruf total unzufrieden sei. Er musste einfach nur diese Tatsache erkennen, schnell mal den Job kündigen und sich einen anderen Beruf suchen. Schon war alles in bester Ordnung.

Wie einfach das doch alles ist!

Nein, diesen allzu simplen Kurzgeschichten stehe ich sehr kritisch gegenüber!

Andere Fallbeispiele sind nicht ganz so krass, werden aber nach dem immer gleichen Schema abgehandelt.

Das erscheint mir alles zu einfach, zu erfunden, zu bagatellisiert. Das macht auf mich den Eindruck, als wenn hier mit Gewalt noch etliche Seiten des Buches gefüllt werden sollten, um den Verkaufspreis in die Höhe zu treiben.

Auch das Buch über Entspannung ist ein Reinfall.

Hier geht es so gut wie gar nicht um Panikattacken, sondern um allgemeine Stresssymptome, wie man sie erkennt und ohne große Probleme bewältigt. Dazu werden etliche Übungen vorgeschlagen.

Nun gut, es mag viele, viele Menschen geben, die auf Räucherstäbchen, Yoga, Zen-Buddhismus, Atemübungen im Schneidersitz, indische Heilkräuterlehren oder Ähnliches stehen, aber ich gehöre nicht dazu. Ich toleriere natürlich, wenn andere daran glauben und diese Übungen praktizieren –, aber ich habe dazu eher ein gespanntes Verhältnis, um es einmal vorsichtig auszudrücken. Ich kann mir beim besten Willen nicht vorstellen, dass mir diese Empfehlungen helfen.

Ich schlage die Bücher zu. Sie verschwinden auf Nimmerwiedersehen in meinem Bücherregal.

Die nächste Selbstanalyse ▶ Ein schriftlicher Schlachtplan

Gut, dann werde ich den Abend eben anders nutzen!

Ich will meine Panikattacken analysieren und das Ergebnis schriftlich fixieren, um vielleicht einen gemeinsamen Nenner, ein Muster, eine Strategie oder sonst etwas zu finden.

Block und Kugelschreiber liegen bereit.

Als Erstes erkenne ich, dass meine Anfälle grundsätzlich im Ruhezustand auftreten.

Nur im Ruhezustand.

Ich kann mich körperlich anstrengen, bis mir die Zunge aus dem Hals heraushängt – und es geht mir blendend. Auch wenn ich abgelenkt bin oder mich auf eine bestimmte Sache gut konzentrieren muss, habe ich keinerlei Probleme. Dann habe ich auch keine negativen Gedanken und nicht diese Angst vor der Angst. Unternehme ich zusammen mit Freunden oder Bekannten etwas, fühle ich mich ebenfalls pudelwohl.

Das liegt offenbar daran, dass das menschliche Gehirn nicht zwei Aufgaben gleichzeitig erledigen kann. Es ist nun einmal unmöglich, im Kopf eine mathematische Gleichung zu lösen und gleichzeitig einen Text vom Deutschen ins Englische zu übersetzen.

Seltsam, dass mir die Erkenntnis dieser simplen Tatsache nicht hilft!

Wenn ich an einer unentdeckten Herzerkrankung leiden würde, dann wären solche körperlichen Anstrengungen sicher gar nicht möglich. Was ist das für eine komische Herzerkrankung, die nur dann auftritt, wenn man total ruhig und entspannt ist – aber eben nicht abgelenkt? Warum bin ich nicht in der Lage, schon dieses Wissen zu meinem Vorteil zu nutzen, wenn wieder eine Panikattacke beginnt?

Warum kann ich sie nicht einfach ignorieren nach dem Motto: ‚Nun gut, dann tobe dich halt mal wieder aus, aber du kannst mir nichts antun! Du bist nichts weiter als eine merkwürdige Reaktion meiner Nerven, die zwar extrem widerlich, aber völlig ungefährlich ist!'

Warum, verdammt noch mal, gelingt mir das nicht?

Ich überlege weiter, mache mir Notizen und notiere Stichpunkte. Ich will diesen Attacken weiter auf den Grund gehen.

Warum horche ich dauernd in mich hinein – und warum habe ich ständig Angst vor einem neuen Anfall?

Hier gerate ich ins Grübeln.

Tja, warum ist das eigentlich so?

Warum lebe ich nicht mein Leben weiter wie früher und denke meine normalen Gedanken? Wenn eine Attacke kommt, werde ich es schon merken! Außerdem bringt es nichts, wenn ich in mich hineinlausche oder ständig einen neuen Anfall befürchte – schließlich weiß ich mittlerweile, dass diese nicht bedrohlich ist. Ich lausche doch auch nicht in mich hinein, ob ich vielleicht eine Blinddarmentzündung oder einen Darmvirus bekomme.

Nach längerem Überlegen glaube ich, eine Antwort gefunden zu haben.

Ich mache mir wieder Notizen dazu.

Ich glaube, es liegt an meinem nicht mehr vorhandenen ‚Urvertrauen' in den Körper.

Früher ist es für mich völlig selbstverständlich gewesen, dass mein Körper einwandfrei funktioniert, genau aus diesem Grund habe ich keinerlei Gedanken an ihn verschwendet. Dann hat er sich plötzlich gemeldet, und zwar auf eine sehr unangenehme Art und Weise, das hat mich aus der Bahn geworfen. Zum ersten Mal ist mir anscheinend bewusst geworden, dass mit diesem Körper auch etwas schieflaufen kann.

Das Vertrauen ist dahin; ich bin jetzt wohl unbewusst so programmiert, dass ich die ‚Maschine Uwe' ständig im Auge behalten muss. Und es betrifft ausgerechnet das Herz!

Ich vergleiche die Situation mit meinem Opel Vectra, der mittlerweile mein altes Auto abgelöst hat. Solange er munter vor sich hinschnurrt, verschwende ich keinerlei Gedanken an seine Funktionsfähigkeit. Würde ich aber morgen ein merkwürdiges Klappern aus dem Motorraum hören, dann würde ich sicher von diesem Zeitpunkt an immer wieder lauschen, ob es noch einmal auftaucht.

Ja, das ist eine logische Erklärung!

Und was ist nun mit dieser Angst vor der Angst?

Wieder überlege ich lange und knabbere an dem Kugelschreiber herum.

Dann glaube ich, eine Erklärung gefunden zu haben!

Das verlorene Urvertrauen allein kann es nicht sein. Eine gewichtige Rolle spielt sicher auch die Tatsache, dass sich meine Nerven gerade das Herz ausgesucht haben. Das Herz – der Motor des Körpers, ohne den nichts funktioniert! Das wichtigste Organ! Das Organ, das nicht umsonst oft als Sitz der Seele bezeichnet wird, weil es so etwas wie unser Lebensmittelpunkt ist. Warum gibt es wohl so viele Sätze, die sich auf das Herz beziehen?

„Er ist an gebrochenem Herzen gestorben."

„Er nimmt sich alles zu sehr zu Herzen."

„Er denkt an seine ehemalige Freundin, und ihm wird das Herz schwer."

„Sein Herz machte einen Freudensprung."

„Meine Güte, habe ich mich erschrocken! Ich dachte, mir bleibt gleich das Herz stehen!"

„Sei doch nicht so hart, zeig' doch mal ein bisschen Herz."

HERZ, HERZ, HERZ!

Wie hätte sich alles entwickelt, wenn sich meine Panikattacken etwas anderes ausgesucht hätten? Meinetwegen ein Taubheitsgefühl oder ein Kribbeln in Armen und Beinen? Oder Kopfschmerzen? Oder Schwindelgefühle? Oder einfach nur ein aufsteigendes Brennen, wie ich es bei meiner allerersten Attacke auf dem Balkon meiner Eltern erlebt habe?

Sicher, auch in diesen Fällen hätte ich Angst bekommen!

Aber ich bin mir ganz sicher, dass ich nach entsprechenden Untersuchungen ohne einen medizinischen Befund mit solchen körperlichen Symptomen besser umgehen könnte als ausgerechnet mit diesen Herzattacken. Vielleicht wäre es genauso lästig, aber ich würde mir garantiert nicht so viele Gedanken darüber machen und hätte bestimmt weniger oder so gut wie keine Angst vor einem neuen Angriff.

Ich mache mir wieder Notizen, mittlerweile habe ich schon mehrere Seiten gefüllt.

Und warum schaltet mein Gehirn regelrecht ab, wenn eine neue Attacke beginnt?

Hier fällt es mir nach wie vor schwer, eine Antwort zu finden.

Ich bin intelligent, kann logisch und analytisch denken, nüchtern und sachlich Gedankengänge und Strategien entwickeln – aber ich versage trotz aller guten Vorsätze jämmerlich, wenn eine neue Panikattacke losgeht.

Warum ist das so?

Wieder grüble ich und lasse die kleinen grauen Zellen qualmen.

Ich finde keine zufriedenstellende Erklärung, aber ich habe zumindest eine Vermutung. Ich glaube, hier geht es um körperliche Zusammenhänge, die ich als medizinischer Laie nicht verstehen kann.

Dieses autonome Nervensystem – darauf habe ich keinen Einfluss. Und dieses autonome Nervensystem hat offenbar nichts mit den normalen Denkvorgängen zu tun, wie sie tagtäglich ohne Unterbrechung in meinem Kopf ablaufen. Ich muss nicht darüber nachdenken, dass und ob ich korrekt atme oder richtig gucke oder höre; das regelt alles mein autonomes Nervensystem ganz allein – quasi mein ‚Autopilot'.

Der Sympathikus, der dafür zuständig ist, im Falle einer Gefahr den Körper nach oben zu puschen, scheint eine besondere Macht zu besitzen. Irgendwie kann ich das nachvollziehen. Wenn ich vor einem wilden Löwen stehe, der innerhalb der nächsten Sekunden zum Angriff ansetzen wird, dann habe ich sicher nicht die Muße, noch großartige Überlegungen anzustellen nach dem Motto: ‚Was mache ich nun? Soll ich weglaufen oder nicht? Soll ich versuchen, den Löwen zu besiegen, und wenn ja, wie soll ich das machen? Oder vielleicht ist er ja harmlos, will nur drohen und verschwindet gleich wieder?'

In diesem Fall schaltet sich also mein Sympathikus ein, mobilisiert sämtliche Kräfte in meinem Körper und sorgt dafür, dass ich innerhalb einer Sekunde eine Kehrtwendung mache und renne, was das Zeug hält. Das ist wohl seit Millionen Jahren im Menschen verankert.

Und genau das scheint bei einer Panikattacke zu passieren! Mein Körper gerät auf einmal in den absoluten Alarmzustand, obwohl keinerlei Gefahr droht. Und wenn das vegetative Nervensystem den Alarmzustand ausruft, wird eben das normale Denken innerhalb einer Sekunde abgeschaltet –, schließlich geht es um das nackte Überleben, wo man nicht mehr ellenlange Überlegungen anstellen kann. Jetzt scheinen nur noch Instinkte meinen Körper zu steuern.

Das Problem aber ist: Es besteht überhaupt keine Gefahr!

Deshalb suchen sich die Nerven anscheinend ein Ventil, um diese überschüssigen Kräfte wieder loszuwerden, bis das dämpfende Nervensystem, der Parasympathikus, den Alarmzustand wieder herunterfährt.

Alles auf einen Nenner gebracht: Beginnt die Attacke, wird in meinem Gehirn sofort ein Schalter umgelegt, auf dem ‚Normales Denken außer Betrieb!' steht.

Ja, diese Erklärung erscheint mir logisch!

Die Frage ist nur: Was kann ich dagegen tun?

Wie kann ich das Umlegen dieses Schalters verhindern? Wie schaffe ich es, trotz einer beginnenden Panikattacke meinen gesunden Menschenverstand zu behalten und sinnvoll einzusetzen? Wie kann ich hier den Feind austricksen?

Ich überlege und überlege.

Vielleicht muss ich noch härter an mir arbeiten, um das zu bewerkstelligen. Dreimal ist es mir im Ansatz gelungen – warum sollte es nicht häufiger und zusätzlich effektiver gelingen? Wie stelle ich das an? Was muss oder kann ich tun, um das Umlegen dieses Schalters zu verhindern und diesen Teil meines vegetativen Nervensystems zu überlisten?

Ablenken!

Mich darüber lustig machen!

Den Feind verhöhnen!

Trotz des beginnenden ‚Herzinfarkts' Kniebeugen machen oder einen 100-Meter-Lauf!

Mir fallen auf Anhieb hundert weitere Dinge ein, aber wie realistisch sind diese Gedanken? Jetzt, in diesem Moment, geht es mir gut – da ist es einfach, solche fantastischen Vorsätze zu fassen. Aber wie sieht es aus, wenn wieder eine Panikattacke beginnt?

Ich habe schon oft genug versagt, und zwar stets dann, wenn die Attacken überraschend ganz anders oder schmerzhafter oder in einer anderen Reihenfolge als die vorherigen abgelaufen sind und daraus neue Ängste entstanden sind.

Ich beschließe, mir speziell zu diesem Problem weitere intensive Gedanken zu machen.

Tja, und was ist nun mit einer Psychotherapie oder dem Besuch bei einem Psychiater?

Nein!

Eine mit dem Problem zusammenhängende Erinnerung schießt mir in diesem Moment durch den Kopf: Es ist der bissiger Kommentar meines Vaters, als ich ihm wiederholt im Garten helfen sollte und absolut keine Lust hatte. Als Entschuldigung nannte ich ‚meine Schmerzen in der Brust'.

Sein Kommentar: „Komisch, Uwe, immer wenn dir etwas unangenehm ist oder du zu etwas keine Lust hast, dann bekommst du wie auf Kommando deine Schmerzen in der Brust! Finde ich reichlich merkwürdig!" Seinerzeit fand ich diese Reaktion zynisch und gemein, aber wenn ich jetzt – im Jahr 2012 – darüber nachdenke, dann hatte er wohl nicht unrecht.

Plötzlich fallen mir viele Beispiele dafür ein.

Zum Beispiel bittet mich Susanne schon seit Monaten, endlich einmal den Keller aufzuräumen, doch ich hatte bisher keine Lust dazu. Schon ihre Quengelei führt immer wieder dazu, dass ich einen beginnenden Druck auf der Brust verspüre.

Ich wollte mit der Familie etwas unternehmen, aber Susanne zog es vor, zu Hause zu bleiben. Wieder meldete sich der Druck auf der Brust.

Es ist, als wenn mein Innerstes, meine Seele, mir dadurch melden würde, ob ich etwas möchte oder nicht beziehungsweise wie ich einen bestimmten Sachverhalt beurteile – und mag er noch so lapidar sein!

Aber ich bin immer noch der Meinung, dass ich es alleine schaffen kann! Da können mir tausend Ärzte eine Therapie empfehlen – ich will es allein hinkriegen! Herrgott, so schwer kann das doch nicht sein!

In meiner Euphorie vergesse ich natürlich wieder, dass ich schon seit fünf Jahren vergeblich gegen diesen Feind ankämpfe.

Gut, ich werde mich also noch intensiver um Strategien kümmern müssen!

Februar 1984 bis Dezember 1990 ▶
Die Panik wird zum generalisierten Angstsyndrom

Ich habe meine viermonatige Ausbildung bei der Versicherung beendet und danke Gott jeden Tag, dass ich diese Entscheidung getroffen habe! Vier Monate lang jeweils 3.000 DM, das waren insgesamt 12.000 DM ‚nur' für acht Stunden tägliches, intensives Lernen. Allein von diesem Geld ist so viel übrig, dass ich mir schon fast wohlhabend vorkomme!

Zudem hat der Filialdirektor Wort gehalten und mir aufgrund meines Engagements während der Ausbildung einen großzügigen Zuschuss zu einer Büroausstattung gewährt, 10.000 Deutsche Mark, die ich nicht einmal zurückzahlen muss. Geld scheint bei einer Versicherung keine Rolle zu spielen!

Ende Juli sitze ich in meinem ehemaligen Kinderzimmer, das nun ein Büro mit modernsten Möbeln geworden ist. Das neueste Modell einer elektrischen Schreibmaschine, persönliche Briefbögen und Briefpapier mit meinem Namenszug, Angebotsmappen, Briefmarken und, und, und – alles ist vom Feinsten!

Susanne sitzt mir gegenüber auf einem bequemen, dick gepolsterten Kundenstuhl und wir stoßen mit einem Glas Champagner an. Aber nicht allein auf das neue Büro, oh nein! Ich habe einen Supermonat mit richtig guten Abschlüssen gehabt und kann den von der Versicherung überwiesenen Betrag, der schwarz auf weiß auf meinem Kontoauszug steht, immer noch nicht so recht glauben: über 16 000 DM für einen einzigen Monat Arbeit! Nie habe ich geglaubt, so viel Geld in so kurzer Zeit verdienen zu können!

Auch Susanne kann es kaum fassen. Von diesem Geld könnten wir uns auf einen Schlag einen neuen Fernseher, eine neue Stereoanlage und eine neue Sitzgarnitur für das Wohnzimmer kaufen – es wäre dennoch reichlich Geld übrig. Und es sieht fast so aus, als seien solche Provisionen eher die Regel als die Ausnahme, sehe ich doch die teuren Wagen, die meine Kollegen fahren, ihre Uhren, ihre Kleidung, höre sie von ihren Urlaubszielen in der Südsee erzählen.

Ich werde mich überraschen lassen.

Um die Ausarbeitung einer Strategie gegen meine Panikattacken habe ich mich bisher allerdings noch nicht gekümmert. Der Grund ist simpel: In den letzten sechs Monaten bin ich fast vollständig von ihnen verschont geblieben! Ich hatte zwar mehrere kleine Anfälle, aber die verschwanden rasch wieder und waren hinsichtlich der Schmerzen relativ gut zu ertragen. Insgesamt mögen es vielleicht zehn bis vierzehn dieser Miniattacken gewesen sein.

Ich glaube, den Grund zu kennen, warum ich von den großen Anfällen verschont bleibe. Die Ablenkung war der entscheidende Grund.

Seit Aufnahme meiner neuen Arbeit hatte ich überhaupt keine Zeit, über meine Panikerkrankung nachzudenken oder mich um die Angst vor der Angst zu kümmern. Zu viel Neues strömte auf mich ein, alles änderte sich. Eine völlig andere Tätigkeit, unzählige neue Kollegen, eine intensive Ausbildung mit einem

Riesenarbeitspensum, die Einrichtung des neuen Büros, die ersten Kundentermine und noch vieles mehr – ich stand ständig unter Strom.

Ablenkung durch die intensive körperliche und geistige Auslastung hat es geschafft, dass ich, abgesehen von den Miniattacken, eine beschwerdefreie Zeit erleben durfte. Damit habe ich mir erneut den Beweis geschaffen, dass bei mir keine organische Erkrankung vorliegt, sondern diese Attacken ‚nur' aus einem dysfunktionalen Nervensystem resultieren, sich also alles irgendwie im Kopf abspielt.

Für mich ist diese halbjährige Ruhe Beweis für die Überwindung der Attacken. Die kleinen und eher harmlosen Vorfälle sehe ich als Indiz dafür, dass sich der Feind nach und nach zurückzieht und die Waffen streckt.

Ich bin heilfroh darüber!

Seit einem halben Jahr bin ich wieder ein ganz anderer Mensch, bin fröhlicher, habe mehr Elan, brüte nicht mehr dumpf vor mich hin und bin auch körperlich leistungsfähiger. Ich schlafe nachts gut und ertappe mich gelegentlich bei dem Gedanken, wieder öfter eislaufen zu gehen, etwas zu unternehmen, mich mit Freunden zu treffen.

Die Veränderungen fallen selbst Susanne auf, die dadurch ebenfalls ausgeglichener wirkt. Allerdings führt sie meine Verhaltensänderung auf die falschen Ursachen zurück. Da ich ihr nie von meiner Panikerkrankung erzählt habe, kann sie die wahren Gründe natürlich nicht wissen. Für sie habe ich meinen Traumberuf gefunden, der mich mit seinen Arbeitsanforderungen und auch mit seinen finanziellen Resultaten über alle Maßen befriedigt. Natürlich lasse ich sie in dem Glauben, zumal auch viel Wahrheit darin enthalten ist.

Ich streiche einfach diese dunklen Jahre meines Lebens. Endlich ist alles ausgestanden und ich kann ein normales und zufriedenes Leben führen! Ich bin wieder gesund und mein vegetatives Nervensystem benimmt sich so, wie es sich gehört.

An diesem Champagner-Abend fühle ich mich unendlich gut, so, wie schon seit vielen Jahren nicht mehr. Ich könnte die ganze Welt umarmen!

Hätte ich an diesem Abend gewusst, was in den folgenden Jahren noch alles auf mich zukommen würde, hätte ich es nicht geglaubt oder das Champagnerglas an die Wand geworfen und mich heulend ins Bett verzogen!

*

Es geht auf Weihnachten 1984 zu und mein neuer Beruf ist mir in der Zwischenzeit fast schon zur Routine geworden. Ich liebe meine Arbeit nach wie vor und verdiene weiterhin eine Menge Geld. Es wird dieses Jahr ein rauschendes Weihnachtsfest mit vielen Geschenken für Susanne und die Familie geben – und auch ich werde mir den einen oder anderen persönlichen Wunsch erfüllen, selbst wenn er kostenintensiver als üblich sein sollte. Endlich kann ich mich wie früher, als ich Kind war, auf Weihnachten freuen.

Mein Gott, das Leben könnte so schön sein!

Ist es aber nicht! Es ist einfach nur grausam und ungerecht! Es ist eine elende Quälerei!

Meine Panikattacken sind zurückgekehrt, und zwar mit einer Wucht, als habe der Feind in mir in dem halben Jahr der Ruhe nur neue Kräfte gesammelt, um jetzt noch härter und grausamer zuzuschlagen! Alle bekannten Erscheinungsformen meiner Attacken haben sich erneut versammelt. Aber das scheint meinem Feind nicht mehr zu reichen! Er hat neue Gemeinheiten erfunden, die mich trotz aller guten Vorsätze wieder in das alte Muster zurückfallen lassen. Ich lausche erneut ständig in mich hinein und baue die Angst vor der Angst mit aller Vehemenz auf.

Neu ist ein Herzstolpern dazugekommen. Während einer Attacke rumpelt es auf einmal in meiner Brust und hinter meinen Rippen, als wolle mein Herz aus dem Körper springen. Nein, keinesfalls eine Einbildung, denn ich kann es überdeutlich spüren.

Alles spielt sich in Sekundenbruchteilen ab.

Zuerst habe ich das Gefühl, einen Frosch im Hals zu haben oder mich räuspern oder husten zu müssen. Mit einem Mal rumpelt es und mein Herz setzt für einen Schlag aus, ein Aussetzer, der beim nächsten Schlag nachgeholt wird. Dieses Stolpern des Herzens erfolgt manchmal minutenlang.

Ein unendlich bedrohliches Gefühl.

Hinzu kommen noch ein eigentümliches Kribbeln im Kopfbereich, Lähmungen, Schwindel und das ‚Ich-stehe-links-neben-mir'-Gefühl.

Das Kribbeln spüre ich in der Zwischenzeit nicht nur während einer Panikattacke, sondern merkwürdigerweise auch dann, wenn es mir normal geht. Es ist ein seltsames Gefühl, das nur im Bereich meiner Kopfhaut auftritt, ähnelt einer Gänsehaut an den Haarwurzeln. Vom Haaransatz an der Stirn reicht es bis zur Mitte des Hinterkopfs und hält meistens zwei bis drei Minuten an. Meist tritt es urplötzlich auf, gleichgültig, ob ich gerade eine Attacke habe oder nicht, ob ich vor dem Fernseher sitze, ob ich lese oder gerade unter der Dusche stehe.

Ich weiß nicht, was ich davon halten soll, weil es zu jedem beliebigen Zeitpunkt auftritt. Gedankenbilder, dass dies der Vorbote eines Schlaganfalls oder Hirntumors sei oder eine Form einer Nervenschädigung, ängstigen mich zutiefst.

Lähmungen treten nur während einer Panikattacke auf. Urplötzlich fühle ich meine linke oder rechte Gesichtshälfte nicht mehr, immer nur einen Teil, nie das gesamte Gesicht. Ich kann weiterhin normal sehen, riechen und hören, spüre auch meine Zunge im Mund, aber ein Teil der Gesichtshälfte scheint materiell nicht mehr vorhanden, nicht mehr von dieser Welt zu sein. Sie fühlt sich ausgehöhlt und leer an, wie eine dünne Hülle, unter der sich ein Vakuum befindet.

Hinzu kommt das Gefühl, als würde ich neben mir stehen – auch hier ist eine Beschreibung schwierig. Ich sitze beispielsweise während der Attacke auf einer Couch, habe aber den Eindruck, als würde ich 15 Zentimeter weiter links oder rechts sitzen, oder genauer ausgedrückt, als würde ein Teil meines Körpers neben mir sitzen, ein Teil, der sich für ein paar Sekunden oder eine halbe Minute selbstständig gemacht hat, aus mir herausgelöst ist.

Kribbeln, Lähmungserscheinungen, nicht genau definierbare Körperempfindungen – immer öfter geistert mir das Wort Schlaganfall durch den Kopf.

Ich schaffe es nicht, mich dagegen zu wehren.

Sind es einfach nur neue Varianten meiner Panikattacken, Steigerungen mit neuen beziehungsweise zusätzlichen Symptomen? Oder ist es diesmal tatsächlich eine Erkrankung? Droht mir vielleicht ein Schlaganfall und die Attacken sind nur eine Art ‚Vorboten'? Diese Fragen erfüllen mein Denken und Fühlen immer und immer wieder.

Ich würde am liebsten laut schreien!

Ich bin es so leid, so unendlich leid!

Ich werde mir also doch wieder einen Block und einen Kugelschreiber nehmen und mir eine neue, effektivere Strategie überlegen müssen. Oder soll ich wegen des Kribbelns und der Lähmungen doch besser noch einmal einen Neurologen aufsuchen?

Zudem muss ich feststellen, dass mein neuer Beruf erhebliche Nachteile hat in Bezug auf den Umgang mit Panikattacken. Beim Liegenschaftsamt hatte ich montags bis freitags eine feste Arbeitszeit von 8 bis 15.30 Uhr. Stets umgaben mich Kollegen, wäre mir also etwas passiert, hätte man mir sofort helfen können – ein beruhigendes Gefühl. Während der Arbeitszeit traten die Attacken zudem sehr selten auf, und wenn, konnte ich rasch auf die Toilette gehen.

In der Freizeit konnte ich meine Panikattacken problemlos kaschieren und auskurieren. Auch hier waren zumeist Menschen um mich, was mir ein notwendiges Sicherheitsgefühl vermittelte. Bei massiven Anfällen konnte ich mich einfach ins Bett verkriechen. Zumeist war aber Susanne da und lenkte mich allein durch ihre Anwesenheit so ab, dass ich nicht in die Gefahr einer Attacke lief, auch wenn sie nichts von meiner Erkrankung wusste.

Das ist mit dem neuen Beruf alles vorbei.

Ich arbeite im Außendienst und muss Kundentermine wahrnehmen. Dabei habe ich mich nach ihren Zeiten zu richten, insbesondere wenn es Geschäftsleute mit einem engen Terminplan sind. Somit kann mein erster Termin frühmorgens um 7.30 Uhr, der letzte um 21.00 Uhr oder noch später liegen, gelegentlich dauern die Gespräche bis Mitternacht. Manchmal muss ich auch samstags zu Kunden fahren und – in ganz seltenen Fällen – sogar sonntags.

Mit anderen Worten: Habe ich einen Termin für ein Gespräch, dann muss ich diesen einhalten, denn damit verdiene ich mein Geld, und verärgerte Kunden, die sich vielleicht über mich in der Filialdirektion beschweren, kann ich mir nicht leisten. Doch meine Attacken kümmern sich leider einen feuchten Kehricht darum, ob und wann ich einen Termin habe.

Erwischt mich zum Beispiel um 18.10 Uhr ein Panikanfall, dann muss ich den Termin um 20.00 Uhr trotzdem wahrnehmen – selbst wenn ich mich sterbenselend fühle und mich am liebsten in mein Bett verkriechen würde. Es reicht zudem nicht, den Termin irgendwie durchzustehen, stets muss ich konzentriert sein, Kompetenz ausstrahlen und vor allen Dingen locker und gut gelaunt auftreten.

So eine Ausstrahlung kann mehr als schwerfallen, wenn einem nach einer durchstandenen Panikattacke gerade zumute ist, als habe man den Körper durch einen Fleischwolf gedreht. Und es fällt noch schwerer, wenn der Termin nicht um die Ecke stattfindet, sondern vielleicht fünfzig oder mehr Kilometer entfernt, oder wenn der Panikanfall zu allem Übel gerade beim Kunden beginnt.

Ich registriere, dass dieser Terminkalender-Druck meine Angst vor der Angst und meine permanente Selbstbeobachtung verstärken. Habe ich am späten Abend einen Termin, bei dem ich im Fall eines erfolgreichen Abschlusses eine Menge Geld verdienen kann, sitze ich schon nachmittags unter riesigem Druck in meinem Büro und achte auf jedes körperliche oder psychische Anzeichen einer Attacke. Jede Veränderung, sei es nur ein Hungergefühl, sehe ich als existentielle Bedrohung an. Eine zusätzliche Steigerung meiner Angst vor der Angst.

Ich muss heute Abend topfit sein; wenn ich diesen Abschluss hinbekomme, dann sind das ganz locker 2.625 DM, die ich mit diesem einen Geschäft verdiene. Lieber Gott, lass' mich bitte nicht ausgerechnet heute Abend eine Panikattacke bekommen; ich kann dieses Gespräch auf keinen Fall absagen oder verschieben! Gedanken, die mich vor jedem Termin beherrschen. Ich muss ihn wahrnehmen, egal wie es mir geht!

Bisher bin ich glücklicherweise davon verschont geblieben, bei einem Kunden in der Wohnung, im Büro oder im Geschäft einen ‚Herzanfall' zu bekommen.

Das ist kein Zufall, denn von Beginn des Gesprächs an muss ich durchgehend konzentriert sein und auf meinen Gesprächspartner, seine Wünsche, seine Fragen und letztlich auf meinen erfolgreichen Abschluss achten.

Die Ablenkung, die den Feind in mir offenbar in einen Schlummer versetzt, funktioniert. Vor dem Termin und auf der Hin- und Rückfahrt habe ich zumeist weniger Glück. Häufig erwischen mich mehrere Attacken in den Stunden vor dem Termin, doch klingen sie zumeist vor meiner Abfahrt ab. Weitere Anfälle ereignen sich auf der Rückfahrt. Dabei versuche ich zumeist mit aller Macht durchzuhalten, bis ich wieder zu Hause bin – Albtraumfahrten!

Die Systematik tritt immer klarer hervor! Vor dem Termin ruhig und entspannt, das Verkaufsgespräch schon mal im Kopf durchspielen, in Maßen auf einen eventuellen Abschluss freuen – die Panikattacke sagt mir ‚Guten Tag'. Beim Kunden hochkonzentriert und abgelenkt – keinerlei Beschwerden! Auf der Rückfahrt abfallende Anspannung, Freunde über den Geschäftsabschluss, entspannte Heimfahrt – die Panikattacke schaut erneut vorbei.

Das alles belastet mich ungemein, denn schließlich bin ich es, der sich schon vor dem Termin ohne jegliche Veranlassung verrückt macht und sich genau in die Hände der Panik treibt.

Aber all das interessiert niemanden – und es merkt keiner, weil es niemand weiß. Ich muss ein verdammt guter Schauspieler sein!

*

Das Weihnachtsfest verläuft harmonisch wie immer. Der einzige Unterschied ist der, dass ich diesmal nicht auf das Geld schauen muss. Ich gebe zu, ein tolles Gefühl, komme ich mir doch wie der Weihnachtsmann selber vor. Meine Eltern, zuerst pikiert und verärgert, dass ich eine sichere Lebensstellung als Beamter aufgegeben habe, um, wie sie meinen, ‚ein Versicherungsfritze' zu werden, sehen meinen Fleiß und meinen beständigen Erfolg und verspüren einen gewissen Stolz auf mich.

Inzwischen schreiben wir Juni 1985. Ich habe mir den Luxus erlaubt, mir einen repräsentativeren Wagen zuzulegen. Dem Angebot meines Opel-Händlers habe ich nicht widerstehen können. Er nahm meinen noch taufrischen Opel-Vectra in Zahlung und nach einer etwas größeren Zuzahlung erhielt ich dafür einen brandneuen Wagen der Oberklasse mit allem Luxus, einer umfangreichen Sonderausstattung und einer Menge Pferdestärken unter der Motorhaube.

Ich gebe zu, dass ich diesen Wagen liebe, denn es ist kein Fahren, sondern ein Dahingleiten, ja fast ein Schweben. Jeder Kundentermin ist fortan nicht einfach nur eine Fahrt, sondern – insbesondere solange der Wagen noch neu ist – immer wieder ein erhebendes Fahrerlebnis.

Trotz der erheblichen Zuzahlung beim Kauf, höheren Steuern und Versicherungsgebühren, auch der Verbrauch ist nicht ohne, bleibt mein Bankkonto gut gefüllt, denn ich bin nach wie vor äußerst erfolgreich. Mein Filialdirektor nennt mich ein Naturtalent, und meine dienstälteren Kollegen erkennen trotz gelegentlich neidischer Blicke an, wie ein Quereinsteiger so rasch zu einem seriösen und beständigen Topverkäufer aufsteigen kann. Es ist tatsächlich so: Ich liebe meine Arbeit trotz der durchaus vorhandenen Nachteile.

Mein Bankberater ruft mich inzwischen in regelmäßigen Abständen mit der Aufforderung an, mein sich anhäufendes Geld arbeiten zu lassen, eine vernünftige Geldanlage abzuschließen. Ein seltsames Gefühl, das natürlich der Eitelkeit schmeichelt, denn als Beamter hätte ich solche Anrufe nicht bekommen.

Mein Leben könnte ein Traum sein, gäbe es diese Panikattacken nicht.

Susanne hat die Veränderung meiner Stimmung bemerkt und spricht mich eines Tages gezielt darauf an: „Uwe, was ist los mit dir? So, wie es jetzt bei dir mit dem Geschäft läuft, müsstest du den ganzen Tag mit einem Lächeln durch die Welt laufen und dem Herrgott dankbar sein. Doch habe ich immer häufiger den Eindruck, dass dich irgendetwas bedrückt, du an manchen Tagen völlig unzufrieden bist. Manchmal kommst du mir richtig griesgrämig und abweisend vor! Das war vor einem halben Jahr oder so noch völlig anders. Jetzt wirkst du wie ausgewechselt. Hat es vielleicht etwas mit mir zu tun?"

Ich entschuldige mich, ohne ihr die Wahrheit zu sagen. „Ich bin momentan etwas überlastet und nervlich ziemlich angespannt, weil ich mich mit äußerst komplizierten Versicherungsabschlüssen herumschlagen muss. Einige Kunden wollen einfach nicht so, wie ich es gerne hätte."

Ich schaffe es immer noch nicht, ihr die Wahrheit zu sagen. Nach wie vor sind mein Stolz, meine Ehre und mein männliches Selbstbildnis die Hindernisse. Ich verspreche, dass sich meine Stimmung sicher bald wieder ändern würde.

Der Friede zwischen uns ist wieder hergestellt, da sie merkt, dass meine Stimmungsschwankung nichts mit ihr zu tun hat. Würde es mir helfen, wenn sie wüsste, woher meine Niedergeschlagenheit kommt?

Ich weiß es nicht, da ich mich ihr aufgrund meines Selbstbildes nicht anvertrauen kann. Deshalb kann sie auch nicht wissen, dass bei den Attacken schon wieder neue Symptome hinzugekommen sind, die mich zusätzlich belasten.

Ein Bohren terrorisiert mich seit einigen Wochen. Es handelt sich nicht um einen plötzlich einsetzenden Panikanfall: Ich spüre weder einen Druck noch Herzstiche oder Brennen, habe auch keine Atemnot und keine Schweißausbrüche oder alle die anderen üblichen Symptome. Nein, es ist einfach ein permanentes Bohren. Ein Gefühl, als ob ständig jemand neben mir stehen würde und mir seinen ausgestreckten Zeigefinger unter der linken Achselhöhle hindurch durch die Rippen schieben und an meinem Herzen bohren würde. Mal ist es oben, dann wieder weiter unten, dann links oder rechts. Das Bohren schmerzt nicht einmal sonderlich, aber es verursacht ein widerlich angsterregendes Gefühl, gerade wenn es über einen längeren Zeitraum anhält.

Habe ich Glück, ist es nach zehn Minuten wieder vorbei. Gelegentlich hält es aber drei bis vier Stunden an. Und je länger es dauert, desto mehr wächst natürlich meine Angst, dass es diesmal eine organische Ursache geben könnte und nicht eine psychische. Vielleicht, so überlege ich mir, ist das ständige Bohren die Vorwarnung einer langsamen Verengung der Herzgefäße.

Mittlerweile habe ich mir die Theorie zurechtgelegt, meinen Körper als eine hochgefährliche Konstruktion anzusehen, die in jedem Moment an allen denkbaren Stellen versagen kann. Ich traue dieser Konstruktion nicht über den Weg – zumal mir zunehmend deutlicher wird, wie vielen Millionen Erkrankungen diese offenbar unausgereifte Maschine ausgesetzt ist.

Und da ich durch meine Panikerkrankung sensibilisiert bin, ist bei mir jedes neu entdeckte Symptom – und ich entdecke, da ich mir Mühe gebe, unendlich viele davon –, nichts Harmloses, sondern stets etwas äußerst Bedrohliches, das unverweigerlich zum Tod führen wird.

Wenn ich es zu Ostern oder anderen Festen mit den hart gekochten Eiern oder mit den Süßigkeiten übertrieben habe und hinterher an Magenschmerzen oder Erbrechen leide, dann liegt das in meiner Diagnose nicht daran, dass ich mich sinnlos überfressen habe und mein Magen rebelliert.

Nein, bei mir ist das Magenkrebs.

Kribbeln auf dem Kopf, ein pelziges Gefühl in einer Gesichtshälfte, gelegentlicher Schwindel oder ein Flimmern vor den Augen, wenn ich zu lange vor dem Computer gesessen habe, deuten eindeutig auf einen Hirntumor hin.

Eine Bronchitis nach einer verschleppten Erkältung mit dreitägigem Husten lässt für mich nur eine einzige Diagnose zu: Lungenkrebs!

Selbst bei einem kurzen Ameisenkribbeln in den Beinen ist die Diagnose ‚schwere Durchblutungsstörungen' mit drohender Beinamputation oder einer tödlichen Thrombose sonnenklar.

Ein entzündeter Pickel oder ein kleiner Furunkel mutieren zum Hautkrebs oder einem anderen bösartigen Tumor. Eine simple Nierenentzündung wird zum Nierenkrebs. Und so geht es munter weiter mit meinen aberwitzigen Befürchtungen.

In normalen Phasen ist mir uneingeschränkt klar, dass ich mir kompletten Blödsinn einrede, nur – es hilft mir nicht! Aus völlig unerfindlichen Gründen bin ich zu der Vorstellung gekommen, dass jede Veränderung an meinem Körper oder die kleinste Schwäche eine ultimativ-tragische Erkrankung darstellt. Ich kenne kein Mittelmaß mehr. Es gibt grundsätzlich nur noch den schlimmsten aller Fälle. Habe ich eine bisher unentdeckte masochistische Ader in mir gefunden?

Dabei habe ich in der Zwischenzeit schon lange genug mit meinen Panikattacken zu tun, mittlerweile sind es sechs Jahre.

Warum beginnen meine Gedanken jetzt auch noch in diese Richtung zu laufen?

Ich beginne zu verzweifeln!

*

Es hat sich viel getan in den letzten zweieinhalb Jahren bis jetzt zum Januar 1988. Nach wie vor verdiene ich gut bei meiner Arbeit für die Versicherung. Die Tätigkeit macht mir unverändert Spaß, obwohl sie zunehmend an den Nerven zerrt. In meinem Büro hat die moderne Technik Einzug gehalten: Computer, Monitor und Drucker zieren einen neuen Beistelltisch. Ich kann meine Angebote nun noch ausgefeilter, schneller und detaillierter erstellen.

Auch meine Panikerkrankung hat sich verändert. Die Attacken kommen in völlig willkürlichen Intervallen. Mal habe ich vier Tage Ruhe, dann prasseln sie zwei Wochen lang fast täglich auf mich ein. Danach verschonen sie mich fast einen Monat oder länger, um mich im Anschluss eine Woche mit zwei Anfällen täglich zu bestrafen.

Die Symptome und Begleiterscheinungen sind unverändert. Auch sind die ständige Selbstbeobachtung und die Angst vor der Angst weiterhin vorhanden, ebenso wie meine Befürchtung, ständig tödliche Erkrankungen zu bekommen.

In letzter Zeit habe ich weitere Veränderungen an mir festgestellt. Seit einigen Wochen bin ich schreckhaft wie ein kleines Kind. Früher hat es mich kein Stück beunruhigt, wenn direkt neben mir etwas krachte oder jemand versuchte, mich durch einen Schrei oder andere Geräusche zu erschrecken. Heute zucke ich bereits zusammen, wenn durch einen Luftzug in der Wohnung eine Tür zuschlägt. Selbst leise Geräusche wie das Rascheln von Papier lassen mich zusammenfahren, treten sie plötzlich und unerwartet auf. Bei der Wahrnehmung der Geräusche durchzuckt es mich glühend heiß wie ein Stromschlag.

Ich werte diese Empfindlichkeit als ein Indiz der Dauererkrankung meiner Nerven. Sagt man nicht ‚Seine Nervenenden liegen blank' oder ‚Er ist mit den Nerven schon zu Fuß'?

Wie gut kann ich diese Bilder inzwischen begreifen, erlebe ich es doch fast täglich am eigenen Leib!

Es sind aber nicht nur meine überempfindlichen Nerven, die mir Sorgen bereiten. Ständig ist mir mulmig zumute, da ich spüre, dass meine körperliche Leistungsfähigkeit abnimmt. Nicht etwa als Resultat der Erschöpfung nach Panikattacken, ich spreche von einem allgemeinen Abbau. Immer öfter und schneller fühle ich mich ausgebrannt.

Der Grund dafür ist mir nur zu klar. Bei der Stadtverwaltung hatte ich einen geruhsamen Job, der meist daraus bestand, gemütlich an einem Schreibtisch zu sitzen. Nach Feierabend konnte ich es mir gemütlich machen und an den Wochenenden hatte ich frei. Mein Körper hatte offenbar immer ausreichend Möglichkeiten, sich nach den damals noch nicht so zahlreichen Attacken zu regenerieren und neue Kräfte gegen den

Feind zu sammeln, besaß zudem genug Energie für andere Aktivitäten.

Diese Zeiten sind vorbei.

Ich bin jetzt mehr oder weniger rund um die Uhr in die Arbeit eingebunden. Habe ich morgens keine auswärtigen Termine, sitze ich ab sieben Uhr im Büro und erledige den umfangreichen Schriftverkehr. An den anderen Tagen habe ich Versicherungsgespräche bei den Kunden. Die Termine verteilen sich über den ganzen Tag vom frühen Morgen bis spät in die Nacht, manchmal hetze ich von Ort zu Ort. Hinzu kommen die Wochenendtermine, die zahllosen Telefonate, das Abfragen von Angeboten und vieles mehr. Schließlich gilt es, nebenbei die Wohnung sauber zu halten, die Wäsche zu waschen, das Geschirr zu spülen und andere Hausarbeiten zu erledigen. Wann soll sich bei diesem Pensum mein Körper erholen können?

Habe ich gelegentlich das Glück, früh ins Bett zu kommen, dann schlafe ich zumeist schlecht. Ich fühle mich immer öfter völlig ausgelaugt und ausgebrannt, finde keine Ruhe. Manchmal möchte ich mich einfach nur irgendwo verkriechen, wo mich niemand findet, mich keiner belästigt. Ich bin gerade einmal 31 Jahre und fühle mich immer öfter wie ein 70-Jähriger.

Ich lebe eigentlich nur noch für die Arbeit. Freizeitaktivitäten sind so selten geworden, dass ich meine Unternehmungen der letzten sechs Monate an zwei Händen abzählen kann. Besonders bedenklich ist, dass ich mich selbst nicht mehr aufraffen kann, zumindest gelegentlich ins Eisstadion zu gehen. Meistens fehlt mir die Zeit, und sollte sie einmal vorhanden sein, fühle ich mich körperlich zu ausgelaugt. Was ist nur aus mir geworden? Früher hätte man mich mitten in der Nacht wecken können und ich hätte 30 Minuten später auf dem Eis gestanden!

Natürlich habe ich wieder etliche Hausbesuche von Ärzten und Termine in Arztpraxen hinter mir, die wie immer ohne Befund blieben. Mit einem gewissen Zynismus denke ich, dass mich doch schon alle Ärzte freudig mit Vornamen begrüßen könnten, wenn sie mich zufällig in der Stadt träfen.

Natürlich wird mir immer wieder eine Therapie empfohlen. Im Augenblick denke ich ernsthaft darüber nach. Ich befürchte, es wird auch diesmal wieder beim Nachdenken bleiben. Warum ich den letzten Schritt nicht mache, weiß ich nicht.

Und natürlich bin ich auch noch nicht dazu gekommen, eine schriftliche Strategie zu erstellen, wie ich meinem Feind in dem Moment entgegentreten kann, wenn er mir seine hässliche, widerwärtige Fratze zeigt!

Zusammengefasst: Ich habe einen Punkt erreicht, an dem ich nicht mehr so recht weiß, wie es weitergehen soll. Nur eines weiß ich sicher: Hätte ich mir nicht durch das Eishockeyspielen schon in jungen Jahren eine eiserne Konstitution antrainiert, wäre ich heute, mit 31 Jahren, ein körperliches Wrack.

Ich entdecke eine neue Macke an mir:

Ich denke über den Tod nach!

Noch schaffe ich es, die Gedankengänge im Keim zu ersticken.

*

Susanne ist vor zwei Wochen zu mir gezogen und bekommt prompt zum ersten Mal eine meiner Panikattacken mit. Sie will sofort den Notarzt rufen, nur mit Mühe kann ich sie davon abhalten. Nach dem Abklingen des Anfalls rücke ich mit der Wahrheit heraus und erzähle ihr von meiner langjährigen Erkrankung. Ihre Verärgerung kann ich nachvollziehen.

„Uwe, wir sind nun schon so lange zusammen, da erwarte ich, dass du Vertrauen zu mir hast und mir alles erzählst! Schließlich mache ich auch kein Geheimnis daraus, wenn es mir einmal schlecht geht. Jetzt, da ich um deine Erkrankung weiß, kann ich zumindest deine Stimmungsschwankungen verstehen, die mir oft genug Rätsel aufgegeben haben."

Sie hat natürlich recht. Ich komme mir wie ein ertappter Junge vor nach dem Bonbon-Klau.

„Erzähle mit bitte alles!"

Und ich erzähle, erzähle meine Geschichte von Beginn an. Susanne hört geduldig zu. Ich lasse nichts aus, füge nichts hinzu, dramatisiere nichts. Ich beschreibe es einfach so, wie es war und ist. Weder schildere ich es wehleidig noch mit Selbstmitleid. Ich zähle einfach nüchtern die Realität der Attacken auf, aber nur die. Andere Dinge spare ich aus. Ich erzähle nichts davon, ständig eine lebensbedrohende Krankheit bei mir zu vermuten. Auch von meinem häufigen Gefühl der völligen Erschöpfung sage ich nichts, dass ich dann nicht mehr weiß, wie ich den nächsten Tag durchstehen soll, wenn dieser mit Terminen vollgepflastert ist. Sie muss nicht alles wissen, ich möchte sie nicht allzu sehr beunruhigen.

Es dauert fast eine Stunde, bis ich ihr meinen Leidensweg geschildert habe. Sie lässt mich reden, fragt nicht dazwischen. Gespannt schaue ich sie am Ende an.

„Hmmm ..."

Sie muss erst einmal begreifen, was ich ihr erzählt habe, sacken lassen, denke ich mir.

Sie schaut mich an. Ich spüre, dass sie nicht so recht weiß, was sie sagen soll.

„Was ich nicht begreife ...", beginnt sie zaghaft zu formulieren, „wenn du organisch völlig gesund und fit bist, wie kannst du dann solche Schmerzen haben? Entweder bist du krank oder du bist nicht krank. Wie kannst du eine Herzattacke haben, wenn mit deinem Herzen alles in Ordnung ist?"

Ich versuche, ihr meine Attacken mit der Funktionsweise des vegetativen Nervensystems zu erklären, das seinen eigenen Regeln folgt. Sie bemüht sich, meine Erklärungen zu verstehen und vor allem zu akzeptieren. Doch ich nehme auch ihren skeptischen Gesichtsausdruck zur Kenntnis. Offensichtlich kann sie den Zusammenhängen nicht so recht folgen.

Ich überlege, ob es mir an ihrer Stelle nicht genauso gehen würde. Für Nichtbetroffene ist das alles eine unbekannte, nicht vorstellbare Welt. Man muss solche Attacken wohl selbst erlebt haben, um begreifen zu können, dass dieser Aberwitz tatsächlich Realität ist. Trotz aller Enttäuschung über ihr Nichtverstehen kann ich Susannes skeptische Reaktion begreifen. Wäre ich nicht betroffen, würde ich eine Darstellung dieser Panikattacken auch eher ins Land der Fantasie einordnen. Krankheit hat Ursachen, ist diagnostizierbar. Und wenn ich keine nachweisbare Erkrankung habe, kann ich nicht krank sein.

Beim Neurologen ▶ Eine niederschmetternde Diagnose

Einen meiner sehr wenigen freien Tage nutze ich zum Besuch eines neuen Neurologen. Das Kribbeln in meiner Kopfhaut und diese halbseitigen Gesichtslähmungen treten verstärkt auf. Das beunruhigt mich immer mehr!

Ich sitze dem Arzt gegenüber und erzähle meine Vorgeschichte. Mittlerweile wird sie immer länger und ich habe allen Ernstes schon überlegt, sie in Stichworten zusammenzufassen und den Ärzten bei einem Erstbesuch in Papierform vorzulegen. Das würde mir das endlose Reden ersparen.

Die sich anschließenden Untersuchungen, alle schon mehrfach durchgeführt, bleiben wie erwartet ohne Befund.

Der weitere Verlauf unterscheidet sich jedoch erheblich von meinen bisherigen Arztbesuchen, denn dieser Neurologe ist zugleich Psychologe mit einer angeschlossenen Praxis für Psychiatrie und Psychotherapie!

„Tja, Herr Protzmann“, eröffnet er das nun folgende Gespräch, „Sie leiden nicht nur an Panikattacken, sondern eindeutig auch an einem generalisierten Angstsyndrom!“

Seine lapidare Feststellung erschreckt mich. Allerdings weiß ich nicht, was diese Diagnose wirklich heißt.

Als ich ihn fragend anschaue, beginnt er zu erklären: „Vereinfacht ausgedrückt, Sie haben mittlerweile vor allem Angst. Bei den Panikattacken handelt es sich nur um die Angst vor den Attacken, vor einem neuen Anfall, um die Angst vor der Angst.

Diese Erkrankung hat sich bei Ihnen erheblich ausgeweitet. Wie Sie selber schon bemerkt haben, besteht Ihr gesamtes Leben mittlerweile vor allem aus Angst, Angst vor allem Möglichen, besonders vor anderen Krankheiten, bestimmten Situationen und Orten wie Kino, Autokino und sogar Angst vor dem Tod."

„Meint das, dass ich dadurch mehr oder weniger ein Hypochonder geworden bin?", frage ich nach, „einer, der sich die Krankheiten alle einbildet?"

Der Arzt schüttelt energisch den Kopf. „Nein, Herr Protzmann. Ein Hypochonder reagiert grundsätzlich anders! Ein Hypochonder entdeckt eine Krankheit an sich und läuft dann sofort zu einem Arzt. Drei Tage später findet er eine neue Erkrankung und rennt zum nächsten Arzt, der dafür zuständig ist. Fünf Tage später liest er etwas über Schilddrüsenvergrößerung und deren Symptome in einer Zeitung, macht sofort wieder einen Arzttermin aus, weil er überzeugt ist, genau diese Symptome an sich beobachtet zu haben.

Bei Ihnen ist es anders, Herr Protzmann! Sie haben generell vor allem Angst. Sie haben Angst vor neuen Panikattacken und davor, dass Sie an unzähligen tödlichen Krankheiten leiden könnten. Sie haben Angst vor Ihrem Körper und Angst davor, in jeder Situation eine Panikattacke erleiden zu müssen. Sie haben Angst vor dem nächsten Tag, Sie haben Angst davor, sich vor anderen zu blamieren. Sie haben Angst vor dem Tod,

Sie haben Angst, in Ihrer Freizeit Ihr Leben zu genießen, weil Ihnen schon in der nächsten Sekunde eine neue Panikattacke einen Strich durch die Rechnung machen könnte."

Er hält inne, denkt einen Moment nach und fährt fort: „Sie haben momentan Angst vor dem Leben, Herr Protzmann. Das ist keine spezifische Angst wie die vor Schlangen, Spinnen, großer Höhe oder vor Menschenansammlungen. Das ist eine allgemeine Angst, die Ihr gesamtes Leben im Griff hat."

Ich schlucke vernehmlich.

Jeder Satz trifft mich wie ein Fausthieb in den Magen. Mein Gott, wie recht er hat!

Für einige Zeit liegt Schweigen in der Luft. Der Arzt lässt mir Zeit, die Diagnose zu verstehen.

„Und was kann ich dagegen unternehmen, Herr Doktor?", frage ich schließlich verschüchtert.

„Sie brauchen dringend eine Therapie, Herr Protzmann!", beschwört der Neurologe mich. „Lösen Sie sich von der irrigen Annahme, dass Sie diese Erkrankung allein in den Griff bekommen könnten, das wird nicht klappen. Sie befinden sich in einem Teufelskreis, den Sie allein nicht durchbrechen können. Das sehen Sie doch daran, dass Sie zwischenzeitlich seit fast zehn Jahren vergeblich von einem Arzt zum nächsten laufen, damit Ihnen geholfen wird. Ohne fundierte Hilfe eines Therapeuten oder Psychiaters wird sich Ihr Zustand eher noch verschlimmern."

„Und wie sähe diese Verschlechterung meines Zustands aus?", frage ich ängstlich.

„Wenn Sie so weitermachen, werden Sie depressiv werden, Herr Protzmann!“, antwortet der Neurologe eindringlich. „Sie werden immer schlapper und träger werden und irgendwann nicht mehr in der Lage sein, Ihrer täglichen Arbeit nachzukommen. Sie werden sich wünschen, den ganzen Tag im Bett zu bleiben und sich die Bettdecke über den Kopf zu ziehen!“

Er macht eine unheilschwangere Pause, ehe er fortfährt: „Im schlimmsten Fall wird Ihnen Ihr Leben irgendwann nutzlos vorkommen und Sie werden Suizidgedanken entwickeln.“

Dieser Satz steht wie ein loderndes Fanal im Raum! Ich schlucke, ehe ich zaghaft frage: „Ist das jetzt nicht etwas übertrieben, Herr Doktor?“

„Nein, Herr Protzmann, keinesfalls!“, antwortet er resolut. „Wenn Sie ganz ehrlich zu sich selbst sind, erkennen Sie doch längst, dass meine Diagnose zutrifft. Zuerst waren es die Panikattacken, die ständig schlimmer wurden und immer neue Symptome vorspiegelten. Sie haben alles Mögliche versucht, diese Attacken zu bekämpfen – und sind bis heute gescheitert. So ist es nun einmal, Herr Protzmann, auch wenn sich das hart anhört. Und Ihr Zustand hat sich im Laufe der Jahre ständig verschlechtert. Zudem beginnt Ihre Leistungsfähigkeit nachzulassen. Sie selbst sehen Ihr Leben immer mehr als Überlebenskampf. Sie denken plötzlich über alle möglichen Krankheiten nach, an denen Sie auch noch leiden könnten. Und ohne jegliche Veranlassung beginnen Sie sogar, über den Tod nachzudenken.“ Erneut macht er eine Pause in seinen

Ausführungen, ehe er mich zum Ende noch einmal eindringlich anschaut und meint: „Das ist nun einmal der typische Verlauf dieser Erkrankung, auch wenn Sie es nicht hören oder wahrhaben wollen!"

Ich gebe keine Antwort, starre vor mich hin.

Ich ahne es: Er hat recht!

Ich kann noch tausend Mal versuchen, mir die Realität zu verbiegen und mir einzubilden, als großer Macker alles allein hinkriegen zu können. Es ändert nichts daran, dass der Neurologe mit jedem einzelnen Wort recht hat. Widerwillig glaube ich ihm auch die Prognose meines sich verschlimmernden Zustands.

„Denken Sie rasch über meine Worte nach und beginnen Sie schnellstmöglich eine Therapie!", beschwört mich der Arzt noch einmal, als wir uns verabschieden.

Ich verspreche es ihm.

Als ich endlich im Auto sitze, fällt mir etwas Eigenartiges auf. Er hat mir kein Medikament verschrieben. Schon der erste Kardiologe verordnete mir damals Insidon, obwohl meine Attacken im Gegensatz zu heute läppisch waren. Nach einigem Überlegen finde ich nur eine einzige Erklärung, die mir logisch erscheint: Ich trete immer noch zu gesund auf.

Aus irgendeinem Grund will ich selbst bei einem Arztbesuch immer noch meinen tatsächlichen Zustand verschleiern, lieber als der Macher auftreten, der alles im Griff hat. Anstatt wie ein Häufchen Elend vor einem Arzt zu sitzen, was meinem momentanen Zustand entsprechen würde, setze ich mich locker auf den Stuhl, versuche, entspannt zu wirken, und strahle immer noch eine Dynamik aus, als sei alles nur halb so schlimm und mein Besuch beim ihm rein prophylaktisch.

Vielleicht verleitet mein Auftreten die Ärzte zu falschen Schlüssen? Aber selbst wenn dem so sein sollte: Warum frage ich den Arzt nicht selber nach einem Medikament, das mir eventuell hilft? Sind es wieder mein falscher Stolz und meine Ehre?

Alles ist so verfahren! Meine kognitiven und emotionalen Fähigkeiten reichen nicht mehr aus, um mein eigenes Verhalten zu entwirren.

Sicherlich hat er übertrieben! Oder soll ich doch eine Therapie beginnen? Mein Leben ist aus den Fugen geraten – und da helfen mir mein toller Job und der gute Verdienst kein Stück weiter. Und ich bin noch nicht einmal Mitte dreißig.

Von dem Besuch beim Neurologen erzähle ich Susanne nichts. Ist es mein Bemühen, sie nicht in Sorge zu stürzen, oder versuche ich, auch ihr gegenüber den starken Mann zu spielen?

Mein Leben ändert sich ▶ Heirat, Kind und Haus

Im Sommer 1988 ändert sich unser Leben abrupt. Susanne ist schwanger und wir müssen beginnen, alles neu zu planen: die Wohnung, unser Zusammensein, meine Arbeit.

Das jetzige Kinderzimmer ist mein Büro, also fehlt uns ein Raum. Wir sind nicht verheiratet, also würde das Kind unehelich geboren. Für mich ist das undenkbar. Susanne und ich werden also heiraten.

Nach dieser Entscheidung zermartere ich mir den Kopf über unsere Wohnsituation. Suchen wir uns eine größere Miet- oder vielleicht sogar eine Eigentumswohnung? Oder sollen wir ein Haus kaufen oder vielleicht sogar bauen?

Nach unzähligen schriftlichen Plänen, Berechnungen, Recherchen, Telefonaten und Gesprächen finde ich eine Lösung, die ich sofort in Angriff nehme.

Fünf Minuten von unserer jetzigen Wohnung entfernt liegt ein Grundstück in einer ruhigen und gepflegten Seitenstraße, auf dem bereits der Rohbau eines Hauses steht, das nach eigenen Wünschen im Innenbereich gestaltet werden kann. Recherchen ergeben, dass der Architekt seriös ist und einen hervorragenden Ruf genießt. Wir werden uns über Preis und Ausstattung schnell einig und besprechen, wie die Räume des Hauses auf den einzelnen Etagen aufgeteilt und gestaltet werden sollen. Er verspricht, umgehend die Pläne zu erstellen. Die Finanzierung durch meine Hausbank ist innerhalb einer halben Stunde geklärt.

Mein Kundenberater freut sich riesig, dass ich endlich einmal investiere. Den Bau eines Hauses sieht er als sinnvolle Geldanlage für mich an. Wenige Minuten später erhalte ich die vom Zweigstellenleiter unterzeichnete Darlehenszusage, sodass der Architekt nun offiziell tätig werden kann.

Susanne und ich heiraten im kleinen Kreis standesamtlich. Ich freue mich unglaublich auf unseren Nachwuchs.

Im Frühjahr 1989 beziehen wir stolz unser neues Heim. Im Erdgeschoss habe ich mein Büro; die Kunden haben ausreichend Parkmöglichkeiten vor dem Haus und gelangen direkt vom Hauseingang durch eine kleine Diele zu mir ins Büro. Sogar eine Leuchtreklame habe ich nach den entsprechenden Genehmigungen anbringen lassen.

Neben den üblichen Wohnräumen haben wir jetzt sogar zwei Kinderzimmer – man kann ja nie wissen.

Unser Sohn Sebastian ist mittlerweile geboren, ein kerngesunder Junge. Er ist mein ganzer Stolz und gibt meinem Leben einen neuen Sinn.

Ich bin jetzt Vater!

Das Kinderzimmer richte ich besonders liebevoll ein.

Mein Leben könnte eine einzige Erfolgsstory sein, wäre da nicht meine generalisierte Angststörung, die meine Panikattacken nun zusätzlich begleitet.

Meine Anfälle quälen mich nach wie vor, und ich habe einen neuen Tiefpunkt erreicht. Drei Termine sage ich unter einem fadenscheinigen Vorwand ab. In Wirklichkeit geht es mir so dreckig, dass ich die anstehenden Gespräche nicht wahrnehmen kann. Alle drei Termine sollten spät am Abend und etliche Kilometer entfernt stattfinden. Schon der Gedanke, mich gleich in ein Auto setzen zu müssen, verursacht ein heftiges Druckgefühl in der Brust.

In allen Fällen kann ich die Termine durch eine plausible Ausrede auf einen anderen Tag verlegen. Trotzdem fühle ich mich bei den Telefonaten furchtbar, Lügen und Drückebergerei sind mir einfach zuwider!

Einen Termin für eine Therapie habe ich immer noch nicht vereinbart. Ich weiß selbst nicht, warum ich es nicht mache. Will ich mir meine fortschreitende Erkrankung nicht eingestehen?

Irgendwie läuft in meinem Kopf alles durcheinander; gelegentlich herrscht dort regelrechtes Chaos, das durch die neue familiäre Situation nicht gemindert wird.

Mal bin ich voller Dynamik und würde am liebsten in mein Büro stürzen und alle Arbeiten auf einmal erledigen, schon ein paar Minuten später werde ich lethargisch und alles wird mir gleichgültig. In der einen Minute ist mir die Notwendigkeit einer Therapie völlig klar, in der nächsten hege ich die Hoffnung, es doch allein zu schaffen. Schließlich habe ich meine ‚Herzinfarkte' zehn Jahre überlebt und erfreue mich immer noch bester Gesundheit.

Dass diese Jahre meinen Gesundheitszustand und meine Belastbarkeit immer weiter nach unten geschraubt haben, übersehe ich geflissentlich. Dumm und ignorant bin ich nicht – so habe ich sehr wohl erkannt, dass ich mir die Realität je nach Tagesform und Tageslaune so hinbiege, dass sie sich meiner jeweiligen Verfassung anpasst.

Ich habe neue Eigenarten an mir entdeckt. Die erste lässt sich auf einen einfachen Nenner bringen: Helligkeit ist in Ordnung, Dunkelheit ist gefährlich!

Wenn ich tagsüber Termine habe, mache ich mir keinerlei Gedanken. Liegen sie jedoch abends, wenn es draußen dunkel ist, beschleicht mich schon eine Stunde vor der Abfahrt ein mulmiges Gefühl. Dieses Gefühl verstärkt sich mit jedem Kilometer, den der Kunde weiter weg wohnt.

Ich erkenne die logische Erklärung: Sollte mir tagsüber etwas passieren, dann kann man es sehen. Man sieht, wenn ich hinter dem Steuer zusammensinke oder irgendwo auf der Straße, im Supermarkt oder beim Spaziergang umfalle und auf dem Boden liege, weil ich einen ‚Herzinfarkt' erlitten habe. So wird rasch Hilfe herbeigeholt sein.

Am späten Abend oder in der Nacht muss ich mir größere Sorgen machen. Wenn ich zum Beispiel in der Dunkelheit auf dem Seitenstreifen der Autobahn stehe und mit dem Überleben kämpfe, dann wird es niemandem auffallen. Die Autos werden an mir vorbeibrausen und die Fahrer mich nicht einmal wahrnehmen. Auch auf den innerstädtischen Straßen ist nachts wenig Betrieb. Sollte jemand vorbeikommen, wenn ich auf der Straße zusammengebrochen bin, wird er mich vielleicht für einen betrunkenen Wohnungslosen halten. Oder er sieht mich nicht einmal, weil ich in einem dunklen Hauseingang zusammengesunken bin. Jede Hilfe wird daher zu spät kommen.

Die zweite neue Angewohnheit: Puls und Atem sind auf einmal hochinteressant für mich. In einem der Fachbücher stand, dass bei einem gesunden Erwachsenen der Ruhepuls zwischen 64 und 78 Schlägen pro Minute liegt. Je trainierter man ist, desto geringer kann dieser Ruhepuls sein. Auch war in diesem Buch zu lesen, dass der Puls weder zu weich noch zu hart sein sollte. Ein sehr weicher Puls würde auf eine verminderte Pumpleistung des Herzens hindeuten, ein sehr harter Puls dagegen auf einen erheblichen Widerstand der Gefäßwände, also eine beginnende Verengung der Herzkranzgefäße anzeigen. Zur Atemfrequenz war zu lesen, dass ein gesunder Erwachsener im Ruhezustand zwischen 12 und 18 Mal atmet und zu hohe oder zu geringe Atemfrequenzen durchaus kritisch wären, da auch sie Hinweis auf eine Erkrankung sein könnten.

Also ertappe ich mich immer öfter dabei, wie ich auf die Uhr schaue, meinen Puls ertaste und mir überlege, ob er nun weich, hart oder normal ist. Dieses Pulstasten wird zu einer Manie. Während der Fahrt mit dem Wagen greife ich inzwischen an jeder roten Ampel automatisch nach meinem Handgelenk.

Natürlich zähle ich auch immer wieder mit, wie oft ich pro Minute atme!

Geht es mir einigermaßen gut, sind die Ergebnisse für mich erschreckend normal. Mein Ruhepuls beträgt im Regelfall 60 bis 64 Schläge pro Minute. Bin ich besonders entspannt, sind es manchmal nur 54 Schläge, was sicher durch meine frühere sportliche Tätigkeit bewirkt wird. Ich empfinde meinen Puls als völlig normal, weder zu weich noch zu hart. Er klopft mit der schönen Regelmäßigkeit eines Uhrwerks vor sich hin. Meine Atemfrequenz liegt so gut wie immer bei 14 bis 16 Atemzügen pro Minute.

Das alles sollte mich beruhigen!

Macht es aber ganz und gar nicht.

Da ich Angst davor habe, dass die Normalität im nächsten Moment endet, versuche ich sofort wieder, meinen Puls und meine Atemzüge zu zählen.

Meine dritte sich immer stärker ausbildende Eigenart macht mir mehr Angst. Immer öfter mache ich mir Gedanken um das Thema Tod.

Ich empfinde sie, da ich gerade knapp über 30 bin, als völlig destruktiv für mein Leben, kann mich jedoch gegen diese Gedanken nicht wehren.

Warum lebe ich überhaupt? Was ist der Sinn meines Lebens, wenn ich ohnehin nur eine extrem kurze Zeitspanne auf diesem Planeten weile, die nach astronomischen Maßstäben nicht einmal Millisekunden beträgt? Wie wird es sein, wenn ich sterbe? Wenn ich einen Herzinfarkt erleide, werde ich meinen Tod bewusst miterleben? Oder wird mir einfach nur schwarz vor Augen und ich bekomme nichts mehr mit? Gibt es ein Leben nach dem Tod, das einfach besser ist, oder kommt dann einfach nur das absolute Nichts?

Ist das ‚Leben nach dem Tod' vielleicht nichts anderes als eine verzweifelte Hoffnung der Menschen, dass nach dem Tod irgendetwas kommen müsse, da man ansonsten umsonst gelebt hätte? Weigert sich der Mensch zu akzeptieren, dass mit seinem Tod alles unwiderruflich zu Ende ist?

Die Geburt ist für die Menschen ein positiv besetzter Vorgang, der Tod hingegen hat, zumindest bei uns, etwas Verruchtes und Negatives an sich.

Wann werde ich sterben?

Ich stehe trotz meiner Krankheit in der Blüte meines Lebens. Aber wie wird es sein, wenn ich einmal alt bin? Wenn die Zipperlein beginnen, die ersten Krankheiten, die ersten Einschränkungen? Wie wird es sein, wenn ich mich nicht mehr so bewegen kann, wie ich es gerne möchte? Wie wird es sein, wenn die Sehkraft und das Hörvermögen nachlassen und schon normales Einkaufen zur Schwerstarbeit werden wird? Wenn ich vielleicht sogar schwer krank und ein Pflegefall werde?

Ich erinnere mich an den Song der Gruppe Alphaville aus dem Jahr 1984: ‚Forever young'. Der Refrain lautet: "Forever young – I wanna be forever young!"

Leider nur ein frommer Wunsch, denn die biologische Uhr tickt unaufhörlich und wird irgendwann einmal stehen bleiben. Für immer jung bleiben – das wird vielleicht im Jahr 5000 funktionieren, wenn jedes defekte Körperteil beim Menschen einfach ausgetauscht werden kann, so wie heute ein kaputter Auspuff am Auto.

Aber warum bitte denke ich eigentlich über den Tod nach?

Ich bin trotz meiner ‚Krankheit' kerngesund, bin erfolgreich, bin glücklich verheiratet und Vater eines gesunden Sohnes, habe ein Haus und alles, was ich mir wünsche!

Was also soll diese Fixierung auf Tod?

Susanne erzähle ich erneut nichts von meinen Erscheinungen und Gedanken.

Ach ja, Susanne!

Manchmal wird auch sie zu einem Problemfall. Mehrfach schon habe ich mich bei dem Gedanken ertappt, dass ich sie beneide. Ich weiß, Neid ist ein schlechter Charakterzug, aber ich kann nichts für mein Gefühl ihr gegenüber.

Wenn ich sie sehe, wie sie den ganzen Tag fröhlich und scheinbar ohne jegliche Probleme agiert, dann beneide ich sie einfach. Sie ist gesund, ist den ganzen Tag aktiv und sieht abends immer noch so frisch und munter aus, als sei sie gerade aus der morgendlichen Dusche gekommen.

Sie weiß nicht, wie es ist, an Panikattacken und einer Angststörung zu leiden – sie kann es sich trotz des Zusammenlebens mit mir nicht einmal vorstellen. Sie genießt ihr Leben einfach, während mich mein Leben immer mehr anwidert. Bei uns prallen zwei Extreme aufeinander, die sich nach und nach anfangen, aneinander zu reiben.

Susanne hat inzwischen einige meiner Panikattacken miterlebt, darunter auch wirklich schwere, die an meiner Substanz zehrten und mich körperlich komplett ausgelaugt haben. Niemals würde ich von ihr verlangen, dass sie mich bemitleidet, bemuttert oder verhätschelt, auch soll sie dabei nicht trostspendend und händchenhaltend neben mir sitzen. Hilfe zu gewähren, ist in solchen Momenten ebenfalls nicht notwendig. Das würde ohnehin nicht funktionieren, da ich mit einer Attacke am besten klarkomme, wenn ich in Ruhe gelassen werde und mich auf mich selbst konzentrieren kann.

Das Einzige, was ich vielleicht von ihr erwarten würde, ist eine wie auch immer geartete Form von Anteilnahme, nicht das Desinteresse, das sie gegenüber meinem jeweiligen Zustand an den Tag legt.

Es passiert, dass sie während einer Attacke im Zimmer ist. Sie sitzt in solchen Situationen nicht neben mir auf der Couch, sondern gegenüber auf dem Sessel, und fragt ab und zu: „Geht es dir jetzt wieder besser?“, aber es hört sich gelangweilt an und im Grunde desinteressiert.

Ohne eine Antwort abzuwarten, schaut sie wieder auf den Fernseher oder in eine Frauenzeitschrift und guckt mich nur gelegentlich an. Auf mich wirkt das alles irgendwie teilnahmslos, gerade so, als wenn sie sich aufgrund meines Zustandes gestört fühlt, es ihr einfach nur lästig ist. Ihr gelegentlicher Blick ist nicht voller Sorge, sondern eher so, als warte sie darauf, dass es endlich wieder vorbei sei.

Geht es mir besser, steht sie auf und verlässt mit einem „Na siehst du, ist doch wieder alles vorbei! Dann kann ich ja in der Küche weitermachen!“ das Wohnzimmer.

Im Rückblick fällt mir auf, dass ich Susanne zwar meine gesamte Leidensgeschichte erzählt habe, aber sie noch nie versucht hat, meine Krankheit zu verstehen. Sie hat zwar Interesse bekundet und auch einige allgemeine Fragen gestellt, aber diese hatten eher rhetorischen Charakter nach dem Motto: Ich muss manchmal etwas fragen, sonst denkt er womöglich, das würde mich nicht interessieren!

Ich liebe sie dadurch nicht weniger, aber irgendwo in meinem Inneren ist eine Tür zugeschlagen. Ich erkenne, dass Susanne eine Seite hat, die mir missfällt. In Verbindung mit meiner Erkrankung empfinde ich ihre Verhaltensweise als belastend. Sie legt einen Schatten auf unsere Beziehung. Vielleicht bewerte ich auch manche Reaktionen von ihr falsch. Wie soll sie mit einer Erkrankung umgehen, die sie nicht versteht, verstehen kann, deren ganze Schattierungen ich ihr auch nie erzähle?

Januar 1990 ▶

Der bisher schlimmste Anfall überhaupt

Mein Leben geht seinen gewohnten Gang, soweit man mein Dasein überhaupt noch als Leben bezeichnen kann. Die Attacken kommen und gehen weiter unberechenbar in Hinsicht auf Zeitpunkt und Intensität. Mal habe ich ein paar Tage oder sogar ein paar Wochen Ruhe, dann wieder werde ich täglich gleich mehrfach gequält, und das über Wochen hinweg. Mittlerweile versuche ich, meine Attacken auch daheim vor Susanne zu verbergen. Entweder ‚verstecke' ich mich beim Einsetzen in mein Büro oder erzähle ihr, ich würde mich für ein Stündchen im Schlafzimmer aufs Bett legen.

Unser Verhältnis hat zwar noch nicht für Außenstehende ersichtlich gelitten, aber ich spüre doch, wie im strahlend blauen Himmel unserer Harmonie die ersten dunklen Wolken aufgezogen sind.

Mittlerweile habe ich es geschafft, eine schriftliche Strategie auszuarbeiten, wie ich im Fall einer neuen Attacke vorgehen werde, besser gesagt, möchte. Leider wirken meine Strategien nicht so, wie ich es mir vorgestellt habe. Aber immerhin habe ich es damit mehrfach geschafft, meine Attacken direkt nach dem Beginn so weit abzuschwächen, dass sie relativ schnell verschwunden sind.

Ein Hoffnungsschimmer am Horizont?

Schaffe ich es vielleicht doch eines Tages ohne fremde Hilfe, ohne Therapie?

An einem Donnerstag erwischt es mich eiskalt. Ich sitze im Büro und arbeite. Die Haustür steht offen und lässt frische Luft durch die Diele in den geheizten Raum. Der Himmel ist strahlend blau und die Sonne hat tatsächlich schon Kraft, etwas Wärme zu verbreiten Es ist früher Nachmittag, Susanne ist mit Sebastian zu ihrer Freundin gefahren.

Ich stehe auf und strecke mich. Dann gehe ich vor die Tür und halte mein Gesicht in die Sonne. Das sind die Vorzüge der Selbstständigkeit – man kann trotz genügend Arbeit jederzeit eine Pause machen. Ich atme tief durch und genieße die Sonnenstrahlen.

Meine Laune ist bestens, denn es ist einer der seltenen Tage ohne Termin. So kann ich mir heute einen entspannten Abend gönnen. Und selbst morgen habe ich nur einen einzigen festen Termin, der mir zudem bei einem erfolgreichen Abschluss einen kleinen Geldsegen bescheren könnte. Und am Wochenende auch keinerlei geschäftliche Verpflichtungen, fast ein Kurzurlaub.

Ich will mich gerade umdrehen und ins Büro zurückgehen, als meine Brust ohne jegliche Vorwarnung durch einen grausamen Schmerz zerrissen wird. So fühlt es sich zumindest an.

Ich schnappe nach Luft, presse meine rechte Hand auf die linke Brustseite und halte mich an dem verklinkerten Müllkasten fest, der am Hauseingang steht. Ein glühender Schmerz schießt meinen linken Arm entlang bis in jede einzelne Fingerspitze. Wie ein Karpfen auf dem Trockenen schnappe ich nach Luft.

Mein Puls hämmert, so scheint mir, mit 250 Schlägen pro Minute. Irgendwo habe ich gelesen, dass in diesem Bereich das Herzkammerflimmern beginnt und das Herz seinen Dienst versagen kann.

‚Herzinfarkt', ist der einzige Gedanke, den ich in dieser Sekunde habe.

Ich schaffe es nicht mehr ins Büro!

Meine Beine sind wie Pudding, versagen den Dienst! Ich habe Angst, lang hinzuschlagen, sobald ich den Müllkasten loslasse. Innerlich brennen meine Beine wie bei meiner ersten Attacke 1979 auf dem elterlichen Balkon. Das Brennen kriecht langsam nach oben, erreicht die Oberschenkel knapp über den Kniescheiben.

‚Infarkt und Kreislaufzusammenbruch!', ist mein nächster Gedanke, der sich in riesigen Leuchtbuchstaben in meinem Gehirn festsetzt.

Gleich werde ich bewusstlos und vielleicht nie wieder wach werden! Das ist es nun endgültig, es ist vorbei!

Tief in meinem Unterbewusstsein meldet sich der Gedanke, dass man bei einem Kreislaufkollaps die Beine hochlegen soll, damit das Blut zum Herzen zurückfließen kann. Irgendwo habe ich es gelesen. Doch hilft mir das jetzt?

Ich lasse den Müllkasten los und greife nach dem Türrahmen. Von der kleinen Vordiele aus zweigt direkt nach rechts mein Büro ab. Ich taste die Wand entlang zur Bürotür und schleppe mich hinein. Mit letzter Kraft erreiche ich den Raum und lasse mich auf den Teppich fallen. Dann raffe ich mich auf und stemme mit allerletzter Kraft meine Beine fast senkrecht an die Wand, bleibe in dieser Position liegen.

Niemand hat meinen Todeskampf gesehen. Es ist eine ruhige Wohnstraße, in die sich nur selten ein Auto verirrt. In dem Haus gegenüber wohnt ein älteres Ehepaar, das sich kaum sehen lässt.

Das Bohren und der Schmerz toben immer noch in meiner Brust, aber das Brennen in den Beinen lässt spürbar nach. Seltsam, diesmal habe ich keine Schweißausbrüche, im Gegenteil, meine Hände und mein Gesicht fühlen sich staubtrocken und eiskalt an.

Nach ungefähr zehn Minuten lassen die Schmerzen im Brustbereich nach und ich kehre unter die Lebenden zurück.

In diesem Moment wird mir meine Unlogik nicht bewusst. Einerseits denke ich ständig darüber nach, wie vorteilhaft es wäre, wenn mir etwas am helllichten Tag passieren würde, damit andere Menschen auf meinen ‚Herzinfarkt' aufmerksam würden. Andererseits habe ich im Falle des Ereignisses nichts Besseres zu tun, als mich in mein Büro zu verkriechen, in dem mich niemand sehen und finden wird.

Das alles ist doch krank!

Zehn Minuten später ist wieder alles in Ordnung!

Ich stehe auf, atme tief durch und setze mich an den Schreibtisch zurück. Zwar fühle ich mich wieder ausgelaugt wie nach der Besteigung des Nanga Parbat ohne Sauerstoffmaske, aber die Maschine ‚Körper' funktioniert wieder so, wie sie soll, auch wenn dies die grausamste Attacke war, die ich je erlebt habe.

Ich greife nach dem Telefonhörer und rufe den Neurologen an, um endlich eine Psychotherapie zu beginnen. Der Termin ist in zweieinhalb Wochen. Die Sprechstundenhilfe bedauert, keinen früheren Zeitpunkt anbieten zu können

Egal! Ich habe einen Termin, um die Therapie zu beginnen. Endlich habe ich erkannt, dass ich allein nicht mehr aus diesem Teufelskreis herauskomme.

Als Susanne und Sebastian nach Hause kommen, erzähle ich weder von meiner Attacke noch von der Terminvereinbarung. Auch meiner Mutter, mit der ich fast täglich telefoniere, berichte ich schon lange nichts mehr von meiner Krankengeschichte. Sie ist der Meinung, die Attacken hätten sich längst erledigt.

*

Noch vor dem Termin beim Psychiater entdecke ich eine neue Krankheit an mir – indirekt ist diesmal Susanne schuld.

Bei ihr wird, nachdem sie sich ein paar Tage nicht wohl gefühlt und einen Arzt aufgesucht hat, Bluthochdruck festgestellt. Er ist durchaus in einem kritischen Bereich und muss daher sofort behandelt werden. Der Arzt vermutet eine ‚Erbkrankheit', da in Susannes Familie fast alle daran leiden. Sie bekommt mehrere Sorten Tabletten und muss jede Woche zur Kontrolle.

Susanne nimmt es ziemlich gelassen und erzählt mir brühwarm, was durch einen hohen Blutdruck alles passieren kann. Für sie ist das eine Lapalie. Sie hat

Bluthochdruck, nimmt entsprechende Medikamente, Ende der Geschichte.

Himmel, ich will doch gar nicht wissen, was Bluthochdruck alles verursachen kann!

Ich versuche, einen interessierten Eindruck zu machen, aber trotzdem krampfhaft wegzuhören, was natürlich nur unzureichend gelingt. Und dann hat sie es geschafft: Ich bin mit diesem Gedanken infiziert!

Fortan denke ich auch noch über hohen Blutdruck nach und über die ganze Palette der dazugehörenden Risiken.

Susanne hat ein modernes Blutdruckmessgerät bekommen, mit dem sie mehrfach täglich messen und die Ergebnisse aufschreiben muss. Immer wieder fordert sie mich auf, auch einmal meinen Blutdruck zu messen, und hält mir das Gerät hin, aber ich lehne es kategorisch ab.

Meine Frau versteht das nicht und reagiert verärgert. Sie fragt mich, warum ich denn so eine Schau abziehen würde wegen einer Blutdruckmessung aus Spaß. Jetzt bin ich verärgert und frage sie, warum ich verdammt noch mal meinen Blutdruck messen soll, wenn der doch ohnehin immer gleich und normal sei.

Der Haussegen hängt schief; Susanne verlässt das Wohnzimmer und zieht sich in das Studio unter dem Dach zurück, wo eine gemütliche Couchgarnitur und eine HiFi-Anlage stehen.

Hoher Blutdruck! Herzinfarkt! Schlaganfall! Thrombosen!

Meine Güte, das fehlt mir jetzt noch!

Und wie zum Hohn erkenne ich schon am nächsten Morgen im Badezimmer, dass ich ebenfalls an hohem Blutdruck leide, wahrscheinlich wesentlich bedrohlicher als Susanne!

Unser großer Waschtisch befindet sich direkt neben dem leicht getönten Fenster, so dass man scheinbar immer eine gesunde Gesichtsfarbe hat. Bis gestern habe ich nie darauf geachtet.

Jetzt plötzlich sehe ich im Spiegel ein rotes Gesicht! Ist es ein rotes Gesicht? Nein, je länger ich hinschaue, desto mehr kommt es mir vor, als sei mein Gesicht knallrot! Mein Oberkörper und meine Hände wirken dagegen bleich. Ein knallrotes Gesicht! Ist das nicht eines der untrüglichen Anzeichen dafür, dass man an einem extrem hohen Blutdruck leidet?

Irgendwie gelingt es mir, diese Gedanken aus dem Kopf zu verdrängen, indem ich mich als Depp und Angsthase beschimpfe. Es klappt leidlich – aber ich werde kein Blutdruckmessgerät in meine Nähe lassen! Ich habe genug andere Probleme!

Den Gedanken an Bluthochdruck habe ich verdrängen können, dafür werde ich einige Stunden später mit einer neuen Panikattacke belohnt.

Mein Angstbottich ist wohl wieder übergelaufen.

Diesen ‚Angstbottich' habe ich während meiner Notizen erfunden. Ich gehe davon aus, dass jeder Mensch einen imaginären Angstbottich hat, der meinetwegen 50 Liter fasst. Er ist mit all den normalen kleinen Ängsten gefüllt, die Menschen nun mal haben, also Angst vor einem Gewitter, Angst auf einer einsamen nächtlichen Straße oder Angst vor einer Prüfung. Das sind vielleicht 3 bis 5 Liter, die sich permanent in diesem Bottich befinden.

Steigt die Angst an, kann sich der Pegel auf 20 Liter erhöhen, in einer real bedrohlichen Situation wie zum Beispiel bei einem Raubüberfall oder einem Unfall vielleicht sogar auf 48 Liter. Alles über 50 Liter wäre der Ausbruch von Panik. Mit anderen Worten: Ein ‚normaler' Mensch hat stets ausreichende Platzreserven in seinem Bottich.

Bei einem Angstpatienten ist das wohl anders!

Durch seine Erkrankung, seine dauernden Sorgen, Nöte und Grübeleien, seine beeinträchtigte Leistungsfähigkeit, seine permanente Angst, seine Angst vor der Angst, seine ständigen Selbstbeobachtungen ist dieser Bottich grundsätzlich schon mit zum Beispiel 48 Litern gefüllt. Hier fehlt nun nicht mehr viel, um den Bottich überlaufen zu lassen, was schon durch ein kleines unangenehmes Erlebnis passieren kann. Der Bottich schwappt über und die Panikattacke beginnt!

Nun gut, wenigstens haben meine Strategien einige Attacken erheblich abmildern und verkürzen können!

Grundsätzlich habe ich dabei eine für mich persönlich sehr wichtige Beobachtung gemacht: Eine Panikattacke kann ich nur dann bekämpfen, wenn ich innerhalb einer Zehntelsekunde nach deren Beginn aktiv werde. Nur dann ist mein logisches Denkvermögen noch ‚eingeschaltet'. Ist der Anfall fortgeschritten – und sei es nur die erste halbe Minute –, kann ich nicht mehr eingreifen. Dann veranstalten mein Gehirn und meine Nerven einfach das, wonach ihnen gerade zumute ist, und der gesunde Menschenverstand wird schlichtweg ausgeschaltet.

Das ‚Timing' ist also von enormer Bedeutung!

Hin und wieder schaffe ich es, dieses ‚Timing' einzuhalten, aber leider viel zu selten. Gelingt es mir innerhalb der ersten Zehntelsekunde, konzentriere ich meine Gedanken mit aller Kraft auf die bisher erfolgten Untersuchungen. Ich lasse sie quasi im Zeitraffer vor meinem geistigen Auge passieren und hämmere mir die immer gleiche Aussage der Ärzte ‚Ohne Befund!' in mein Gedächtnis ein. Dann stimme ich so etwas wie einen monotonen geistigen Singsang an:

Du bist kerngesund! Dir fehlt überhaupt nichts! Das sind nur wieder die Nerven, die verrückt spielen! Wenn es dir gleich besser geht, dann wirst du darüber lachen! Du bist kerngesund! Auf dem Eis würdest du dich jetzt pudelwohl fühlen! Dein Herz ist kerngesund! Sollen deine blöden Nerven doch machen, was sie wollen! Sie können dir nichts antun! Sie können dich nur ärgern, sonst nichts!

Ich bete es förmlich vor mich hin. Wenn ich allein bin, spreche ich es sogar laut aus. Wenn ich noch genug Energie habe, stehe ich auf und gehe in schnellen Schritten auf und ab.

Was soll denn das für ein seltsamer ‚Herzinfarkt' sein?, verspotte ich mich selbst mit zynischen Gedanken. Dein Atem geht schneller und dein Puls ist erhöht – aber das ist auch schon alles! Und du gehst hier munter auf und ab und hin und zurück und hast keine Probleme damit! Na klar, so geht es jedem, der einen ‚Herzinfarkt' hat, oder? Wäre jetzt jemand hier, würde er dir wahrscheinlich nicht einmal ansehen, dass es dir schlecht geht! Du bist ein dummes, angstschlotterndes Gänschen, sonst nichts!

Verpasse ich diese entscheidende Zehntelsekunde, brauche ich es nicht mehr versuchen. Dann hat wieder das vegetative Nervensystem die Macht übernommen und der Rest meines Körpers wird einfach ausgeschaltet.

Macht!

Das vegetative Nervensystem hat tatsächlich Macht!

Vor vielen Jahren, als es mit den Attacken noch nicht so schlimm gewesen ist, war ich noch ziemlich naiv. Da habe ich tatsächlich angenommen, ich könne mein vegetatives Nervensystem kraft meiner Gedanken unter meine Kontrolle zwingen – aber das war wohl nichts!

Ein kurzer zeitlicher Vorgriff zu diesem Thema.

Beim Terroranschlag im Jahr 2001 auf das World Trade Center in New York habe ich mich gefragt, warum Menschen aus den obersten Stockwerken in die Tiefe springen, obwohl sie genau wissen, dass dieser Sprung den sicheren Tod bedeutet. Warum machen Menschen so etwas?

Als Fachmann für Panik müsste ich die Antwort kennen – aber die spätere Erklärung eines Psychiaters wird umso lehrreicher.

Es ist dieses vermaledeite vegetative Nervensystem!

Diese Menschen sind nicht mehr Herr ihrer Sinne, das vegetative Nervensystem hat die vollständige Kontrolle über sie übernommen. Es regiert die nackte, unverfälschte Panik. Es gibt in diesen Momenten nur noch ‚Kampf' oder ‚Flucht' – diese uralten Instinkte des Menschen, die man nicht unterdrücken kann, weil sie in uns felsenfest verankert sind.

Ein Kampf war im Falle New York unmöglich, wogegen hätten die Eingeschlossenen kämpfen sollen?
Es blieb also nur noch die Flucht vor einer unerträglichen Situation, und dabei war es dem vegetativen Nervensystem völlig gleichgültig, ob diese sinnvoll ist oder nicht. Der einzige Weg dazu ging in die Tiefe.

Der Körper – nicht der Geist! – suchte verzweifelt nach einem Ausweg, um den Zustand der Panik zu beenden.

Die Macht des vegetativen Nervensystems!

*

Drei Tage vor meinem Termin beim Therapeuten entdecke ich durch einen Zufall, dass ich eine weitere Eigenart angenommen habe, die mir bis zu diesem Zeitpunkt gar nicht so richtig bewusst gewesen ist.

Ich sitze an meinem Schreibtisch und stelle auf einmal fest, dass ich mich irgendwie gequetscht und kurzatmig fühle. Ich überlege kurz und finde schnell die Antwort: Ich sitze vorgebeugt und regelrecht zusammengekauert auf dem Stuhl!

Es fällt mir auf, dass ich schon seit geraumer Zeit nicht mehr wie früher aufrecht und gerade am Schreibtisch sitze, sondern vorgebeugt und mit teilweise eingezogenen Schultern.

Ich frage mich, warum das so ist und ob sich dieses Verhalten auf das Sitzen am Schreibtisch beschränkt. Nach weiterem Überlegen realisiere ich, dass es noch etliche andere Situationen gibt, wo ich mich so verhalte.

Früher habe ich nachts gelegentlich auf dem Rücken geschlafen. Das geht nicht mehr. Ich muss mich vor dem Einschlafen stets auf die linke Seite drehen, um den Druck meiner Hand oder meines Arms in der Herzgegend zu spüren. Beim Fernsehen sitze ich auch nicht mehr aufrecht auf der Couch, sondern liege ebenfalls auf der linken Seite mit einem Arm in der Herzgegend. Nie liege ich auf der rechten Seite.

Immer nur links!

Wenn ich allein bin, verschränke ich oft die Arme vor der Brust, wobei mein rechter Arm stets kräftig auf die linke Brustseite drückt.

Warum ist das so?

Nach einigem Grübeln meine ich, die Lösung gefunden zu haben: Ich muss mein Herz schützen!

Wenn ich meine breite Brust wie ein ‚echter' Mann bei aufrechtem Gang herausstrecke – was ich in der Öffentlichkeit merkwürdigerweise nach wie vor mache! –, ist mein Herz ungeschützt und allen möglichen Gefahren ausgesetzt. Also muss ich es mit meinen Armen beschützen, wobei mich der Druck meiner Hand oder meines Arms beruhigt.

Aber das ist doch ein Widerspruch!

Ein Druck in der Brust weist doch stets auf eine beginnende Attacke hin, also muss ich alles unternehmen, um ihn zu vermeiden. Ich empfinde mittlerweile schon das Anlegen des Sicherheitsgurts im Auto als unangenehm, weil er direkt über mein Herz führt.

Andererseits brauche ich anscheinend diesen Druck, um mich beschützt zu fühlen – aber eben nur in bestimmten Situationen.

Das erscheint mir alles absurd, unlogisch, lächerlich!

Bei genauerem Hinsehen erkenne ich, dass es bei Panikern offenbar etliche Verhaltensweisen gibt, denen man mit Logik nicht mehr beikommen kann. Man muss sie einfach akzeptieren – ansonsten wird man schlichtweg verrückt!

Ich sitze bei meinem Psychotherapeuten, der auch Psychiater ist – und fühle mich unwohl. Noch immer habe ich sämtliche Vorurteile im Kopf und erinnere mich an den gehässigen Satz, den ich irgendwo einmal gelesen habe: „Psychiater brauchen nach einigen Jahren selbst einen Psychiater!"

Ich bin verwundert.

Das Behandlungszimmer wirkt wie ein gemütliches Wohnzimmer mit dunklen Möbeln, schweren Teppichen und vielen Grafiken an den Wänden. Ich muss Gott sei Dank nicht auf einer Couch liegen, sondern sitze dem Arzt vor einem runden Glastisch in einem bequemen Sessel gegenüber. Er selbst hat es sich mit lang ausgestreckten Beinen gemütlich gemacht, gerade so, als würde er sich auf ein Plauderstündchen freuen.

Auf dem Glastisch steht eine angebrochene Großpackung mit Taschentüchern.

Was wird nun passieren?

Zunächst habe ich einige Formulare für meine Krankenkasse zu unterschreiben, damit die Kosten für 20 Stunden Therapie übernommen werden. Der Arzt legt die Bögen zu seinen Unterlagen.

„Dann erzählen Sie mal, Herr Protzmann!", fordert er mich zum Sprechen auf.

Himmel, was soll ich denn erzählen? Er kennt doch die ganze Vorgeschichte! Hat er Alzheimer?

Ich antworte ihm, dass er doch meine gesamte Krankengeschichte kenne.

„Ich meine nicht Ihre Krankengeschichte, Herr Protzmann“, erwidert er ruhig, „ich meine Ihre Gedanken, Gefühle und Ansichten.“

Er macht eine Pause.

„Lieben Sie sich eigentlich, Herr Protzmann?“, fragt er unvermittelt.

Die Frage überrumpelt mich.

„Wie meinen Sie das?“, frage ich zurück. „Ich bin in meiner Arbeit erfolgreich, habe alles erreicht, was ich erreichen wollte, habe viele nette Kollegen, bin sicher nicht hässlich ..."

„Nein, nein, das meine ich nicht“, unterbricht mich der Therapeut sanft. „Mich interessieren nicht die Äußerlichkeiten. Lieben Sie sich selbst, Herr Protzmann? Lieben Sie Ihren Körper und Ihren Geist, sind Sie rundum zufrieden mit sich?“

Ich finde diese Frage absurd – weiß doch gerade er, was mit meinem Körper und meinem Geist los ist! Wie kann ich damit zufrieden sein?

Er sieht mir offenbar meine Gedanken an. „Also nein. Haben Sie sich früher geliebt, Herr Protzmann?“

Nun ahne ich so langsam, worauf er hinaus will. Und wider Erwarten wird schon die erste Therapiestunde interessant. Meine Vorurteile reduzieren sich schlagartig.

Der Psychiater stellt fest, dass ich mich und meinen Körper vor Beginn der Attacken geliebt habe. Ich werfe ein, dass es wohl weniger Liebe gewesen ist, denn ich habe meinem Körper früher niemals auch nur die geringste Beachtung und Beobachtung geschenkt – weil er einwandfrei funktioniert hat.

„Auch das war eine Form der Liebe, Herr Protzmann“, korrigiert mich der Arzt. „Sie haben Ihrem Körper natürlich nicht täglich gesagt, dass Sie ihn lieben, aber Sie haben rund um die Uhr, Monat für Monat und Jahr für Jahr mit ihm im Einklang gestanden. Ihr Körper und Ihr Geist lebten in Harmonie und inniger Verbundenheit zusammen.

Und dieses Zusammenspiel ist immer perfekt gewesen. Man könnte auch sagen, Ihre Seele war stark, wobei wir nun nicht darüber diskutieren sollten, ob es so etwas wie eine ‚Seele' gibt, und wenn ja, wo sie zu finden sein soll. Wir können sie meinetwegen auch Ihren inneren Lebenspol nennen. Auf jeden Fall haben Sie Ihrem Körper vertraut."

Ich höre immer interessierter zu.

„Wie war es nach den ersten vier, fünf oder sechs Attacken, Herr Protzmann?“ fragt der Psychiater weiter. „War damals dieser Einklang für Sie bereits zerstört? Fühlten Sie Hass? Ging sofort das Vertrauen in Ihren Körper verloren? Überlegen Sie bitte in aller Ruhe, Herr Protzmann, wir haben noch genügend Stunden vor uns.“

Ich beherzige seinen Rat und denke intensiv über die Frage nach.

Die Sache auf dem Balkon. Dann im Kino. Anschließend mit Armin im Autokino. Diese Albtraumfahrt auf der Autobahn!

„Nein, Hass war es auf keinen Fall! Da war auch kein Gefühl, als wäre so etwas wie ein Einklang zerstört worden. Es waren einfach nur Angst und eine extreme

Unsicherheit, weil ich nicht wusste, was mit mir los war. Ich dachte immer an eine organische Krankheit und daran, dass die Ärzte einfach nicht in der Lage seien, diese zu lokalisieren.

Das hatte aber nichts mit Vertrauen in den Körper zu tun, sondern eher mit Gefühlen wie Ärger oder leichter Wut, Angst, eben die Unsicherheit und dieses widerliche Gefühl, mir nicht erklären zu können, woher dieser Mist kam!"

„Mit anderen Worten: Der Einklang Ihres Körpers und Ihres Geistes, also Ihr gesamtes Ich, das Sie als Mensch und Individuum ausmacht, war noch nicht zerstört? Kann man sagen, dass es durch diese Attacken vielleicht etwas gestört war, aber nicht zerstört? Würde diese Aussage zutreffen?"

Ich nicke. Ja, das trifft es gut!

Der Arzt faltet seine Hände zusammen, als wolle er beten.

„Herr Protzmann, und wie ist es heute?" Er beugt sich etwas vor. „Heute und jetzt, in diesem Moment?"

Hier brauche ich nicht mal eine Sekunde, ehe ich antworte. „Ich hasse meinen Körper! Er macht, was er will, und ich habe keinerlei Einfluss darauf!", bricht es vehement aus mir heraus, „diese Nervengeschichte macht mein Leben kaputt! Ich werde immer träger und lethargischer und lebe nur noch in Angst vor dem nächsten Anfall. Ich fühle mich total ausgebrannt. Bald habe ich keine Kraft mehr, dagegen anzugehen! Das ist kein Leben mehr – ich rette mich nur noch von einem Tag zum nächsten und hoffe darauf, auch diesen halbwegs unbeschadet zu überstehen. Und das alles nur, weil mein Körper und meine Nerven auf einmal beschlossen haben durchzudrehen! Es kotzt mich an, wirklich! Ich hasse es!"

Ich erschrecke vor mir selbst ob meiner Lautstärke. Tränen stehen mir in den Augen, und ich weiß in dieser Sekunde, warum Taschentücher auf dem Tisch stehen. Merkwürdigerweise stört es mich aber nicht, dass der harte Uwe plötzlich Emotionen zeigt. Es liegt sicher an der mitfühlenden Art des Psychiaters, der jetzt verständnisvoll nickt.

„Jetzt ist dieser Einklang also zerstört? Jetzt hassen Sie Ihren Körper? Er ist Ihr Feind?", fragt er weiter.

„Ja!", antworte ich wie aus der Pistole geschossen.

„Mit anderen Worten, Herr Protzmann, Sie haben die Verbindung Ihres Geistes zu Ihrem Körper einfach gekappt. Er ist jetzt fast schon etwas Fremdes für Sie, ein Feind, der Ihnen nur Schlechtes will, der Sie ärgern, vielleicht sogar zerstören will. Dieser Körper vermiest Ihnen das gesamte Leben! Da ist also kein Einklang mehr. Sie stehen Ihrem Körper und Ihren Nerven momentan absolut feindlich gegenüber!"

„Genau so ist es!" Ich nicke heftig.

„Aber wenn Sie und Ihr Körper momentan so etwas wie zwei verschiedene Einheiten darstellen, die sich feindlich gegenüberstehen, wie wollen Sie dann verlangen, dass Ihr Körper sich wieder zu Ihrem Geist bekennt und die altbekannte Einheit mit ihm eingeht?", fragt der Therapeut leise, „gerade durch Ihren Hass verhindern sie das doch – und dadurch wird es schlimmer und schlimmer! Sie wollen, dass Ihr Körper wieder einwandfrei funktioniert – aber gleichzeitig lehnen Sie ihn nicht nur ab, sondern hassen ihn. Wie soll das gehen, Herr Protzmann?"

Ich sitze da wie festgenagelt und muss das Gehörte erst einmal verdauen.

Von dieser Seite aus habe ich es noch nie betrachtet – obwohl es doch durch und durch logisch ist, was ich da höre!

„Sehen Sie, Herr Protzmann, und das meine ich mit Liebe! Wenn Sie Ihren Körper nicht mehr lieben und ihn nicht mehr annehmen, sondern wie einen Fremdkörper behandeln und ihn sogar verfluchen, dann wird er weiterhin Ihr Feind bleiben. Und da kann Ihr rationaler Geist veranstalten, was er möchte – er wird diesen Körper nicht mehr erreichen, da Sie die Verbindungen vor Wut gelöst haben", fährt der Arzt fort.

„Und wie kann ich diese alte Ordnung wieder herstellen?", frage ich.

Der Arzt schaut auf die Uhr. „Darüber werden wir uns in der nächsten Woche unterhalten."

Ich schaue ebenfalls auf die Uhr. Meine Güte, es ist tatsächlich eine volle Stunde vergangen!

Zu Hause angekommen, begrüße ich Susanne und meinen Sohn und ziehe mich sofort in mein Büro zurück. Ich versinke in intensives Grübeln.

Das war alles so klar, so einfach, so logisch!

Warum bin ich eigentlich nicht selbst auf solche Gedankengänge gekommen? Warum sehe ich den Wald vor lauter Bäumen nicht? Ich kenne die Antwort!

Der Psychiater ist ein ‚Unparteiischer', der meinen Fall mit Abstand und völlig unvoreingenommen betrachtet. Das kann ich nicht. Ich sehe immer nur mich, mich, mich und nochmals mich! Mein gesamtes Denken ist dermaßen auf meine Erkrankung fixiert, dass ich wahrscheinlich gar nicht mehr in der Lage bin, die Angststörung nüchtern und sachlich zu beurteilen und zu bewerten.

Die Worte des Therapeuten haben mir Auftrieb gegeben, ich fühle mich richtig gut. Nicht nur das: Ich fiebere regelrecht dem nächsten Gespräch entgegen. Endlich jemand, der meine Sorgen und Nöte und nachvollziehen kann – und der mir zuhört!

Warum habe ich Blödmann so lange gewartet mit dieser Therapie?

Ich habe Vertrauen zu diesem Mann!

Besonders imponierend – und beruhigend! – finde ich die Tatsache, dass er nicht sofort mit diesem Kindheitsgeschwafel angefangen hat nach dem Motto: „Das liegt alles nur daran, weil Sie als kleines Kind nicht mit dem roten Plastikbagger spielen durften!"

Ich glaube, in diesem Fall wäre ich aufgestanden und sofort wieder gegangen.

*

Am Wochenende vor der zweiten Therapiestunde bekommt mein neuer Blutdruck-Spleen einen erheblichen Dämpfer – und ich fühle mich einmal mehr wie ein kompletter Angsthase hoch drei.

Wir sind bei meinen Eltern. Mein Vater, gesundheitlich angeschlagen, plant, das Schwimmbad aus seinem Garten zu entfernen. Die Arbeit wird ihm zu viel, an der Stelle ein gepflegter Rasen und ein neuer Gartenweg würde ihm das Leben erleichtern.

Ich soll ihm bei den schweren Arbeiten helfen. Die schweren Randsteine müssen abgeschlagen und in einer Ecke des Gartens bis zum Abtransport gelagert werden, ebenso die Wandfliesen aus dem Schwimmbecken. Die große Gegenstromanlage, die mir wie ein Flugzeugtriebwerk vorkommt, muss ausgebaut werden.

Ich fange um 9.30 Uhr mit der Arbeit an und bin schon eine halbe Stunde später durchgeschwitzt. Ohne Pause mache ich weiter, die Spitzhacke und die Steine scheinen mit jeder Viertelstunde an Gewicht zuzunehmen. Irgendwann spüre ich meine Arme kaum noch, aber sonst geht es mir blendend, was meine ‚schwere Herzerkrankung' betrifft.

Nachdem ich die Gegenstromanlage aus der Beckenwand ausgebaut habe, beschließe ich gegen 13.30 Uhr, eine Pause zu machen und endlich etwas zu essen. Noch immer vor Anstrengung keuchend betrete ich das Wohnzimmer.

Ich bleibe stehen und gucke ungläubig.

Susanne, meine Mutter und mein Vater sitzen am Esstisch und testen das nagelneue Blutdruck-Messgerät meines Vaters.

Und was passiert?

Korrekt!

„Ah, Uwe, du kommst genau richtig! Komm, wir messen auch mal deinen Blutdruck!", sagt meine Mutter.

„Quatsch, ich brauche jetzt nicht meinen Blutdruck, sondern etwas zu essen!", erwidere ich unwirsch.

„Ach komm, nun sei kein Spielverderber!", mault Susanne.

„Wir haben alle gemessen, also stell dich nicht so an!", fällt mein Vater prompt in diese Tiraden ein.

Verdammt, ich will meinen Blutdruck nicht messen!

Sie sollen abhauen mit dem blöden Ding!

Vielleicht stellt sich heraus, dass ich der Spitzenkandidat für einen Schlaganfall oder Herzinfarkt bin, weil sich mein Blutdruck momentan in astronomischen Höhen befindet. Schließlich habe ich stundenlang schwer gearbeitet, da fällt die Messung sicher entsprechend aus und die Familie ruft mir sofort einen Notarzt.

Ich weigere mich weiter, aber es hilft nichts – die Familie wird maulig, weil ich mich ‚wie ein kleines Mädchen' anstelle. Also lasse ich mir dieses vermaledeite Ding von meiner Mutter anlegen und schaue vorsichtshalber nicht auf die Anzeige, als sich die Manschette aufbläst und es anfängt zu piepsen. Was tut man nicht alles, damit der Haussegen nicht schief hängt!

„Wow, das finde ich aber beachtlich!", höre ich meine Mutter sagen. „Vier Stunden knochenharte Arbeit, und dann ein Blutdruck wie ein Teenager!"

Ich glaube mich verhört zu haben und schaue meine Mutter an, während sie das Gerät wieder abnimmt.

„Blutdruck 120/75 und Puls 67, besser geht es gar nicht", sagt sie bewundernd.

Ich grinse vor mich hin, aber innerlich brodelt es in mir! Da schlage ich mich seit geraumer Zeit mit der fixen Idee herum, dass mein Blutdruck viel zu hoch sei – und dann beweist man mir das Gegenteil! Da habe ich ständig schwere ‚Herzanfälle', maloche stundenlang im Garten meines Vaters wie ein Schwerstarbeiter, und habe keinerlei Beschwerden!

Da muss ich mir doch endlich die Kernfrage stellen: Warum zur Hölle behalte ich immer nur die negativen Ereignisse so lange und präzise im Kopf, nicht aber solche Erfolge?

Bisher habe ich mich für ziemlich intelligent gehalten, aber es häufen sich die Momente, in denen ich an meinem Verstand zweifle!

*

Auch die nächsten Therapiestunden sind hochinteressant.

Der Therapeut vertieft das Thema ‚Liebe zum eigenen Körper'. Er versucht, mir mit eindringlichen Worten zu vermitteln, dass ich meinen Körper auch jetzt, da er einige Macken hat, annehmen und lieben soll. Ich soll diese Panikattacken nicht mehr als Feind betrachten, sondern als ein Hilferuf meines Ichs, das wieder in Harmonie zusammengefügt sein möchte.

„Ich weiß, dass Sie die Attacken nicht einfach ignorieren können, Herr Protzmann – dafür wirken sie zu bedrohlich und rufen auch sehr gefährlich wirkende Symptome hervor", sagt der Psychiater voller Verständnis. „Aber versuchen Sie einmal, sie zu akzeptieren, so wie Sie ein quengelndes Kind akzeptieren würden. Es ist ein Hilferuf! Trösten Sie Ihren Körper und lehnen Sie ihn nicht ab oder hassen ihn sogar. Versuchen Sie, Ihren Körper zu verstehen. Wenn Sie allein sind, dann sprechen Sie meinetwegen auch mit ihm. Ihr Körper und Ihre Nerven sind nicht Ihr Feind, Herr Protzmann, sie wollen Ihre Hilfe!“

Er macht eine Pause.

„Das muss Ihnen unbedingt klarwerden, Herr Protzmann, unbedingt!", fährt er beschwörend fort.

Ich nicke nur.

Der Arzt macht mir klar, dass Stolz, Ehre, Wut, Hass, Macho-Gehabe, Kampf und alles andere absolut nichts bringen würden und nichts anderes als Spielerei seien.

Es geht als Fazit immer darum, meinen Körper wieder anzunehmen und zu lieben. Es geht nur darum, die Seele wieder gesunden zu lassen.

Ich wage die schüchterne Frage, woher denn diese Angststörung kommen könnte – darauf ist er bisher nicht eingegangen.

Seine Antwort gefällt mir sehr!

„Herr Protzmann, wir können hundert Therapiestunden auf die Frage verwenden, woher diese Attacken und diese Angststörung kommen könnten. Aber was soll das bringen? Erstens werden Sie niemals sicher sein können, den tatsächlichen Auslöser gefunden zu haben, auch wenn Sie es vielleicht felsenfest glauben würden.

Zweitens würde sich nichts ändern. Oder glauben Sie allen Ernstes, das würde nach dem Motto laufen ‚Aha, ich kenne nun den Auslöser, ab heute ist wieder alles in Ordnung!'? Das ist frommes Wunschdenken! Sie müssen Ihr gesamtes Ich wieder in eine Einheit bringen, das ist alles!“

Er hat ja so recht! Verdammt, er ist einfach fantastisch, dieser Mann!

In einer der nächsten Sitzungen schießt er völlig unvermittelt eine Frage auf mich ab, die mich im total überrumpelt. „Träumen Sie eigentlich, Herr Protzmann? Und wenn ja: Was träumen Sie?“

Kann dieser Mann Gedanken lesen?

Er sieht, dass ich ins Schleudern gerate. „Lassen Sie sich Zeit, Herr Protzmann!“, sagt er leise.

Ja, ich träume tatsächlich seit einiger Zeit. Vielleicht habe ich schon immer geträumt, aber bis vor wenigen Monaten habe ich mich nie an einen Traum erinnern können.

Das hat sich geändert!

Ich kann mich morgens nach dem Aufwachen an meine Träume erinnern. Manchmal sind es nur kleine Fragmente und einzelne Szenen, manchmal steht der gesamte Traum vor meinem geistigen Auge wie ein Film.

Und diese Träume gefallen mir nicht!

Sie gefallen mir absolut nicht!

Es sind düstere, dunkle Träume. Sie sind aber nicht düster, weil dort Geister, Dämonen oder Mord und Totschlag vorkommen. Sie sind deshalb düster, weil ich jedes Mal in einer auswegslosen Situation stecke. Jeder Traum fängt völlig ruhig an und ist am Anfang durchaus angenehm. Aber das ändert sich abrupt. Plötzlich finde ich mich in einer schwierigen Situation wieder, aus der ich keinen Ausweg finde.

Mal finde ich mein geparktes Auto nicht mehr, mal finde ich es wieder, kann es aber mit dem Schlüssel nicht aufschließen. In einem anderen Traum ist eine schnurgerade Straße plötzlich zu Ende, obwohl sie Sekunden vorher bis zum Horizont reichte. Oder ich stehe am Strand, der Sand hindert mich am Gehen, obwohl um mich herum Kinder im Sand tollen und Erwachsene umherlaufen.

In einem anderen Traum habe ich ein möbliertes Zimmer gemietet. Als ich abends aus der Stadt zurückkehre, kennt mich plötzlich die Vermieterin nicht mehr. Ich darf weder das Haus noch das Zimmer betreten. Der Schlüssel ist verschwunden, und ich habe nur das bei mir, was ich am Leib trage. Alles andere ist in dem verschlossenen Zimmer.

In irgendeiner Form bin ich immer gefangen und stecke in einer Sackgasse!

In einem anderen, mehrfach vorkommenden Traum steht in einer romantischen Reihenhaussiedlung mit kleinen, gepflegten Straßen und bei strahlendem Sonnenschein plötzlich ein kleines Kind neben mir und möchte sich mit mir unterhalten. Ich reagiere ohne Grund unwirsch, blaffe das Kind an und schicke es weg. Das Kind weint. Ich will weitergehen, aber der Weg ist plötzlich zu Ende, obwohl ich Minuten vorher an seinem Ende einen Strand sehen konnte. Jetzt ist nur noch eine schwarze Mauer vor mir und der Himmel verdüstert sich.

Soll ich ihm von meinen Träumen erzählen?

Ich bin zwar durchaus ein redseliger Typ, dennoch sehr verschlossen, wenn es um mich und meine ureigenen Belange geht.

Ich bin es nicht gewöhnt, meine Seele nach außen zu stülpen, schon gar nicht bei einem solch intimen Thema.

Aber ich bin hier nicht im Eisstadion, sondern bei meinem Psychiater! Also erzähle ich ihm einige meiner Träume, besonders den mit dem Kind, der in Abständen immer wiederkehrt.

Der Therapeut lächelt.

„Was sagen Sie zu diesen Träumen, Herr Protzmann? Wie fühlen Sie sich in ihnen?“

„Ich fühle mich immer hilflos, verdammt hilflos!“, platzt es aus mir heraus. „Ich werde zornig und könnte Wutanfälle bekommen, weil ich nichts daran ändern kann, was nicht in mein Weltbild passt!“

Ich überlege kurz.

„Mehrfach bin ich schon durch diese Träume wach geworden, einige Male schweißgebadet. Meine Haare und mein Kopfkissen waren klatschnass, ebenso meine Brust und das Bettzeug.“

„Das kleine Kind, Herr Protzmann, wer ist das kleine Kind?"

Ich zucke die Schultern. „Keine Ahnung! Woher soll ich das wissen?“

„Sie können sich nicht denken, wer dieses Kind ist? Und Sie haben auch sonst keinerlei Idee, was Ihnen diese Träume sagen wollen?“

Wieder zucke ich die Schultern. „Nein, mit Traumdeutung und Ähnlichem kenne ich mich absolut nicht aus. Davon habe ich keine Ahnung.“

„Herr Protzmann, nun überlegen Sie bitte einmal!“, sagt der Therapeut väterlich und lehnt sich zurück. „Sie geraten ständig in Situationen, die bis zu einem bestimmten Zeitpunkt X völlig normal sind und so ablaufen, wie Sie es kennen und gewöhnt sind. Dann eskaliert die Situation unerwartet und Sie stehen – sinngemäß – vor einer unüberwindlichen Wand, an der Sie immer wieder scheitern. Und Sie wissen in Ihren Träumen, dass es Ihnen unmöglich ist, die aktuelle Zwangslage zu beenden und die Wand zu bezwingen.“

Er macht eine Pause und schaut mir direkt in die Augen.

„Erinnert Sie das nicht an etwas, Herr Protzmann? Überlegen Sie in aller Ruhe!“

„Sie meinen, meine Träume spiegeln irgendwie meine Krankheit wieder?“, frage ich leise, nachdem ich darüber nachgedacht habe.

„Korrekt!“ Seine Antwort kommt wie ein Fanfarenstoß.

„Im Traum zeigt Ihnen Ihr Körper, dass bis zu einem bestimmten Zeitpunkt alles in Ordnung war. Dann kamen Ihre Panikattacken, die in eine generalisierte Angststörung mündeten –, und von da an haben Sie Ihrem Körper das Vertrauen verweigert, ihn sogar zu hassen begonnen. Sie haben eine Tür zugeschlagen, und genau diese zugeschlagene Tür finden Sie nun in Ihren Träumen wieder. Zwar verklausuliert und in alle möglichen Geschichten verpackt, aber letztlich bleibt es eine zugeschlagene Tür!" Er macht eine Pause.

„Was ist mit dem Kind, Herr Protzmann?“, fragt er dann fast drängend.

Ich überlege, dann durchzuckt mich ein Gedanke. „Herr Doktor, Sie meinen doch nicht etwa ... Sie denken doch nicht ... dieses Kind ...“

„Ja, Herr Protzmann! Dieses Kind sind Sie! Nur Sie und immer wieder Sie!“, sagt er laut. „Dieses Kind, das sind Ihr Herz, Ihre Nerven, Ihr Körper. Und dieses Kind will mit Ihnen sprechen, mit Ihrem Geist und Ihrem Verstand, mit dem Sie alles kontrollieren wollen. Es will endlich mit Ihnen kommunizieren. Es ist freundlich und geht ohne Scheu auf Sie zu. Und was machen Sie? Sie stoßen es zurück! Sie gönnen dem Kind nicht ein einziges nettes Wort – und das ohne jeden Grund. Sie weisen es ab, und es weint. Und prompt erhalten Sie die Quittung! Sie haben die Tür zugeschlagen, das freundliche Angebot abgelehnt – und stehen vor einer gigantischen Mauer!“

Ich schlucke und atme schneller. Wieder füllen sich meine Augen mit Tränen. Ich gebe es ungern zu, aber der Mann hat recht! Was er sagt, hat Hand und Fuß und ist durchaus logisch! Mein Körper und meine Seele schreien im Traum nach Hilfe – und ich verweigere sie ihnen!

Meine Bewunderung und meine Hochachtung vor diesem Psychiater wachsen!

Dezember 1990 ▶ Die Therapie ist gescheitert

Wieder sind etliche Monate ins Land gegangen – und erneut hat sich einiges in meinem Leben geändert.

Im Oktober wurde unsere Tochter Natalie geboren, sodass nun auch das zweite Kinderzimmer im Haus seine volle Berechtigung hat. Die Geschäfte laufen nach wie vor zufriedenstellend, aber ich merke, dass bei den Kunden das Geld nicht mehr so locker sitzt wie früher. Es wird schwerer!

Ich muss häufiger telefonieren, um neue Kunden zu gewinnen oder einen Abschluss zu erreichen. Nur noch selten sind meine Ansprechpartner direkt um die Ecke, fast ist es die Regel, dass ich nach Solingen, Wuppertal, Leverkusen oder Köln fahren muss. Meine Familie sehe ich immer seltener. Ich kann mich nicht so um die Kinder kümmern, wie ich es gerne möchte – in meinem Beruf ist der Papa nun mal nicht regelmäßig abends zu Hause. Und Susanne macht mir deswegen unsinnige Vorwürfe.

Es kommt wiederholt zu handfesten Streitgesprächen. Ich werfe ihr vor, dass sie sich einerseits über meine arbeitsbedingte häufige Abwesenheit immer öfter beschwert, andererseits aber mit Freuden die finanziellen Vorteile meines Verdienstes nutzt und ausgiebig einkaufen geht und bei Versandhäusern bestellt. An diesem Punkt angelangt, steht sie meistens auf und verlässt wortlos das Zimmer.

Diese Entwicklung mit Susanne belastet mich im Moment nicht so sehr.

Was mich enorm belastet, ist die Tatsache, dass die gesamte Psychotherapie offenbar völlig umsonst gewesen ist.

Es ist wirklich zum Heulen!

Während der Therapie und auch einige Zeit danach ist es mir wirklich gut gegangen, offenbar wirkte sie wie eine Art mentaler Auftrieb. Natürlich habe ich versucht, alles Gelernte in die Tat umzusetzen. Ich habe versucht, meinen Körper zu lieben, diese Erkrankung anzunehmen und nicht zu verdammen. Besonders habe ich mich bemüht, den Hass zurückzudrängen, wenn sich eine neue Attacke ankündigte. Nichts habe ich unversucht gelassen!

Doch alles hat nichts geholfen!

Es hat nichts geholfen, obwohl der Psychiater nach der letzten Sitzung felsenfest davon überzeugt war, ich sei geheilt. Auch ich war dieser Überzeugung! Wir waren uns einig, dass die Panikattacken und die Angststörung nicht von einem Tag auf den anderen verschwinden würden, aber wir waren beide der Auffassung, dass sie nach dieser Therapie nachlassen und irgendwann komplett aufhören würden.

Irrtum!

Alles unverändert!

Alles!

Ich habe nach wie vor meine Panikattacken und leide an meinen Ängsten vor allen möglichen Krankheiten. Die dauernde Selbstbeobachtung und die Angst vor der Angst sind ebenfalls weiterhin vorhanden, ebenso meine Fülle von Marotten, die ich mir im

Laufe der Jahre zugelegt habe. Als besonders schlimm empfinde ich, dass ich immer noch über den Tod nachdenke – und zwar immer öfter! Das hat nichts mit Suizidgedanken zu tun, dieser ist für mich undenkbar. So krank könnte ich gar nicht sein.

Es sind die allgemeinen Gedanken darüber, ob und wie es nach dem Tod weitergeht, ob ein Mensch seinen Tod bewusst miterlebt oder vielleicht sogar das helle Licht sieht, von dem in entsprechenden Fernsehsendungen berichtet wird. Wird man nach seinem Tod ein schemenhaftes Geisterwesen sein oder unverändert seine Körperlichkeit spüren? Und wo wird man sein? Oder bleibt es dabei, dass danach das große, allumfassende Nichts kommt?

Selbstverständlich habe ich wieder diverse Arztbesuche hinter mir, die mir allesamt nach wie vor beste organische Gesundheit bescheinigen. Susanne bekommt davon nichts mit, ich verheimliche es, so gut ich kann. Auch bei meinen Eltern, wohl nur bei meiner Mutter, sind meine ‚damaligen Attacken' keinerlei Thema mehr.

Auch habe ich neue Marotten entwickelt, vor denen ich erschrecke!

Ich erschrecke deshalb, weil ich es einfach nicht fassen kann, dass mein Gehirn ohne jegliche Veranlassung immer neue Spinnereien fabriziert!

Im ersten Fachbuch, das ich gekauft habe, gibt es ein Kapitel über ‚hilfesuchendes Verhalten'. Diesem habe ich nicht sonderlich viel Aufmerksamkeit geschenkt, weil es mich nicht betroffen hat.

Nun betrifft es mich plötzlich!

Meine Termine in Düsseldorf sind kein Problem. Hier kenne ich jede Straße und jedes Krankenhaus. Ich weiß, wo die meisten Ärzte ansässig sind, egal, ob es Internisten, Kardiologen, Zahnärzte, Allgemeinärzte oder Orthopäden sind.

Jetzt aber habe ich häufig Termine in fremden Städten! Wenn ich dort durch die Straßen fahre, ertappe ich mich immer wieder dabei, dass ich unbewusst nach den weißen Schildern mit der Aufschrift ‚Krankenhaus' Ausschau halte, damit ich es im Falle eines Falles aus eigener Kraft erreichen kann.

Aber es sind nicht nur die Krankenhaus-Schilder, auf die ich achte. Auf jeder beliebigen Straße suche ich tagsüber links und rechts die Hauswände nach Schildern von Arztpraxen ab, wobei es keine Rolle spielt, welche Fachrichtung sie haben.

Mir persönlich erscheinen meine Gedankengänge logisch! Da vorne ist das Schild eines Orthopäden. Sollte mir jetzt etwas passieren, wird sicher jemand so intelligent sein, sofort zu dieser Praxis zu rennen und den Arzt zu holen. Auch ein Orthopäde hat eine medizinische Grundausbildung und weiß, was er im Falle einer Erstversorgung zu tun hat. Schließlich kann auch in seiner Praxis plötzlich ein Patient umfallen! Also bin ich verhältnismäßig sicher, wenn es mich gerade jetzt erwischen sollte.

Und so hangle ich mich von Schild zu Schild, bis ich die Wohnung des Kunden erreicht habe.

Spät abends haben die Praxen natürlich geschlossen, aber manche Ärzte haben sie im eigenen Haus.

Darauf achte ich dann besonders. Ab 19.00 Uhr halte ich auch nach anderen Orten Ausschau: geöffnete Kneipen, Taxistände, Tankstellen und so weiter. Auch dort wird man mir sicher helfen können, und sei es durch einen Anruf bei der Notrufzentrale. Natürlich entgeht mir während des Fahrens auch keine einzige Telefonzelle.

Ein weiterer neuer Gedankengang kommt mir erschreckend vor!

Unser Haus steht an einem kleinen Hang. Im Erdgeschoss sind nur mein Büro, die Diele und der Keller. Das Wohnzimmer, aus dem man in den Garten gelangt, ist von der Straße aus betrachtet im ersten Stockwerk und unser Schlafzimmer im zweiten. Um in das Schlafzimmer zu gelangen, muss man also zwei Treppen hochsteigen, wobei die Breite der Stufen zugunsten der Wohnfläche recht knapp bemessen ist. Mit anderen Worten: Das Treppenhaus ist eng und schmal.

Was passiert, wenn ich im Bett einen Herzinfarkt erleide?

Wie sollen mich die Rettungskräfte durch dieses enge Treppenhaus nach unten bringen? Das wird doch sicher ewig dauern – und dabei wird wertvolle Zeit verstreichen, die vielleicht darüber entscheidet, ob ich leben oder sterben werde. Eine Zeit lang erwäge ich sogar, mir ein Klappbett ins Büro zu stellen und dort zu schlafen.

Mit dem letzten Rest meines gesunden Menschenverstandes verwerfe ich diese Idee wieder. Wie sollte ich solch eine Idiotie gegenüber Susanne rechtfertigen?

Susanne!

Wir haben jetzt häufiger Streit.

Obwohl ich eine Reinigungsfrau engagiert habe, die zweimal wöchentlich das Haus von oben bis unten putzt, fühlt sie sich durch die Hausarbeit und die Kindererziehung total überlastet. Oft ist der Kühlschrank leer, weil sie nicht einkaufen war. Wenn ich jedoch abends nach Hause komme, sitzt sie meistens gemütlich auf der Couch und handarbeitet. Gehe ich morgens ins Büro, bleibt sie im Bett liegen.

Ich frage sie, was ich denn zum Thema Überlastung sagen solle, wenn ich quasi rund um die Uhr im Einsatz sei und bald nicht mehr wisse, wie man das Wort ‚Freizeit' schreibt.

Das interessiert sie nicht, sie sieht nur ihren eigenen Standpunkt. Ein vernünftiges Gespräch ist nicht möglich, es endet fast immer damit, dass sie wortlos nach oben ins Studio geht.

Diese nutzlosen Streitereien belasten mich mittlerweile doch sehr.

Ich habe nun weiß Gott schon genug am Hals!

Muss ich mich jetzt zusätzlich mit solchem Kinderkram rumschlagen?

Die Attacken kommen weiter in unregelmäßigen Abständen und erreichen manchmal eine Intensität, dass mir gelegentlich der Gedanke durch den Kopf schießt, es möge doch endlich ‚knallen', damit diese Quälerei ein Ende hätte.

Immer und immer wieder versuche ich, das Gelernte aus der Psychotherapie umzusetzen und anzuwenden

– aber es will mir einfach nicht gelingen! Ab und zu helfen mir meine kleinen Tricks, wenn ich rechtzeitig reagiere. Aber das ist eher selten.

Wir haben Ende 1990.

Seit nunmehr elfeinhalb Jahren schlage ich mich mit diesem Dreck herum!

Es ist kaum zu glauben!

Die Hoffnungslosigkeit ist schon
die vorweggenomme Niederlage.

Karl Jaspers

Monate vergehen. Immer stärker habe ich das Gefühl, als würde mich irgendetwas kontinuierlich auslaugen und entkräften. Gerade einmal 33 Jahre alt, häufen sich die Momente, in denen ich mich wie ein Greis fühle.

Die Arbeit geht immer mühseliger vonstatten. Noch verdiene ich gutes Geld, aber es wird zunehmend schwierig, Neukunden zu gewinnen. Die Kosten für Briefmarken, Telefon, Benzin und alle anderen Verbrauchsartikel steigen ständig, die Kunden werden durchwegs kritischer. Sie verlangen nicht nur schriftliche Angebote, sondern zusätzlich weitere Erläuterungen, natürlich auch zunächst nur schriftlich.

Liegt das Angebot beim Kunden vor, reicht nicht wie in früheren Jahren ein Anruf, um einen Termin zu einer persönlichen Beratung zu vereinbaren. Nicht selten benötige ich zehn oder zwanzig Telefonate, ehe es zu einem Gespräch und eventuell zu einem Abschluss kommt. Außerdem spule ich immer mehr Kilometer herunter – Termine in Frankfurt und Hamburg sind bereits dabei.

Meine körperliche Konstitution hat inzwischen schwer gelitten. Das Eislaufen habe ich komplett aufgegeben, da ich mich nach einem stressigen Arbeitstag nicht mehr zu einer sportlichen Betätigung aufraffen kann. Zwar versuche ich, dagegen anzukämpfen, aber ich schaffe es nicht. Dieser verlorene Kampf schmerzt.

Grundgütiger, das Eislaufen war in meinen Jugendjahren mein Lebensinhalt, und jetzt wird mir selbst das zu viel!

Eishockey spiele ich schon seit geraumer Zeit nicht mehr, ich bin aus dem Verein ausgetreten. Trainingspensum und -zeiten ließen sich nicht mit meinen beruflichen Terminen und meiner körperlichen Verfassung vereinbaren. Auch Susanne geht schon länger nicht mehr zum Eislauf, unsere Schlittschuhe rosten im Keller munter vor sich hin.

Es häufen sich die Tage, an denen ich morgens aufstehe und mich ins Büro quälen muss, obwohl es nur zwei Treppen nach unten sind. Ich fühle mich gerädert, ausgebrannt und überfordert, gar habe ich mich schon bei dem Gedanken ertappt, dass mich diese Arbeit anwidert.

Tag für Tag dem Geschäft hinterherzujagen, immer vom Wohlwollen des Kunden abhängig zu sein und eine Faust in der Tasche zu machen, selbst wenn er der größte Nörgler auf Gottes Erdboden ist. Ständig zu versuchen, einen Abschluss zu erreichen, damit am Monatsende das Geld stimmt – das kann einem nach und nach alle Kraft rauben.

Ich sehe plötzlich die Schattenseite des Berufs: Ich bin komplett vom Wohlwollen und der Gnade des Kunden abhängig. Unterschreibt er nicht, dann verdiene ich nichts, da kann ich noch so gut beraten.

Meine Attacken kommen mir in der Zwischenzeit wie ein bösartiger Vampir vor. Der saugt mir mein Blut nicht schnell und schmerzlos aus den Adern, macht es vielmehr besonders langsam, damit er sich an meinem Elend weiden kann. Bei jeder Attacke ein kleiner Biss und ein kleines Schlückchen Blut, damit ich besonders lange leiden muss.

Wie soll das alles nur weitergehen?

Ich bin kein Mensch mehr, sondern nur noch ein Behälter, in dem ständig ein überdimensionaler Quirl herumrührt, der immer neue Überraschungen beschert. Manchmal schlafe ich nachts tief und fest, fühle mich am nächsten Morgen dennoch wie gerädert. In anderen Nächten wälze ich mich ruhelos hin und her und schlafe extrem wenig, fühle mich trotzdem hinterher ausgeruht.

Mal bin ich regelrecht euphorisch, dann wieder ein sterbenskranker Mensch mit allen Krankheiten der Welt. Manche Tage bewältige ich trotz zahlreicher Aufgaben mit links, andere scheinen 80 Stunden zu dauern, obwohl nichts Besonderes anliegt. Im einen Moment verspüre ich blendend gute Laune, nur zehn Minuten später bin ich gereizt, abweisend und einsilbig. Wochenlang schlafe ich traumlos, dann wieder habe ich Nacht für Nacht widerliche Träume, in denen ich in auswegslose Situationen gerate.

Mal gibt es Tage, an denen ich nach meinem letzten Termin loslassen und herrlich entspannen kann, dann gibt es Zeiten, in denen ich permanent das Gefühl habe, unter Strom zu stehen.

Mein größtes Problem sind in diesen Wochen und Monaten die abgesagten Termine, die mich außerordentlich belasten. Ich bin ein Arbeitstier und stolz darauf, stets ehrlich, pünktlich, korrekt und zuverlässig zu sein. So bin ich nun mal erzogen worden. Es ist eine Selbstverständlichkeit für mich, so zu sein und zu handeln.

All diese Werte gehen jedoch zunehmend verloren. Geht es mir nach einer Attacke richtig schlecht, rufe ich den Kunden an, mit dem ich ein Gespräch vereinbart habe, sage unter einem fadenscheinigen Grund ab und versuche, den Termin zu verlegen.

Oft sind die Kunden ärgerlich, im schlimmsten Fall sind sie nicht mehr an einem Gespräch interessiert und mir entgeht unter Umständen ein gutes Geschäft. Aber ich kann einfach nicht anders, ich fühle mich in der Zwischenzeit nicht mehr in der Lage, nach schweren Attacken ein Geschäftsgespräch durchzuführen. Ich hasse mich für ein solches Verhalten und könnte mir selbst voller Verachtung ins Gesicht spucken.

Mittlerweile denke ich nicht nur über den Tod nach, sondern auch über den Sinn des Lebens. Sicher, ich bin Familienvater und habe meinen Kindern gegenüber eine Verpflichtung.

Aber das kann doch nicht alles sein!

Worin liegt der Sinn in meinem Leben?

Ich komme mir vor wie ein Hamster im Laufrad. Tag für Tag, Monat für Monat, Jahr für Jahr – immer die gleiche Tretmühle.

Morgens aufstehen, den ganzen Tag dem Geld hinterherjagen, abends ins Bett gehen. Panikattacken, die mich manchmal ein paar Tage oder sogar Wochen in Ruhe lassen, um anschließend dreimal am Tag umso heftiger aufzutreten. Angst vor allen möglichen Krankheiten, sobald es irgendwo in meinem Körper nur leicht zwickt oder sticht. Eine Ehe, die schon nach wenigen Jahren erheblich an Bindung und Faszination verloren hat. Und immer diese Angst, Angst, Angst!

Angst vor einem Herzinfarkt.

Angst vor der nächsten Panikattacke.

Angst vor jeder Krankheit, die es auf diesem Planeten gibt.

Angst vor der Angst.

Angst, wie es geschäftlich weitergehen wird.

Das ist doch kein Leben mehr!

Es gibt Tage, da versinke ich in Selbstmitleid.

Warum gerade ich?

Ich habe niemandem etwas getan. Ich führe ein ordentliches, geregeltes und moralisches Leben, bin offen, ehrlich, hilfsbereit und fleißig. Ich rackere mich für die Familie ab und denke an mich selbst stets zuletzt.

Warum also trifft es gerade mich?

Warum trifft eine solche Erkrankung nicht einen völlig miesen Typen, einen Vergewaltiger oder einen skrupellosen Mörder? Warum mich?

Ab und zu überlege ich, eine zweite Psychotherapie zu beginnen, aber rasch verwerfe ich den Gedanken wieder.

Was soll das bringen?

Diese Krankheit scheint sich in mir eingenistet zu haben wie ein Parasit, ich werde sie anscheinend nicht mehr los. Auch eine weitere Psychotherapie wird mir nichts helfen. Dass ein anderer Therapeut mehr herausfindet als der erste, kann ich mir beim besten Willen nicht vorstellen.

Einweisung in eine psychiatrische Klinik?

Undenkbar!

Eher werde ich alles daran setzen, weitere Mittel und Techniken zu finden, die mir helfen, eine Attacke zu vermeiden oder zumindest zu lindern. Vielleicht wird es mir sogar gelingen, für meine unzähligen Marotten eine Gegenstrategie zu finden. Und vielleicht werde ich sogar meinen damaligen Psychiater ansprechen und ihn bitten, mir Psychopharmaka zu verschreiben, weil die Therapie trotz aller Zuversicht gescheitert ist.

Sicher wird es Mittel geben, die einen ruhig stellen können, ohne dass man wie ein Betrunkener oder Vollgekiffter ohne Selbstkontrolle durch die Gegend torkelt.

*

Mitte 1993. Der Haussegen hängt wieder einmal schief. Nicht nur Susanne ist stinksauer auf mich; auch meine Eltern fragen mich offen heraus, ob ich denn noch alle Tassen im Schrank habe.

Fest eingebaute Autotelefone sind zu dieser Zeit noch sündhaft teuer. Trotzdem habe ich mir eine Anlage in den Wagen einbauen lassen.

Alle halten mich für total übergeschnappt!

Ich versuche, mich zu rechtfertigen. „Verdammt, das Telefon ist mittlerweile extrem wichtig für mich, weil ich andauernd unterwegs bin!“, versuche ich, Susanne die Investition zu erklären. „Wenn ein Termin länger dauert, kann ich beim nächsten Kunden anrufen und ihm sagen, dass es etwas später wird. Und falls einem Kunden etwas dazwischenkommt, kann er mich erreichen und den Termin absagen, ehe ich unter Umständen 80 Kilometer umsonst fahre. Selbst wenn ich unterwegs bin und hier bei euch zu Hause etwas passieren sollte, bin ich erreichbar."

Weder Susanne noch meine Eltern lassen meine Argumente gelten. „Anrufen kannst du sicher auch vom Kunden aus, die hatten bis jetzt auch nichts dagegen. Zudem gibt es unterwegs genügend Telefonzellen. Und wenn du wirklich einmal umsonst zu einem Kunden fährst – meine Güte, so etwas kann passieren. Es ist aber doch die absolute Ausnahme, passiert höchstens zweimal im Jahr!", meint meine Frau.

Ich rede und argumentiere dagegen, aber es ist umsonst. Zum Glück kennen sie alle nicht den wahren Grund für meine Anschaffung, sonst würden sie mich wahrscheinlich für mehr als behandlungsbedürftig halten.

Alle meine betrieblichen Argumente sind stichhaltig, aber nur vorgeschoben. Der Grund für das Autotelefon ist einzig und allein meine Krankheit!

Das Autotelefon soll mir eine absolute Sicherheit vorgaukeln. Egal, was passiert, ich kann jederzeit Hilfe anfordern, so meine Vorstellung. Selbst nachts auf der Autobahn kann ich jetzt ganz bequem aus dem Auto heraus die Notrufnummer wählen, wenn mich der Infarkt erwischt.

Natürlich lasse ich dabei erneut jegliche Logik außer Acht. Wenn ein wirklicher Herzinfarkt zuschlägt, dann hat der Betroffene in den allerseltensten Fällen noch die Zeit, selber einen Anruf zu tätigen. Er sinkt bewusstlos oder tot in sich zusammen, macht sich aber sicherlich keine Gedanken mehr über ein Telefonat.

Aber solche Tatsachen kann ich hervorragend verdrängen! Ich bastle mir die Realität stets so zusammen, wie es mir am besten passt.

Meine Attacken sind trotz Autotelefon ständig schlimmer geworden. Indirekt ist daran ein Arbeitskollege schuld, mit dem ich sehr gut befreundet bin.

Der Kollege hat mit 49 Jahren einen Herzinfarkt erlitten und man hat ihm zwei Stents eingesetzt, Plastikgitter, die die Herzkranzgefäße offen halten und für einen bestimmten Zeitraum kontinuierlich Medikamente abgeben, damit sich das Gefäß nicht wieder verschließt.

Mein Freund und Kollege hatte einen Herzinfarkt!

Das ist Wasser auf meinen Mühlen!

Ich frage ihn natürlich nicht, wie sich sein Herzinfarkt angefühlt hat, das will ich nicht wirklich wissen! Und als er mir nach seiner Genesung davon erzählen will, blocke ich mit allen möglichen Ausreden ab. Ich will nichts davon hören, es ist schlimm genug, dass er überhaupt einen Herzinfarkt hatte.

Ich will es auf keinen Fall wissen, wie es sich wirklich anfühlt!

Mein Arbeitskollege fängt nach seiner Reha an, vor den Besprechungen in der Filialdirektion seine neuen Lebensweisheiten zu verbreiten und uns vor den gesundheitlichen Risiken zu warnen. Natürlich bin ich als sein Freund sein bevorzugtes Opfer.

Hör auf zu rauchen!

Mach dir nicht mehr so viel Stress!

Nimm ab, du bist übergewichtig!

Iss gesünder!

Treibe mehr Sport!

Wenn ich weiter so leben würde wie bisher, würde es mir bald ebenso ergehen wie ihm.

Na super! Nun macht er mir noch mehr Angst!

Ich reagiere unwirsch und verärgert, fordere ihn mehrfach auf, seine Bekehrungsversuche zu unterlassen.

Seine Antwort ist eindeutig: „Uwe, du gehst langsam auch auf die vierzig zu. Ich will dir nichts Böses, aber du siehst an meinem Beispiel, wie schnell es einen treffen kann! Ich meine es nur gut mit dir."

Da Schlimme ist, er hat recht – aber ich hasse Gespräche über dieses Thema!

Ich weiß, dass er es aus seiner Freundschaft heraus nur fürsorglich mit mir meint. Ich weiß auch, dass er keine Ahnung von meinen Panikattacken und meiner generalisierten Angststörung hat, nur vermeiden möchte, dass ich irgendwann auch seinen Leidensweg gehen muss. Er hat eine schockierende Erfahrung gemacht, die er seinem Freund ersparen möchte. Das ehrt ihn außerordentlich.

Aber ich will es trotzdem nicht hören!

Ich habe genug mit meinen eigenen ‚Herzinfarkten' zu tun und kann mich nicht auch noch um seinen realen Herzinfarkt kümmern. Das hört sich bestimmt hart an, aber ich bin viel zu sehr mit mir und meiner Angst beschäftigt, als dass ich ihm in irgendeiner Form helfen könnte.

Die Erkrankung meines Freundes und Kollegen ist aber nicht der einzige Grund, warum meine Attacken im Moment gehäuft auftreten. Meine größte Belastung ist in dieser Phase die Arbeit, die langsam aber sicher zu einem regelrechten Trauma wird.

Mein ehemaliger Traumberuf hat mittlerweile fast alles von seinem Glanz und seiner Faszination verloren, ist zu einer monotonen Tretmühle geworden, zumal finanziell erste Probleme auftreten.

Als Beamter hatte ich ein garantiertes Festeinkommen, Weihnachts- und Urlaubsgeld, regelmäßige jährliche Gehaltserhöhungen und brauchte mich dafür um nichts zu kümmern, als meine Arbeit routiniert zu erfüllen.

Jetzt als Selbstständiger befinde ich mich in völliger Abhängigkeit von Neukunden und den mit ihnen verdienten Provisionen. So etwas wie ein Festgehalt gibt es nicht. Das Einkommen richtet sich ausschließlich nach den Geschäftsabschlüssen, die ich bewerkstellige. Will ein Kunde partout den Versicherungsvertrag nicht unterschreiben, habe ich nichts verdient –, so einfach ist das. Dabei spielt es keine Rolle, wie viel Zeit und Geld ich vorher in diesen Kunden investiert habe. Und es wird zunehmend schwerer, neue Kunden zu gewinnen, denn auch die Konkurrenz schläft nicht.

Es ist zwar – noch – nicht so, dass wir in unserer Familie den Gürtel enger schnallen müssen, aber die Finanzen müssen genauer im Auge behalten werden als ehedem. Sorgloses Geldausgeben gehört der Vergangenheit an. Die Kosten steigen immer stärker und schneller, die Einnahmen sprudeln dagegen nicht mehr so ergiebig. Ich werde immer nachdenklicher, weil ich mich frage, wohin diese Entwicklung führen wird, wenn die Kosten weiter explodieren, die Versicherungsbereitschaft der Menschen hingegen kontinuierlich abnimmt.

Plötzlich habe ich Monate, in denen ich wenig verdiene, weil sich die Abschlüsse immer wieder aus den unterschiedlichsten Gründen verzögern oder sogar abgesagt werden, Kunden kommen mit ihren Zahlungen nicht nach und so weiter. So etwas hat es früher nicht gegeben, da herrschte auf meinem Konto ein kontinuierlich steigender Geldfluss. Jetzt aber gibt es Monate, in denen ich es gerade noch schaffe, von den Provisionen die laufenden Kosten zu decken.

Das macht mir Angst und ist Gift für meine Erkrankung, für die ich mir mittlerweile ein Bild zurechtgelegt habe: Mein Angstbottich ist dauerhaft mit 49,9 Litern Angst gefüllt. Es reichen läppische 0,1 Liter bis zum Erreichen des Rands, noch 0,2 Liter dazu, dann läuft er über.

Diese 0,2 Liter sind so gut wie gar nichts, können schnell erreicht werden. Mein Körper beziehungsweise mein vegetatives Nervensystem hat sich nämlich etwas Neues einfallen lassen, um mir das Leben zur Hölle zu machen. Ich nenne es den ‚Balanceakt auf dem Drahtseil'.

Meine Tage ohne eine Attacke sind durchaus erträglich, wenn alles ruhig und beschaulich und vor allen Dingen wie geplant läuft. An solchen Tagen bleibt mein Angstbottich bei den 49,9 Litern, was zwar bedenklich, aber noch zu ertragen ist. Weicht jedoch irgendetwas von meiner geplanten Tagesroutine ab, meldet sich mein Körper sofort. Es reicht ein von dem Kunden oder von mir abgesagter Termin, bei dem ich mir einen Abschluss erhofft hatte. Auch reicht ein Streit oder gar eine kleine Auseinandersetzung mit Susanne beziehungsweise ein anderer Vorfall, der nicht in mein Tageskonzept passt, der unvorhergesehen ist. Selbst wenn ich beruflich etwas erledigen muss, worauf ich absolut keine Lust habe, erhalte ich sofort die Rückmeldung meines Körpers.

Der Angstbottich schwappt über – und es geht erneut los.

Nicht mehr allein mit einer Panikattacke. Mittlerweile werden die Erscheinungen subtiler!

In Sekundenschnelle verspüre ich einen dumpfen Druck im gesamten Brustbereich, der bis unter die linke Achselhöhle zieht. Dieser Druck schmerzt nicht besonders, sondern ist einfach dermaßen widerwärtig, dass ich mir am liebsten mit den Fäusten auf die Brust hämmern möchte. Ich könnte damit umgehen, wenn dieses Druckgefühl nach einiger Zeit verschwinden würde, aber diesen Gefallen tut es mir leider nicht mehr. In der Zwischenzeit hält der Druck stundenlang an, in Einzelfällen sogar den ganzen Tag.

Und er lähmt mich völlig!

Ich habe keine Lust mehr auf irgendetwas. Ich kann mich nicht aufraffen, möchte stattdessen lieber den ganzen Tag auf der Couch oder im Bett liegen. Es gibt an solchen Tagen nichts, was mir nicht auf die Nerven geht. Jedes Kinderlachen, jeder Telefonanruf, jede Musik aus dem Radio ist mir zuwider, wird unerträglich.

Man könnte lauthals darüber lachen, wenn es nicht solche Auswirkungen hätte, wie nachfolgendes Beispiel zeigt.

Es ist einer der weniger werdenden Tage, an denen es mir gut geht. Um 20.00 Uhr habe ich einen Termin, bei dem ein Kunde einen Vertrag unterschreiben wird, mit dessen Abschluss ich 3.800 DM verdienen werde. Meine gute Laune steigt, ich erledige locker einige ausstehende Geschäftspost. Um 15.00 Uhr klingelt das Telefon und der Kunde muss den Termin aufgrund einer überraschend angesetzten geschäftlichen Besprechung auf den nächsten Tag verschieben.

Ich lege den Hörer auf. Prompt beginnt der Druck in der Brust und geht nicht mehr weg. Meine gute Laune ist wie weggeblasen, die restliche Geschäftspost bleibt unerledigt liegen.

Um 17.00 Uhr ruft der Kunde erneut an. Er kann den Termin doch wahrnehmen, da seine Besprechung kurzfristig wieder abgesagt wurde. Er bittet mich, auf jeden Fall um 20.00 Uhr bei ihm zu sein.

Ich lege auf.

Der dumpfe Druck in der Brust, der bis zu dieser Sekunde unverändert vorhanden war, wird auf einmal spürbar geringer und löst sich wie dichter Bodennebel bei ersten Sonnenstrahlen auf. Ich nehme die Arbeit an der Geschäftspost wieder auf. Um 18.30 Uhr fühle ich wieder Schmerzen in der Brust, da ich daran denke, dass der Kunde 90 Kilometer entfernt wohnt, es draußen langsam dunkel wird. Ich male mir aus, was mir auf dieser Fahrt alles zustoßen kann.

Völlig verrückt!

Verrückt sind auch meine ‚Kribbelbeine', die kommen und gehen, wie sie gerade Lust haben. Ich habe schon von der sogenannten ‚Schaufensterkrankheit' gehört, bei der Menschen nach längerem Gehen oder auch nach kurzen Wegen stehen bleiben müssen, weil die Beine unerträglich schmerzen. Meist bleiben sie dabei vor einem Schaufenster stehen und schauen sich scheinbar interessiert die Auslage an, weil ihnen ihre Erkrankung peinlich ist.

Der Schmerz ist bei meinen Kribbelbeinen nicht das Problem. Mir tut nichts weh, es kribbelt einfach unaufhörlich. Es kribbelt von den Knöcheln bis knapp unter die Kniescheiben, so, als wäre auf beiden Unterschenkeln eine kleine Ameisenarmee unterwegs. Ich kann ohne Schmerzen gehen, laufen und rennen – doch es kribbelt unaufhörlich. Im Sitzen verschwindet es plötzlich wieder.

Natürlich suche ich sofort einen Internisten auf, der sich auf Venenerkrankungen spezialisiert hat. Trotz aller aufwändigen Untersuchungen kann er keinen Befund liefern.

Er fragt mich schließlich: „Herr Protzmann, stehen Sie momentan unter besonders hohen Anforderungen, haben Sie Stress? Ich vermute, dass das Kribbeln bei Ihnen nervenbedingt ist und rasch wieder verschwinden wird.“

Da ich an diesem Tag körperlich völlig erledigt bin, erspare ich es mir, ihm meine ganze Vorgeschichte zu erzählen. Er kann an meiner Verfassung ohnehin nichts ändern. So murmle ich lieber eine nichtssagende Antwort: „Ja, ich habe zur Zeit sehr viel um die Ohren und schlafe auch schlecht!“

Er wirkt beinahe begeistert, weil er seine Diagnose bestätigt sieht. „Sehen Sie, Herr Protzmann, da haben wir es schon! Machen Sie sich keine Gedanken. Wie gesagt, mit dem Rückgang Ihrer Belastung wird das Kribbeln schnell wieder verschwinden", sagt er zum Abschied.

Er behält recht! Drei Wochen später ist der Spuk genau so schnell verschwunden wie er aufgetaucht ist.

Meine generalisierte Angststörung bleibt, aber die Panikattacken verändern sich so merkwürdig, dass ich trotz intensiver Ursachenforschung keine Begründung finden kann.

Plötzlich erlebe ich erstmals wieder längere, völlig beschwerdefreie Zeiten. Es sind nicht nur zwei oder drei Wochen, sondern anderthalb bis drei Monate. Mit einem Mal kehren die Attacken jedoch mit Wucht zurück und quälen mich wochenlang fast täglich.

Gelegentlich wird es so schlimm, dass ich das Gefühl habe, ein Panikanfall gehe nahtlos in den nächsten über – wie Wellen, die hintereinander an den Strand spülen.

Immer wieder frage ich mich verzweifelt, ob dabei ein Muster zugrunde liegt, das ich nicht erkenne. Was war in der beschwerdefreien Zeit anders als jetzt in der Phase der Attacken?

Habe ich anders gelebt, weniger gearbeitet, mich anders ernährt? Habe ich weniger über meine Krankheit nachgedacht? Oder gab es in dieser Zeit besondere Erlebnisse oder Ereignisse, die mich innerlich aufgepuscht haben, ohne dass ich es bemerkt habe?

Nein! Ich kann überlegen, so viel ich möchte. Es gibt hinsichtlich meines Tagesablaufs keinerlei Unterschiede während der beschwerdefreien Zeit und der Zeit der intensiven, massiven Attacken.

Irgendwann gebe ich es auf zu suchen!

Es gibt kein Muster!

Es ist einfach nur eine neue Teufelei meiner Nerven!

*

Der erste richtig üble Familienkrach ist da! Susanne spricht seit gestern kein einziges Wort mehr mit mir. Meine Eltern sind stinksauer und rufen mich fast im Stundentakt an, um mich wahlweise entweder niederzumachen oder um zu versuchen, mich umzustimmen. Der Grund der Auseinandersetzungen: Ich weigere mich, mit in den Urlaub fahren.

Bekannte meiner Eltern haben in Dänemark ein Ferienhaus, das unsere Familie ein- bis zweimal jährlich besonders preiswert nutzen kann, wenn es gerade nicht belegt ist.

Meine Eltern fahren jedes Jahr mindestens einmal für ein bis zwei Wochen nach Dänemark, auch Susanne und ich waren schon einmal dabei, als es mir noch nicht ganz so schlecht ging.

In diesem Jahr haben meine Eltern sich eine besondere Überraschung ausgedacht: Sie laden uns auf einen einwöchigen gemeinsamen Urlaub ein, den sie komplett bezahlen wollen. In erster Linie denken sie dabei natürlich an ihre beiden mittlerweile drei und vier Jahre alten Enkelkinder, die das Meer sicher fantastisch finden würden. Beide waren noch nie am Meer! Außerdem gibt es in der Nähe des Ferienhauses das recht originelle ‚Kinderreiten' und ein großes Kinder-Spielzentrum. Susanne ist hellauf begeistert und freut sich auf einen traumhaften Urlaub.

Sie fällt aus allen Wolken, als ich ihr sage, dass ich aus beruflichen Gründen nicht mitfahren könne. Zu viele wichtige Abschlüsse würden in dieser Zeit anstehen. Umgehend ruft sie meine Eltern an und weint ihnen etwas vor. Mein Vater verlangt umgehend, mit mir am Telefon zu sprechen.

Meine Gründe will er gar nicht hören. Er schnauzt mich an und macht mich nieder, frei nach dem Motto, dass ich ein ‚Rabenvater' sei, gerade im Begriff, seinen Kindern den herrlichsten Urlaub ihres Lebens zu verwehren.

In ruhigem Ton versuche ich ihm zu erklären, dass ich gerade in dieser Woche viele Termine hätte, die absolut wichtig seien. Schließlich müsse ich ja Geld verdienen, ich bekäme nun mal kein Urlaubsgeld. Außerdem erfinde ich rasch eine Geschichte von einer Schulung meiner Bezirksdirektion mit Teilnahmepflicht, die auch in dieser Woche stattfände.

Mein Vater lässt keinen Einwand gelten.

„Verdammt, das ist nur eine Woche von Samstag bis Samstag! Du wirst wohl mal eine einzige Woche für deine Familie freimachen können!“, blafft er mich wütend an. „Die Termine kannst du verschieben und die Schulung kannst du einmal ausfallen lassen. Auch wenn du selbstständig bist, steht dir ein kurzer Urlaub zu. Theoretisch könntest du ja auch mal krank sein.“

Ich bleibe hart, selbst auf die Gefahr hin, dass der Streit eskaliert.

Wenn jemand auch nur annähernd wüsste, wie ich mich in diesem Moment fühle!

Woher sollen aber meine Eltern, Susanne oder die Kinder wissen, dass der wahre Grund meiner Absage ein völlig anderer ist?

Ich habe Angst, das ist alles!

Ich habe unglaubliche Angst!

Ich könnte losheulen, denn ich weiß nur zu gut, wie herrlich es an der dänischen Küste ist. Und wie gerne würde ich eine Woche lang einfach ausspannen und mich der Familie und insbesondere den Kindern widmen!

Aber ich habe Angst!

Meine Panikattacken sind momentan besonders intensiv und suchen mich bis auf wenige Ausnahmen täglich heim. An manchen Tagen erlebe ich sogar mehrere Anfälle, die an die Substanz gehen und mich völlig auslaugen. Ich habe immer noch ständige Panik vor dem Herzinfarkt!

Und ich weiß, wie es im Urlaubsort aussieht!

Die Ferienhaussiedlung liegt an einer einsamen Landstraße. Fährt man nach rechts, gelangt man anderthalb Kilometer weiter in ein 150-Seelen-Dorf. Fährt man nach links, kommt man in ein verschlafenes Nest mit vielleicht 300 Einwohnern und 35 Kilometer weiter in eine kleine Stadt, die diese Bezeichnung kaum verdient. Ansonsten liegen überall Hase und Fuchs begraben – Wildnis pur.

Wer soll mir dort helfen können, wenn mir etwas passiert?

Ich wäre verloren!

Ich kann mich nicht erinnern, irgendwo ein Krankenhaus oder auch nur ein Hinweisschild zu einem Krankenhaus gesehen zu haben. Schilder von Arztpraxen sind mir auch nicht in Erinnerung, obwohl ich auf so etwas genau achte. Wahrscheinlich ist der nächste Arzt 70 Kilometer und das nächste Krankenhaus 200 Kilometer entfernt – ebenso gut könnte es auf dem Mars oder dem Jupiter liegen.

Und wer sollte mich verstehen, wenn ich einen Herzinfarkt erleide? Dänisch spreche ich nicht.

Und dann die Fahrt!

Zwar sind es nur 720 Kilometer bis zum Ferienhaus, aber was, wenn es mich gerade auf der Fahrt erwischt – mit der Ehefrau und den beiden Kindern im Auto?

Nein, unmöglich! Ich kann nicht mitfahren! Allein der Gedanke, dass ich mich dort von jeder ärztlichen

Versorgung abgeschnitten fühlen würde, verursacht ein dumpfes Druckgefühl in der Brust.

Die Geschichte endet, wie es zu erwarten war. Meine Eltern sagen den Termin nicht ab und nehmen Susanne und die Kinder in ihrem Wagen mit. Mein Vater fährt zwar einen großen Kombi, trotzdem ist es mit fünf Personen und Gepäck ziemlich beengt. Er ist dementsprechend verärgert und schäumt vor Wut, als ich mich auch durch seine letzten Versuche nicht umstimmen lasse.

*

Der Tag der Abfahrt der Familie ist der pure Horror. Meine Eltern holen früh am Morgen Susanne und die Kinder ab, würdigen mich dabei nicht eines Blicks. Ich bin schlichtweg schlechte Luft für sie. Auch Susanne redet kein Wort mehr mit mir. Gemeinsam laden sie das Gepäck in den Wagen. Als ich helfen will, schnauzt mein Vater mich an, ich solle mich besser um meine wichtige Arbeit kümmern. Nur die Kinder verabschieden sich liebevoll. Susanne und meine Eltern setzen sich ohne weiteres Wort ins Auto, fahren los, nur die Kinder reagieren auf mein Winken.

Am liebsten möchte ich losheulen, möchte laut schreien und toben. Wenn ich nur irgendwie diesen ungeheuerlichen Hass auf mich selbst loswerden könnte. Alles zerbricht an dieser verfluchten Krankheit!

Voller Wut nehme ich ein Buch, das zufällig auf dem Wohnzimmertisch liegt, und schmeiße es mit Wucht an die Wand. Meine Hände zittern, ich bebe vor Anspannung. Am liebsten würde ich alles kurz und klein schlagen – und erschrecke im selben Moment vor meinem Wutausbruch. Bis zur nächsten Panikattacke wird es nicht mehr lange dauern.

Ich möchte meinen Tränen freien Lauf lassen. Aber selbst das gelingt mir nicht. Ich kann nicht mehr weinen, es ist, als sei die Funktion ‚Tränen' bei mir abhandengekommen.

Schon der Therapeut hatte mir seinerzeit empfohlen, einfach alles mal herauszulassen, die Tränen fließen zu lassen, da dies die nervliche Anspannung erheblich mindern und Körper, Nerven und Geist reinigen könnte.

Aber es geht einfach nicht, egal, wie grauenhaft mir zumute ist und wie sehr ich mich bemühe, dem Tränenfluss freien Lauf zu gewähren. Im optimalen Fall befeuchten sich meine Augen ein wenig.

Vielleicht sollte ich den Therapeuten anrufen und ihn fragen, warum ich nicht weinen kann?

Nun sitze ich allein in der Wohnung, während die Familie sich eine herrliche Urlaubswoche gönnt. Wie gerne wäre ich dabei gewesen. Mein Selbstmitleid überschwemmt mich in diesem Augenblick.

Ich bin jetzt 36 Jahre alt und schleppe meine Erkrankung, die in meinem Selbstverständnis immer noch keine ‚richtige' Krankheit ist, seit nunmehr 14 Jahren mit mir herum.

Nun habe ich schon Angst davor, in den Urlaub zu fahren, nehme lieber einen riesigen Familienkrach in

Kauf, statt meine Angst zu überwinden, am Urlaubsort medizinisch nicht versorgt werden zu können.

Welch ein unsinniges Verhalten!

Mein Kollege hatte einen echten Herzinfarkt erlebt und ist problemlos mit der Familie in Urlaub gefahren, während ich mich, organisch völlig gesund, aufgrund meiner unzähligen Ängste und Macken zu Hause verstecke. Wie soll man ein solches Verhalten irgendeinem Menschen erklären?

Knapp drei Stunden später ist es so weit. Die Attacke schlägt mit aller Heftigkeit zu!

Zu oft habe ich wohl an das Wort ‚Herzinfarkt' gedacht, denn der Anfall ist so schlimm, dass ich über die Arztrufzentrale einen Arzt anfordere, natürlich ist es wieder ein Samstag, der Tag, an dem die Attacken stets am schlimmsten zuschlagen! Mein Puls rast und mein Herz hämmert so schwer und gewaltig gegen meine Rippen, als wolle es jeden Moment seinen Dienst endgültig einstellen. Ich schnappe nach Luft und habe das Gefühl, mir jeden Moment in die Hose zu machen. Die Finger beider Hände, die wie Espenlaub zittern, krallen sich in die Tischkante. Innerhalb von zwei Minuten ist mein Unterhemd so durchgeschwitzt, als hätte ich es unter den Wasserhahn gehalten. Ich bin diesmal nicht einmal mehr in der Lage, den enorm schmerzenden Druck in meiner Brust zu lokalisieren, er scheint meinen gesamten Oberkörper befallen zu haben. Er ist in der gesamten Brust, im Magen, unter beiden Achseln und sogar im Nacken und ein Stück den Rücken hinunter spürbar.

‚Du musst nach unten ins Büro!', schreit eine Stimme in mir. ‚Egal wie! Beweg' dich und sieh zu, dass du die Treppe hinunter kommst, dann öffnest du die Haustür einen Spalt! Bleib in der Nähe der Tür wegen des Arztes! Wenn du es nicht nach unten schaffst, wirst du hier oben sterben! Der Arzt wird ein paarmal klingeln und dann wegfahren, wenn keiner öffnet!'

Ich schleppe mich zur Treppe und kralle meine Finger um das Geländer. Ganz langsam, Stufe für Stufe, schleiche ich nach unten, meine Beine können mich kaum tragen, da die Muskeln ihren Dienst verweigern. Obwohl es nur 14 Stufen sind, muss ich zwischendurch immer wieder anhalten, da ich keine Luft bekomme. Aber ich schaffe es, schleppe mich zur Haustür und öffne sie einen Spalt. Dann torkle ich in mein Büro und lasse mich in einen der beiden Kundenstühle fallen, die in unmittelbarer Nähe der Bürotür stehen.

Wann endlich kommt der Arzt? Die Minuten scheinen sich zu Stunden zu dehnen.

Schließlich höre ich, wie ein Auto direkt vor dem Haus hält. Langsam drehe ich den Kopf und schaue durch das kleine Bürofenster auf die Straße hinaus. Das muss der Arzt sein, denn er öffnet die hintere Tür und holt eine große, schwarze Tasche heraus. Ohne Umschweife betritt er das Haus, kommt ins Büro, als er die offene Tür sieht und mich entdeckt.

Diesen Arzt kenne ich zwar noch nicht – doch mit seiner Ankunft beginnt der Druck in meiner Brust nachzulassen. Eine Erfahrung, die ich schon häufiger gemacht habe. Ist der Arzt da oder zumindest eine

Praxis oder ein Krankenhaus in unmittelbarer Nähe, wirkt das beruhigend auf mich.

Er weist mich vorsichtig an, mich auf den Boden zu legen. Es folgen die üblichen Untersuchungen. Während der sattsam bekannten Prozedur bete ich wieder einmal in Stichworten meinen Leidensweg herunter. Der Arzt nickt verständnisvoll und teilt mir mit, dass bis auf den stark erhöhten Puls alles in bester Ordnung sei. Dann greift er in seine Tasche und zaubert die unvermeidliche Spritze hervor.

Wie bekannt mir das alles ist, wie beruhigend es wirkt, obwohl ich es unendlich leid bin! Ich frage nicht mehr, was ich gespritzt bekomme, habe ich doch im Laufe der letzten Jahre schon genug Beruhigungscocktails erhalten. Und auch dieser wirkt zuverlässig. Keine fünf Minuten nach der Injektion ist der Spuk vorbei.

Wie schafft es eigentlich eine chemische Substanz, so massiv in den Körper einzugreifen, dass alle Symptome nach ein paar Minuten restlos verschwinden?, frage ich mich nicht zum ersten Mal.

Der Arzt verabschiedet sich und wenige Minuten später laufe ich die Treppe wie eine junge, kraftstrotzende Gazelle nach oben in die Wohnung. Einfach unfassbar, dass mir diese Treppe noch vor einer Dreiviertelstunde wie ein unüberwindliches Hindernis vorkam, wie ein dunkler, bedrohlicher Schlauch, der kilometerweit in die Tiefe führt.

Ich schalte den Fernseher ein, mir ist gleichgültig, was gerade läuft. Anschließend lege ich mich auf die

Couch, packe mir zwei der kleinen Kissen unter den Kopf und schlafe nach kurzer Zeit ein. Die Spritze entfaltet ihre volle Wirkung, bringt mir Ruhe

*

Die Woche vergeht quälend langsam. Susanne, die Kinder und meine Eltern lassen nichts von sich hören. Nicht ein einziger Anruf, keine Ansichtskarte, nichts – mit meiner Urlaubsverweigerung scheine ich den Bogen überspannt zu haben, ohne es zu wollen. Hätte ich ihnen vielleicht doch den wahren Grund sagen sollen?

Nein, denn ich bin mir sicher, sie hätten es nicht verstanden! Und so paradox es klingt: Ich würde es verstehen, wenn sie es nicht verstanden hätten!

Der Zwist hätte sich wahrscheinlich genauso entwickelt wie jetzt, nur mit dem Unterschied, dass sie mich alle für verrückt gehalten hätten. Doch es ärgert mich ungemein, dass sie nachtragend sind und keinerlei Lebenszeichen von sich geben. Nicht einmal die Kinder! Sind sie vielleicht von Susanne und den Großeltern mittels eines erfundenen Vorwands instruiert worden, mich nicht anzurufen?

Fast täglich erlebe ich in diesen Tagen einen neuen Anfall, aber zum Glück nicht in der Heftigkeit wie am Samstag. Trotzdem sind die Anfälle dermaßen kräftezehrend, dass ich mehrfach Termine verlege. Ich stelle mit Erschrecken fest, dass es nicht nur Gespräche am Abend sind, mittlerweile sage ich auch Termine am Vormittag oder am Nachmittag ab. Dabei bin nicht einmal in der Lage, die dadurch gewonnene Zeit für Büroarbeiten zu nutzen.

Und das Seltsame ist, obwohl ich mir durch die Absagen häufig ein Geschäft vermassele, fühle ich mich nach dem Auflegen des Hörers befreit, gerade so, als hätte ich einen Zahnarzttermin abgesagt.

Ich schalte das Telefon auf stumm und liege einfach nur auf der Couch. Zwischendurch schaue ich auf den Fernseher, ohne wahrzunehmen, was läuft. Ich blättere durch Zeitschriften, ohne den Inhalt eines einzigen Artikels wahrzunehmen. Schließlich entschließe ich mich, die Zeit zur Lektüre eines Romans zu nutzen, lege das Buch aber nach ein paar Minuten wieder zur Seite.

Manchmal gehe ich in diesen Tagen mit dem festen Vorsatz ins Büro, etwas zu arbeiten. Drei Minuten später steige ich die Treppe schon wieder nach oben. Gelegentlich gehe ich durchs Haus, ohne zu wissen, was ich eigentlich will und warum ich das mache. Ich will mir in der Küche ein schmackhaftes Abendessen zubereiten, nehme mir stattdessen eine Gewürzgurke und drei Scheiben Wurst, die ich aus der Hand hinunterschlinge.

Nachts schlafe ich ausgesprochen schlecht, es kommt mir eher wie ein Dahindämmern vor.

Die wenigen Termine, die ich in dieser Woche einhalte, sind eine einzige Quälerei. Ich erreiche zwar zwei Abschlüsse, dafür kommen drei andere Verträge nicht zustande, natürlich jene, die besonders lukrativ gewesen wären. Nicht zufällig wohnten diese Kunden weit entfernt und hatten Abendtermine.

Ich versuche mit allen Mitteln, mich unter Kontrolle zu bringen.

Meine Güte, warum stelle ich mich denn so an?

Andere würden sicher davon träumen, solch einen Job zu haben! Gemütlich mit dem Auto zum Kunden fahren, dort im Wohnzimmer entspannt plaudern und mit etwas Glück mit einem guten Abschluss in der Tasche nach Hause fahren.

Mir kommt es inzwischen wie körperliche Schwerstarbeit vor. 60 Kilometer bis zum Kunden empfinde ich wie 600 Kilometer, und ein eineinhalbstündiges Gespräch scheint mir einen halben Tag zu dauern. Bei kritischen Leuten, wo selbst besondere Überzeugungskraft nicht immer den Abschluss sichert, würde ich am liebsten sofort aufstehen und gehen.

Die simpelsten Büroarbeiten wie Abheften, Daten in den PC eingeben oder Kundenakten bearbeiten sind mir lästig. Mit aller Gewalt muss ich mich dazu zwingen, zum Hörer zu greifen, um Interessenten, denen ich bereits ein Angebot geschickt habe, anzurufen und eventuell ausstehende Fragen zu klären. Am Telefon sollte ich locker, entspannt und dynamisch wirken, das fällt mir in dieser Zeit unendlich schwer.

Meine gesamte Arbeit leidet inzwischen empfindlich. Sollte sich nicht bald etwas ändern, würde ich dies schmerzhaft in meinem Geldbeutel spüren. Die Provisionen fließen ohnehin nicht mehr so üppig wie früher und die Kosten steigen zusehends. Wenn ich mich jetzt auch noch hängen lasse, dann wird es richtig bitter werden.

Meine Analyse ist klar und eindeutig.

Trotzdem kann ich nichts ändern, bin wie gelähmt und die Welt da draußen kommt mir unwirklich und vor allem feindlich vor. Ich fühle mich, als sei ich am Ende meiner körperlichen und geistigen Leistungsfähigkeit angekommen. Nichts geht mehr!

Es gibt mehr als einen Morgen, an dem mir nach dem Aufstehen der Weg ins Badezimmer schon zu beschwerlich ist. Danach kann eigentlich nur noch der völlige Zusammenbruch kommen.

Ich beruhige mich mit dem Gedanken, dieses Gefühl schon öfter gehabt zu haben. Und trotzdem ist es irgendwie weitergegangen.

Es scheint irgendwie immer weiterzugehen.

Der Mensch und der menschliche Körper scheinen belastungsfähiger zu sein, als man glaubt. Und selbst wenn man denkt, wirklich am Ende zu sein, ist es in vielen Fällen noch lange nicht so weit. Ich erinnere mich an einen Satz, den ich irgendwo in einem meiner Bücher über Angst gelesen habe: „Es gibt tatsächlich Menschen, die scheinen unbegrenzt leidensfähig zu sein!“

*

Am Ende der Woche kommen meine Eltern, Susanne und die Kinder aus Dänemark zurück. Nur die Kinder freuen sich und plappern sofort los, ansonsten ist die Atmosphäre angespannt. Susanne gibt mir nicht einmal einen Begrüßungskuss, meine Eltern grüßen nur knapp und unpersönlich. Sie wollen nicht mehr auf einen Kaffee bleiben, sondern sofort nach Hause fahren.

Susanne ist immer noch beleidigt und wechselt das gesamte Wochenende kaum ein Wort mit mir. Sie gibt sich betont kühl und abweisend, gerade so, als wenn sie mich nachträglich bestrafen möchte. Die Kinder erzählen begeistert, was sie in Dänemark alles erlebt haben. Von meiner Frau dagegen erfahre ich keinen einzigen Satz.

Himmel, man kann es auch übertreiben! Wie lange will sie jetzt beleidigte Leberwurst spielen?

Ich werde wütend und verbringe den größten Teil des Wochenendes im Büro. Dort arbeite ich nicht, sondern unterhalte mich mit diversen Computerspielen. Nebenher denke ich über unsere Beziehung nach.

Obwohl wir erst wenige Jahre verheiratet sind, frage ich mich, ob diese Ehe noch lange Bestand haben wird. Das ist nicht mehr die Susanne, die ich kennengelernt habe. Sicher bin ich auch nicht mehr der Uwe, den sie verehrt und geliebt hat. Mir liegt es fern, mich von jeglicher Schuld freizusprechen. Sicher trägt jeder von uns einen gewissen Anteil an der Misere, was nichts an der Tatsache ändert, dass mir Susanne zunehmend fremd vorkommt. Und das Schlimmste ist, dass mich diese Einschätzung nicht einmal besonders belastet.

Belastend ist für mich nach wie vor meine Krankheit, die, so stelle ich sie mir bildlich vor, zu meinem kugelförmigen Universum geworden ist, das mich täglich umgibt. Ich sitze genau in der Mitte auf einem kleinen Planeten und habe keinerlei Chance, die Grenze dieses Universums zu durchstoßen, um endlich diesem Albtraum zu entfliehen und vielleicht ein neues Universum zu finden, in dem man friedlich, glücklich, sorglos und zufrieden leben kann.

Ich bin auf diesem Planeten gestrandet und werde wahrscheinlich bis zum Ende meines Lebens dort leben müssen.

Eigentümlich ist bei diesem Bild, dass Susanne und die Kinder ebenfalls in diesem Universum leben und gleichzeitig auch wieder nicht. Es scheint für sie so eine Art Paralleluniversum zu geben, wo es anders zugeht als in meiner Welt.

Meine Güte, ist das alles verworren!

Ich bin immer noch ein Hamster im Laufrad, eine Maus, die den ganzen Tag in einem engen Käfig im Kreis umherrennt. Ich bin ein Bergsteiger, der einen Berg erklimmen möchte, um endlich das Schöne zu sehen, aber ich komme einfach nicht weiter nach oben, egal, wie sehr ich mich anstrenge! Entweder wird der Berg immer höher, oder ich rutsche während des Kletterns immer wieder nach unten, ohne es zu merken.

Ich weiß es nicht!

Ich weiß wirklich nicht mehr, wer oder was ich bin und was das alles noch für einen Sinn haben soll.

Zwischenspiel 1994 ▶ Der ultimative Test beim Kardiologen

Wieder sind sechs Monate ins Land gegangen, in denen ich mich mehr oder weniger von einem Tag zum nächsten gequält habe. Die Aufregung um den Urlaub hat sich wieder gelegt, aber Susanne und ich spüren, dass die dadurch entstandene Entfremdung noch nicht vergessen und ein weiterer Schatten auf unsere Beziehung gefallen ist.

Meine Mutter ruft an und teilt mit, dass es meinem Vater gesundheitlich ziemlich schlecht ginge. Sein früher verhältnismäßig gut zu ertragendes Asthma hat sich in den letzten Monaten radikal verschlechtert. Er muss fast täglich zum Arzt und war bereits zweimal für mehrere Tage im Krankenhaus. Sein Asthma führt zu immer stärkerer Kurzatmigkeit bis hin zu Erstickungsanfällen.

Bei Mutters Mitteilung fällt mir sofort ein, dass auch ich ab und zu das Gefühl habe, nicht genügend Sauerstoff in die Lungen zu bekommen und mühsam nach Luft ringe. Sollte ich etwa, eventuell erblich bedingt, auch Asthma haben? Es ist zudem Tatsache, dass extreme Kurzatmigkeit auf eine Herzerkrankung hinweisen kann.

Dadurch, dass ich wieder ins Grübeln gerate, entwickeln sich bei mir neue Ängste und damit verbunden verstärkte Panikattacken. Grundgütiger, warum hat mein Vater nicht einfach ein kleines Magengeschwür, einen leichten Bandscheibenvorfall oder meinetwegen auch

Arthrose im linken kleinen Finger? Warum muss es ausgerechnet Asthma sein?

Eine der nächsten Panikattacken ist so heftig, dass ich erneut den Kardiologen aufsuche. Er kennt meine Krankheitsgeschichte, so erzähle ich ihm von meinem Arbeitskollegen und meinem Vater. Er meint lächelnd: „Kein Wunder, dass es nun bei Ihnen wieder so richtig losgeht, Herr Protzmann. Na gut, dann wollen wir mal!"

Die Untersuchungen verlaufen wie immer und sind ohne Befund. Doch dann kommt plötzlich ein neues Untersuchungselement hinzu, das ich bis dato noch nicht kennengelernt habe.

„So, und nun werden wir einen Test durchführen, Herr Protzmann, um Ihnen vielleicht endlich Ihre Angst vor dem ‚Herzinfarkt' nehmen zu können!", sagt der Kardiologe mit einem Mal resolut und zaubert aus seiner Hand einen Behälter hervor, der an eine kleine Spraydose erinnert.

„Verspüren Sie immer noch diesen Druck auf der Brust?", fragt er.

„Ja, aber er hat während der Untersuchungen spürbar nachgelassen", antworte ich und frage neugierig: „Was haben Sie da?"

„Das ist Nitro-Spray, Herr Protzmann. Ihr Arbeitskollege wird das kennen!"

Ich schaue ihn fragend an und warte auf weitere Erklärungen.

„Dieses Spray ist ein Notfallmittel bei akuten Herzproblemen. Bei einem Herzinfarkt hat es kaum eine Wirkung. Wenn man aber zum Beispiel an einer Verengung der Herzkranzgefäße leidet – was sich unter anderem durch einen starken Druck in der Brust bemerkbar machen kann – dann wirkt es hervorragend!", erklärt mir der Arzt. „Ein oder zwei Hübe von diesem Nitro-Spray unter die Zunge, und die Beschwerden verschwinden meist innerhalb von einer Minute, da das Spray sofort die Gefäße erweitert."

„Und was hat das nun mit einem Test für mich zu tun?"

„Ganz einfach, Herr Protzmann! Wenn Sie nicht an einer Verengung der Herzkranzgefäße leiden, dann wird das Nitro-Spray eine völlig andere Wirkung auf Sie haben. Sie werden einen dicken Kopf wie nach einer durchzechten Nacht verspüren und eventuell leichte Kopfschmerzen bekommen, aber der Druck in ihrer Brust wird bleiben!", erklärt der Arzt. „Öffnen Sie bitte den Mund und legen Sie die Zunge an den Gaumen."

Ich befolge seine Anweisung und er sprüht mir zwei Hübe unter die Zunge.

Der Druck in der Brust ist immer noch spürbar, aber ich merke einen einsetzenden dumpfen Schmerz im Kopf. Tatsächlich ist es ein Gefühl, als wenn ich zu viel getrunken hätte.

Der Arzt wartet ein paar Minuten und lächelt, ehe er abschließend sagt: „Ich denke, damit wäre alles geklärt, Herr Protzmann! Sie haben immer noch nichts am Herzen!"

Wir verabschieden uns.

Auf der Straße durchströmt mich ein unglaubliches Glücksgefühl, ich könnte lachen und würde am liebsten durch die Gegend springen. Ach was, ich würde am liebsten ohrenbetäubend meine Erleichterung in die Welt hinausschreien! Dieser Test hat es endgültig gezeigt: Ich habe nichts am Herzen, absolut nichts. Ich bin kerngesund. Trotz meiner leichten Kopfschmerzen fühle ich mich wie auf Wolke Sieben.

Ich könnte den Kardiologen küssen!

Warum ist bisher kein anderer Arzt auf die Idee gekommen, diesen simplen Test durchzuführen?

Ich bin gesund!

Ich glaube fest daran, dass dieser Test dazu beiträgt, meine Attacken in den Griff zu bekommen. Jetzt muss ich dieses Erlebnis beim Arzt nur noch in meine Strategie einbauen, wenn ich einen beginnenden Anfall verspüre.

Warum dieser Versuch mit dem Nitro-Spray und das Ergebnis wie eine stimulierende Droge auf mich wirken, weiß ich eigentlich nicht, denn es ist ja keine besondere Neuigkeit für mich, dass ich körperlich völlig in Ordnung bin. Tatsache aber ist, dass ich mich beim besten Willen nicht erinnern kann, wann ich mich das letzte Mal dermaßen gut gefühlt habe.

Ich fahre nach Hause und drehe die Anlage im Auto auf. Fünfzehn Jahre jünger komme ich mir vor, verspüre schon lange nicht mehr gekannte Energien. Ich summe den Song aus dem Radio mit und bin der felsenfesten Überzeugung, dass sich nun alles zum Besseren wenden wird. Ich muss nur diesen Test im Kopf behalten, muss ihn mir regelrecht in den Kopf hämmern – am besten täglich alle zehn Minuten!

Zu Hause angekommen, setze ich mich sofort an den Schreibtisch und kümmere mich um meine Arbeit. Wie leicht plötzlich alles von der Hand geht! Ich fasse Angebote und Briefe mit alter Leichtigkeit ab, telefoniere völlig unbekümmert und vereinbare Termine selbst in weit entfernten Orten. Sogar die Ablage wird problemlos aufgearbeitet.

Ich bin regelrecht euphorisch!

Susanne kommt ins Büro. Es ist nicht schwierig zu bemerken, dass sie schlechte Laune hat. Sie wird ihre inzwischen fast tägliche Leidenslitanei herunterbeten, Änderungen in ihrem Leben einklagen wollen.

Schon legt sie los. „Du kannst dir gar nicht vorstellen, wie langweilig mir ständig ist. Die Kinder werden größer und selbstständiger, sind nicht mehr jede Minute auf meine Hilfe angewiesen. Ich spiele mit dem Gedanken, zumindest stundenweise einen Job anzunehmen. Das Haus wird mich sonst erdrücken, die Putz- und Kocharbeit lastet mich wirklich nicht aus."

Es ist noch gar nicht so lange her, da hat sie sich darüber beklagt, wie sehr sie sich doch überlastet fühle durch die viele Arbeit mit den Kindern und dem Haus.

Und sie hat einen neuen Vorschlag: Ein Hund. Ihre Freundin hätte vor Kurzem einen Labrador-Welpen bekommen, so einen möchte sie auch. Natürlich nicht irgendeinen beliebigen, sondern einen anständigen Welpen von einem anerkannten privaten Züchter. Dann könne sie gemeinsam mit ihrer Freundin und mit den Hunden spazieren gehen und würde sich bestimmt viel wohler fühlen.

Ich frage nach dem Preis für einen Zucht-Labrador und falle beinahe vom Stuhl, als sie mir ganz lapidar antwortet, dass so ein Welpe zwischen 1.500 DM und 1.900 DM koste – je nach Stammbaum.

„Dafür bekommt man ja einen Gebrauchtwagen!“, entfährt es mir.

Susanne verzieht sofort das Gesicht. „Dein Autotelefon war viel teurer und damit hattest du kein Problem!“, giftet sie mich an. „Jetzt, da es um mein Wohlbefinden geht, stellst du dich an, als wenn so ein Labrador 20.000 DM kosten würde. Du kannst auch ruhig mal etwas Geld für mich ausgeben!"

Meine Laune ist viel zu gut, um mich auf ein Streitgespräch einzulassen und sie dezent darauf hinzuweisen, wie viel Geld sie für ständig neue Klamotten, teure Wolle, Strickzubehör und Versandhausbestellungen ausgibt, ohne dass ich mich jemals dazu kritisch äußere.

„Lass uns am Wochenende darüber reden“, sage ich ausweichend, denn einem Hund in der Wohnung kann ich wenig abgewinnen.

Sie zieht beleidigt ab und wird sich wahrscheinlich sofort bei ihrer Freundin über mich beschweren.

Mir ist das heute egal. Ich bin gesund!

Nur das allein zählt für mich – alles andere ist nebensächlich.

*

November 1996. Es hat sich vieles geändert.

Seit Mitte letzten Jahres habe ich Zugriff auf das Internet. Natürlich war ich einer der Ersten, die sich bei einem ‚Online-Provider' angemeldet haben. Und das Internet boomt! Täglich kommen Tausende von neuen Seiten dazu, ein unerschöpflicher Informations-Pool. Mich interessieren keine Spieleseiten, keine Seiten mit Nachrichten und keine Seiten, die von Krankheiten in jedweder Form berichten. Schon gar nicht interessieren mich die Pornoseiten, die wie Pilze aus dem Boden schießen.

Ich suche nur Seiten, die mit Angst, Angststörung, Panikattacken und generalisiertem Angstsyndrom zu tun haben. Jeden Artikel verschlinge ich einzeln. Finde ich irgendwo im Internet einen Test, mittels dem man überprüfen kann, ob man an einer Angsterkrankung leidet, führe ich ihn sofort durch. Alles, was hinsichtlich meines Themas auch nur halbwegs interessant scheint, drucke ich zudem aus. Für die Ausdrucke lege ich eigens einen ‚Angstordner' an, den ich ganz hinten in meinem Materialschrank verschwinden lasse

Warum ich das alles mache? Ganz einfach! Ich leide immer noch an dieser vermaledeiten Krankheit!

Mein Erfolgserlebnis mit dem Nitro-Spray hat nur eine kurze Zeit geholfen. Zwar konnte ich mit dem Wissen um diesen Test eine Zeit lang meine Panikattacken erheblich abschwächen und sogar vermeiden, aber auch diese Selbsttäuschung hat nur für kurze Zeit funktioniert. Schon anderthalb Monate später war alles wieder unverändert!

Irgendwie scheint dies auch ein besonderes Phänomen bei Panikpatienten zu sein. Nach ärztlichen Untersuchungen oder selbst durch die Anwesenheit eines Arztes geht es einem Betroffenen kurz-, manchmal sogar mittel- bis langfristig besser. Schon ist man der Meinung, nun würde es bergauf gehen. Unweigerlich folgt kurze Zeit später der Absturz!

Nach wie vor leide ich an den Attacken und meiner generellen Angst vor Krankheiten. Die Angst vor der Angst ist geblieben, ebenso die dauernde Selbstbeobachtung, meine unzähligen Marotten und meine Gedanken über den Tod und den Sinn oder die Sinnlosigkeit des Lebens.

Körperlich fühle ich mich so zerstört wie nie zuvor, da neben meine Erkrankung massive finanzielle Probleme getreten sind, die immer stärker an meinen Nerven zerren und mich von morgens bis abends unter Druck setzen.

Der schnelle Verdienst mit Versicherungen, das leicht verdiente Geld, ist längst Schnee von gestern. Immer mehr Unternehmen stürzen sich auf potentielle Kunden und immer weniger Menschen sind bereit, zu ihrem Schutz in eine Versicherung zu investieren. Das Geld sitzt bei den meisten nicht mehr so locker, wodurch mein Verdienst erheblich schrumpft, meine monatlichen Kosten leider nicht.

Die Termine für Versicherungsberatungen sind seltener geworden, noch seltener die großen Abschlüsse. Die Kosten für Bürobedarf, Porto, Benzin und Telefon musste ich nach und nach reduzieren, was natürlich nicht dazu beitrug, den Verdienst zu steigern. Ich versuche seit geraumer Zeit, die Kunden zu einem Treffen in meinem Büro zu bewegen. Dafür ist es schließlich da. Leider nehmen nur sehr wenige dieses Angebot an.

In manchen Monaten reicht mein Verdienst gerade aus, die laufenden Kosten zu decken und ein wenig Geld für die Lebenshaltung übrigzuhaben. Gleichwohl befindet sich mein Konto momentan im Minus, da ich die Deckung der Kosten vier Monate lang nicht geschafft habe. Deshalb musste ich einen Dispo-Kredit in Anspruch nehmen. So etwas kannte ich bisher nicht, der Blick auf den letzten Kontoauszug irritiert mich völlig, denn die Bank berechnet einem Selbstständigen ziemlich hohe Überziehungszinsen.

Wie soll das weitergehen und wo wird das enden? Ich finde kaum noch Schlaf, weil mich die finanzielle Situation enorm belastet. Oft verbringe ich Stunden vor dem Fernseher und gehe erst weit nach Mitternacht ins Bett, weil ich weiß, dass ich ohnehin keinen Schlaf finde.

Susanne interessiert das alles nicht. Wenn ich mit ihr darüber sprechen möchte, merke ich sofort, dass sie diesem Thema ausweichen will. Sie hat ihren Willen durchsetzen können. Um des lieben Friedens willen habe ich ihr Anfang letzten Jahres einen Labrador-Welpen gekauft, dabei den Preis beim Züchter zumindest auf 1. 170 DM drücken können.

Wir entfremden uns immer mehr.

Susanne kennt nur noch Labrador und Freundin – und ihre unzähligen neuen Bücher über Hunde. Dreimal täglich geht sie mit dem Hund spazieren, oft dauern ihre Spaziergänge stundenlang. Wenn sie zu Hause ist, liest sie in ihren Tierbüchern, strickt oder häkelt. Um die Kinder kümmert sie sich nebenher.

Wenn ich abends keinen Termin habe, schaue ich in den Fernseher, während Susanne am Esstisch sitzt und mit ihrer Strickerei beschäftigt ist. Möchte ich mit ihr reden, reagiert sie genervt. Sie will offensichtlich ihre Ruhe haben.

Es ist unfassbar! Ich bin verheiratet und trotzdem allein!

Auch meine Panikattacken interessieren sie nicht, obwohl sie mitbekommt, dass ich immer noch darunter leide. Unsere finanzielle Situation scheint ihr gleichgültig, sie meint: „Du wirst das schon regeln, schließlich bist du der Geschäftsmann in der Familie."

Die ganze Situation belastet mich so sehr, dass ich zum ersten Mal neben meinen Angstanfällen reale körperliche Beschwerden erlebe. Neben den zunehmenden Schlafstörungen habe ich immer öfter Durchfall, muss immer häufiger zwischendurch auf die Toilette.

Manchmal bekommt mir auch das Essen nicht, wobei es gar keine Rolle spielt, was ich zu mir nehme. Ich spüre nach dem Verzehr plötzlich eine aufsteigende Übelkeit und muss mich übergeben. Zudem überkommen mich aus heiterem Himmel stechende Magenschmerzen, die zumeist kurze Zeit später wieder spurlos verschwinden.

Mein Immunsystem scheint ebenfalls angegriffen zu sein, denn noch nie in meinem Leben hatte ich so viel mit Erkältungen, laufender oder verstopfter Nase und beginnender Mittelohrentzündung zu tun. Was ist nur aus mir geworden? Früher bin ich selbst im Winter nur im T-Shirt auf dem Eis herumgelaufen.

Ich fühle, dass mein Körper sich endgültig der Grenze der Belastbarkeit nähert. Keine Einbildung oder Fantasterei, ich fühle mich wie eine leere Batterie, die jede Sekunde endgültig ihren Geist aufgeben kann.

Immer häufiger ertappe ich mich bei dem Gedanken, alles hinzuwerfen, so sehr ich meine Kinder liebe. Am liebsten würde ich mich bei Nacht und Nebel ins Auto setzen und einfach abhauen. Keine Termine mehr, nicht mehr die tägliche Jagd nach dem Geld. Keine Ehefrau mehr, für die ich immer weniger empfinde und die ich sogar ablehne, da sie mir nicht einmal durch Anteilnahme oder Nachfrage hilft, mit meiner Krankheit umzugehen. Spaziergänge mit dem heißgeliebten Labrador und ihrer Freundin sind ihr wichtiger.

Ich möchte mich nicht mehr darum sorgen müssen, ob ich monatlich genug an Provisionen erhalte, um meine Festkosten bezahlen zu können. Keine Gedanken mehr an die Kontoauszüge, bei deren Anblick mir schlecht wird.

Einfach nur verschwinden und weg!

Natürlich weiß ich selbst, dass diese Gedanken nichts als Tagträume sind. Schon die Verantwortung gegenüber den Kindern und mein Pflichtgefühl, nicht vor Problemen wegzulaufen, würden mich von diesem Schritt zurückhalten.

Wohin sollte ich zudem ohne Geld gehen?

Und selbst wenn ich genug Geld hätte, wie würde ich mir meine Zukunft vorstellen?

Ich kann meine Situation auch viel einfacher formulieren: Es gibt immer häufiger Tage, da würde ich mir am liebsten einen Fernseher an mein Bett stellen, die Tür schließen und niemand dürfte mich stören. Ich würde im Bett all meine Mahlzeiten einnehmen und abwechselnd schlafen und fernsehen, gelegentlich lesen.

Keine nervenden Kunden! Keine Termine bis tief in die Nacht! Kein penetrant klingelndes Telefon! Keine Anrufe des Zweigstellenleiters meiner Bank mit der sich wiederholenden Frage nach dem Zeitpunkt des Ausgleichs meiner überzogenen Konten! Keine Ehefrau, die ich nur noch stundenweise sehe, weil sie ständig mit ihrer Freundin unterwegs ist! Keine Kinder, die immer öfter fragen, warum denn die Mama so selten zu Hause ist!

*

Durch einen Zufall habe ich die beruhigende Wirkung von Alkohol entdeckt, dabei habe ich zeit meines Lebens nichts mit Alkohol zu tun gehabt. Ich war bis dato noch nie betrunken, noch nicht einmal angeheitert. Mein Alkoholgenuss beschränkte sich stets auf ein oder zwei Glas Bier, wenn wir früher nach dem Eislauf eine Kneipe aufgesucht haben oder in die Düsseldorfer Altstadt gefahren sind. Nach diesem einen Bier war stets Cola angesagt. Harte Getränke habe ich ohnehin nie angerührt.

Aus einem spontanen Impuls heraus habe ich mir vor zwei Wochen eine Flasche guten Whisky gekauft. Warum? Die Frage kann ich mir selbst nicht recht beantworten. Vielleicht war es einfach nur, dass Flasche und Inhalt toll aussahen und an dem Regal ‚Sonderangebot' stand, zudem gerade dieser Whisky am Abend vorher im Fernsehen beworben wurde.

Seitdem trinke ich im Büro gelegentlich einen Whisky, meist anderthalb Finger breit in einem normalen Glas, mit zwei Eiswürfeln und natürlich pur. Ich schütte das Getränk nicht in einem Zug hinunter, das kann ich auch bei Bier nicht, vielmehr langsam und in sehr kleinen Schlucken, mehr ein Nippen als ein Trinken.

Allerdings muss keiner die Whiskyflasche sehen, auch Susanne nicht. Ich habe sie wie meinen ‚Angstordner' im Materialschrank hinter einem Aktenordner deponiert. Der kleine Kühlschrank im Büro versorgt mich mit Eiswürfeln, Gläser habe ich ohnehin immer mehrere in einem Büroschrank für Besucher stehen. Und der Alkohol hilft mir, wie ich sehr schnell festgestellt habe.

Schon wenn der Whisky die Kehle hinabrinnt und im Magen mit einem Gefühl der Wärme explodiert, spüre ich ein Gefühl der Entspannung. Ich nenne es, die ausgefransten Nervenenden glätten oder mir den Tag etwas freundlicher bügeln. Meine Anspannung lässt nach, ebenso dieses merkwürdige innerliche Vibrieren. Vieles erscheint mir mit einem Mal in einem wesentlich freundlicheren Licht. Ich komme mir plötzlich wieder leistungsfähiger vor und sehe vieles entspannter.

Nach wie vor überfallen mich meine Panikattacken, aber sie kommen seltener und nicht mehr so stark. Kündigt sich eine neue Attacke an, dann nehme ich auch mal einen größeren Schluck Whisky. Schon wird die Attacke erträglicher. Ein echtes Allheilmittel für die Nerven! Warum bin ich nicht vorher auf diese Idee gekommen?

Nach ein paar Wochen kontrolliere ich nicht mehr, wann ich Whisky trinke. Am Anfang habe ich mir abends ein Gläschen nach dem letzten Termin gegönnt. Später auch mal ein Drink am frühen Nachmittag vor dem ersten Termin. Mittlerweile habe ich kein Problem damit, schon morgens nach meinem obligatorischen Pott Kaffee um zehn Uhr einen beruhigenden Schluck zu mir zu nehmen.

Ich komme überhaupt nicht auf die Idee, dass ich eventuell bald mit einem Alkoholproblem zu kämpfen hätte oder dass Alkohol die allerschlechteste Lösung sei, um meine Panikattacken zu überwinden. Ich trinke nur in kleinsten Schlucken und bin nicht einmal angeheitert.

Außer der beruhigenden Wirkung spüre ich nichts, im Gegenteil. Meine Leistungsfähigkeit steigt wieder, meine Laune bessert sich erheblich. Die Tage erscheinen mir nicht mehr trist und öde, sondern wieder wie normale Zeiten, in denen ich wie jeder andere Mensch meine tägliche Pflicht erfülle.

Inzwischen habe ich Kaugummi und Fisherman's Friend entdeckt. Ich sehe ihren Vorteil darin, dass ich nicht nach Alkohol rieche, der Mundgeruch erscheint mir ekelig.

Ich merke allerdings nicht, wie mein Whisky-Konsum langsam und unmerklich steigt und ich immer häufiger eine Flasche kaufe, obwohl ich mir das eigentlich gar nicht leisten kann. Jedenfalls nicht von diesem hochwertigen Whisky! Aus finanzieller Sicht betrachtet, sollte ich besser einen billigen Aldi-Fusel trinken – aber ich bleibe bei dieser Sorte. Das Geld erscheint mir sinnvoll investiert, ich sehe es als eine Art Medikament für mich.

Und da ich bisher außer dem Insidon keine einzige Tablette gegen meine Krankheit eingenommen habe, habe ich auch kein schlechtes Gewissen.

Ich denke nicht einmal darüber nach, ob mein Alkoholpegel bei einer eventuellen Polizeikontrolle zu Problemen führen könnte. Diese paar Schlückchen am Tag, was soll da schon passieren? Schließlich bin ich nicht angetrunken, geschweige denn betrunken! Ich bin vollständig Herr meiner Sinne, also kann alles halb so wild sein!

Es fällt mir nicht auf, dass sich meine Whiskyflaschen immer schneller leeren. Ich weiß nicht, ob Susanne schon etwas aufgefallen ist. Sollte es so sein, verliert sie zumindest nicht ein einziges Wort darüber.

So geht es ein paar Monate.

Der Whisky ist so etwas wie mein Seelentröster geworden und er hilft wirklich, meine Attacken im Zaum zu halten und sie erheblich abzuschwächen. Auch meine generelle Angst, die Angst vor der Angst, die dauernde Selbstbeobachtung und alle meine Marotten verlieren an Gewicht und sind besser zu ertragen.

Ein paar kleine Schlückchen, vielleicht auch ein paar mehr, und ein wohliges Wärmegefühl durchströmt meinen Körper und macht alle Ecken und Kanten des Tages runder. Ich denke überhaupt nicht darüber nach, dass ich durch mein Tun erhebliche Probleme bekommen könnte. Die Frage ist nicht, ob ich mich selbst für absolut fahrtüchtig halte, es reicht doch schon, wenn mir jemand anderes ins Auto fährt, die Polizei erscheint und Blutproben nimmt.

Dann kommt der Tag, der mir einen Schock versetzt. Mein Steuerberater ist regelmäßiger Gast bei mir, um meine persönlichen Steuerbelange durchzusprechen. Er scheint gerne Hausbesuche zu machen. Auch heute sprechen wir über meine finanzielle Situation. Er ermahnt mich aufgrund des rückläufigen Geschäftsgangs und des Sollsaldos auf dem Konto eindringlich, die Angelegenheit unbedingt unter Kontrolle zu halten, da sonst ein Konkurs angesagt sei.

Ich verspreche es ihm.

Als er aufsteht, um seinen Mantel von der Garderobe zu nehmen, dreht er sich auf einmal um. Ich sehe sofort, dass er mir noch etwas sagen möchte, aber offenbar nicht so recht weiß, wie er es formulieren soll.

„Ach, Herr Protzmann, da wäre noch eine Sache ...“, beginnt er vorsichtig.

„Ja?“

„Normalerweise geht es mich ja nichts an, Herr Protzmann“, fährt er bedächtig fort, als sei er sich selbst noch unschlüssig, ob er weiterreden soll, „aber ich möchte Ihnen dringend empfehlen, den Alkohol aus Ihrem Büro zu verbannen!“

Ich schaue ihn total perplex an und weiß nicht, was ich sagen soll.

„Herr Protzmann, ich war nun schon einige Male bei Ihnen, und seit einiger Zeit riecht es in Ihrem Büro ständig nach Korn, Whisky, Wodka oder Ähnlichem. Auch Sie riechen nach Alkohol, wenn man Ihnen direkt gegenübersitzt, auch wenn Sie Kaugummi kauen. Man kann es selbst dann riechen, wenn wir uns vormittags um zehn Uhr treffen. Und das wird auch jeder Kunde riechen.“

Er macht eine kurze Pause. „Und vergessen Sie bitte nicht, dass Sie im Außendienst sind, Herr Protzmann. Sie haben Termine und sind viel mit dem Auto unterwegs – und Alkohol und Autofahren haben sich noch nie besonders gut vertragen. Ich hoffe, Sie nehmen mir meinen ehrlichen Kommentar nicht übel, Herr Protzmann.“

Mechanisch schüttle ich den Kopf. Ich weiß nicht, was ich antworten soll, weiß nur, dass mir die Situation unendlich peinlich ist.

Der Steuerberater geht. Wie vom Blitz getroffen, bleibe ich am Schreibtisch sitzen.

Herrgott, war das peinlich!

Ist es wirklich schon so schlimm mit dem Alkohol?

Ich überlege. Wenn ich ehrlich zu mir bin, hat mein Whiskykonsum ein Stadium erreicht, das zwar noch nicht bedenklich ist oder gar an Alkoholismus grenzt, aber dennoch zu ernsthaften Überlegungen anregen sollte. Tatsache ist: Die Alkoholmengen werden langsam, aber kontinuierlich höher!

Wenn ich mir einen kleinen Whisky genehmige, dann ist die Menge im Glas immer die gleiche. Es ist also weiß Gott nicht so, dass ich das Glas plötzlich zu einem Viertel oder zur Hälfte fülle. Aber wenn es am Anfang ein, zwei oder drei kleine Gläschen über den gesamten Tag verteilt waren, dann greife ich jetzt vielleicht neun- oder zehnmal zur Flasche, um mir nachzuschenken.

Außerdem beginne ich inzwischen jeden Vormittag. Und wenn ich ganz, ganz ehrlich zu mir selbst bin: Die Menge im Glas ist nicht immer die gleiche. Gelegentlich fülle ich das Glas doch merklich voller!

Habe ich wirklich geglaubt, dass Kaugummi und Pfefferminzbonbons den Alkoholgeruch verdecken?

Mir wird ganz übel, wenn ich mir vorstelle, dass meine Kunden bei den Terminen ebenfalls den Geruch wahrgenommen haben. Oder meine Kollegen bei den regelmäßigen Kurzbesprechungen, die jeden Montag in der Filialdirektion stattfinden.

Und wenn es der Steuerberater gerochen hat, dann hat Susanne es ebenfalls gemerkt. Sie hat eine sehr feine Nase! Dass sie bis heute nicht ein einziges Wort darüber verloren hat, ist für mich ein weiteres Indiz dafür, dass ihr im Grunde genommen alles völlig egal ist, was mit mir zu tun hat. Sie kennt ohnehin nur noch ein einziges Thema: Hund, Hund, Hund und nochmals Hund!

Ich beschließe, ohne Kompromisse zu handeln und hole die Flasche aus dem Schrank. Sie ist fast leer. Ich genehmige mir einen letzten Dreifachen und werfe die leere Flasche in einer Art Trotzhandlung in die Mülltonne. Das war die letzte Flasche Whisky.

In den Tagen, Wochen und Monaten danach bleibe ich meinem Vorsatz tatsächlich treu. Ich rühre keinen Whisky mehr an, sondern trinke nur gelegentlich am Abend ein Glas Weißwein, ehe ich ins Bett gehe.

Mit dem Absetzen des Alkohols kehren meine Panikattacken und alle anderen Symptome mit voller Wucht zurück!

Es ist nicht so, dass ich Entzugserscheinungen habe, etwa zitternde Hände oder ein unbändiges Verlangen nach einem Whisky. Ich spüre nur, dass meine Nerven nicht mehr geglättet sind, sondern ihr innerliches Vibrieren wieder aufgenommen haben.

Eigentlich müsste mich selbst meine Episode mit dem Whisky beruhigen, zeigt doch nicht zuletzt der Alkoholgenuss, dass es sich bei mir nicht um eine organische Erkrankung handelt, sondern um ein Problem mit den Nerven.

Nerven! Immer wieder diese Nerven!

Alkohol geht unmittelbar ins Blut und wirkt sofort beruhigend auf das gesamte Nervensystem – das ist Fakt. Also schon wieder ein eindeutiger Beleg dafür, dass es immer und immer wieder nur um mein vegetatives Nervensystem und um nichts anderes geht!

In seiner ganzen Tragweite erkenne ich das Problem noch immer nicht!

*

Mai 2000. Mein Leben ist inzwischen zur Katastrophe geworden! Hat vielleicht schon jemand in meinem Gehirn riesengroß die Worte ‚Game Over' gelesen?

Gestern habe ich unser Haus über einen Makler zum Kauf angeboten. Ich muss es loswerden, ehe es zu einer Zwangsversteigerung kommt und ich nur noch den Bruchteil dessen bekomme, was es wert ist.

Das Geschäft ist in den letzten Jahren kontinuierlich bergab gegangen, obwohl ich mir mehr als ein Bein ausgerissen habe, um weiter erfolgreich zu bleiben.

Es war alles zwecklos!

Nicht nur die Kunden wollen ihr Geld lieber sparen, auch meine Versicherung hat die Provisionen gekürzt, weil die fetten Jahre in dieser Branche vorbei sind. Ich bin in eine Abwärtsspirale geraten, die nicht zu bremsen war. Ständig musste ich Bürokosten reduzieren, um die Rechnungen überhaupt noch bezahlen zu können. Der Abbau der Ausgaben für Telefon, Schreibmaterial, Porto und Benzin führte zwangsläufig zu weniger Neukunden. Weniger Neukunden bedeuteten weniger Vertragsabschlüsse, damit weniger Provision und noch geringere Einnahmen. Damit waren weitere Einsparungen notwendig, was zu noch weniger Abschlüssen führte.

Eine demoralisierende Situation und eine Falle, aus der es keinen Ausweg gibt!

Meine Bank, bei der ich in früheren Jahren ein gern gesehener Gast war – der Kaffee mit dem Zweigstellenleiter war bei jedem Besuch fester Bestandteil –, nun werde ich nicht mehr freundlich in sein Büro gebeten. Er gönnt mir nur noch ein knappes ‚Guten Morgen!' und verschwindet. Mein Konto ist dermaßen in die roten Zahlen gerutscht, dass schon mehrfach am Monatsende Lastschriften nicht eingelöst wurden.

Mahnungen stapeln sich in meiner Ablage, erste außergerichtliche Mahnverfahren laufen. Immer häufiger ruft der Zweigstellenleiter der Bank an und fordert mich zum Kontoausgleich auf. Sein Tonfall wird zunehmend kühler und abweisender.

Wie soll ich denn mein Konto ausgleichen? Wovon, wenn ich jeden Monat weniger verdiene?

Diesen Monat wurden unter anderem die Lastschriften für den Wartungsvertrag meines Kopierers und für die Nebenkosten der Stadtwerke nicht eingelöst, insgesamt 490 Mark. Nächsten Monat wird somit der doppelte Betrag fällig, 980 Mark, die ich erst recht nicht aufbringen kann. Der Weg führt unaufhaltsam nach unten!

Heute rief der Zweigstellenleiter der Bank an, nachdem er festgestellt hat, dass am Monatsende kaum Zahlungseingänge auf meinem Konto verbucht wurden. Erstmals droht er mir mit einer Kontokündigung.

Nachts kann ich so gut wie nicht mehr schlafen. Jetzt habe ich nicht nur gegen meine Krankheit, sondern gleichzeitig gegen den finanziellen Ruin zu kämpfen!

Ich gehe nie vor zwei oder drei Uhr morgens ins Bett. Obwohl ich mich völlig ausgelaugt fühle, finde ich so gut wie keinen Schlaf. Ich wälze mich hin und her, dämmere zwischendurch vor mich hin, bin dann mit einem Mal wieder hellwach. Morgens fühle ich mich wie gerädert und bin kaum in der Lage, aus dem Bett zu kommen. Selbst die einfachsten Verrichtungen sind lästig und verlangen unendlich viel Kraft.

Immer öfter sage ich die montäglichen Besprechungen in der Filialdirektion ab. Mal bin ich angeblich schwer erkältet, dann wieder springt mein Auto nicht an. Ich erfinde immer neue Ausreden. Mein Filialdirektor scheint mir inzwischen auch nicht mehr so gut gesonnen wie früher.

Ich will nicht mehr! Alles nur noch ein einziger Albtraum!

Und was ist mit Susanne?

Sie scheint das nach wie vor nicht zu interessieren. Die finanziellen Probleme, der anstehende Hausverkauf, meine ständigen Bemühungen, mit allerletzter Kraft zu retten, was zu retten ist, all das scheint sie gar nicht mitzubekommen oder zu verdrängen. Mehrfach versuche ich, mit ihr darüber zu sprechen und ihr meine Sorgen mitzuteilen. Doch sie blockt mit nichtssagenden Sätzen ab, die wie eine kalte Dusche auf mich wirken. Auch wenn es in dieser Situation kaum zu glauben ist, so lange sie ihren Hund, ihre Freundin und ihre Stricksachen hat, scheint alles andere bedeutungslos!

Meine Panikattacken kann ich kaum noch zählen.

Ich habe den Eindruck, dass ich von den 720 Stunden eines Monats mindestens 500 mit ihnen zu kämpfen habe. Zusätzlich leide ich an ungefähr 200 anderen lebensbedrohlichen Erkrankungen. Die Gänsehaut auf meinem Kopf tritt wieder häufiger auf, was für mich in meiner Angst erneut auf einen Hirntumor hinweist. Stiche in der Wade oder im Oberschenkel deuten auf schwerste Durchblutungsstörungen und zeigen eindeutig die bevorstehende Amputation meines Raucherbeins an, gelegentliche Schmerzen im unteren Rückenbereich hypostasiere ich zu einem schweren Bandscheibenvorfall, wenn ich nicht gar eine Krebsgeschwulst direkt an der Wirbelsäule vermute. Habe ich ab und zu schmerzende Hände, weil ich zu lange an der Computertastatur gearbeitet habe, dann handelt es sich um Gicht oder Arthrose.

Fragen des Todes und des Sinns von Leben beschäftigen mich ständig.

Trotz der zunehmenden Attacken suche ich keine Ärzte mehr auf. Als Ursache muss wohl Resignation oder eine Trotzreaktion gesehen werden, die in einer denkwürdigen Nacht entstanden ist.

Mit einem Mal werde ich nachts gegen 2.30 Uhr wach und spüre einen beginnenden Druck in der Brust. Susanne liegt neben mir und schläft tief und fest. Leise stehe ich auf und gehe nach unten ins Büro, setze mich in meinen Chefsessel und schalte den Computer ein, um mich abzulenken.

Da schlägt die Attacke extrem grausam zu. Diesmal ist es aber anders! Ich bin körperlich und mental dermaßen am Ende, dass mich die Wut packt.

Kalte, nackte, rasende Wut!

Ich schalte mein logisches Denken nicht ab!

‚Verdammt, dann bring es doch endlich hinter dich!

Dann krepier doch endlich!', schreit ohrenbetäubend laut eine Stimme in mir. ‚Dann krieg doch endlich deinen tödlichen Herzinfarkt, damit diese elende Quälerei aufhört! Ich bin es jetzt endgültig leid. Seit sage und schreibe 21 Jahren habe ich mit dieser Scheiße zu tun! Ich will nicht mehr! Ich will nicht mehr, ich kann nicht mehr! Ich hab es satt bis oben hin!'

Obwohl mir zumute ist, als wenn ich jeden Moment sterben würde, stehe ich mit zitternden Beinen auf und beginne, mit schnellen Schritten im Büro auf und ab zu gehen.

‚Los, gib mir den Rest!', schreie ich mich innerlich an. ‚Schlag endlich zu, damit es ein Ende hat!'

Und ich gehe noch schneller auf und ab, obwohl der Schmerz in meiner Brust tobt und ich das Gefühl habe, er wird mich gleich zerreißen.

Ich treibe es weiter auf die Spitze. Ich beginne mit Kniebeugen. Ich will das Schicksal herausfordern. Ich will es endlich wissen.

Kaum kriege ich noch Luft, mache aber unverdrossen mit ausgestreckten Armen weiter meine Kniebeugen. Ich zähle nicht mit, handle wie eine Maschine. Tief nach unten! Wieder nach oben und strecken! Wieder tief nach unten! Eine Kniebeuge folgt der nächsten.

‚Was ist denn nun? Los, Herz, gib mir den Rest oder lass mich endlich in Ruhe!', brüllt es weiter ohrenbetäubend laut in mir. ‚Entweder gehst du weiter deiner Arbeit nach oder du hörst jetzt auf zu schlagen! Entscheide dich endlich!'

Die Schmerzen verschwinden plötzlich!

Sie verschwinden nicht von einer Sekunde auf die andere, aber sie lassen deutlich nach. Sie werden erträglich, gehen in ein leichtes Grummeln über und hören schließlich ganz auf. Ich lasse mich völlig erschöpft auf meinen Sessel fallen und fühle mich wie ein Feldherr nach einer erfolgreichen Schlacht. Ich bin regelrecht aufgeputscht und könnte vor Freude singen, tanzen oder schreien.

Ich habe gewonnen! Ich habe gesiegt!

Ich habe die Kontrolle über meinen Körper behalten, mein vegetatives Nervensystem hat verloren, konnte nicht gegen die Kraft meines Geistes bestehen!

Diese denkwürdige Nacht hilft mir in der nächsten Zeit mehr als alle ausgeklügelten Strategien, Untersuchungen oder Therapien. Der Grund: Ich bin selbst aktiv geworden bin, hatte den Mut, in einer tödlichen Situation mein Schicksal herauszufordern. Ich habe, mag das jetzt auch für den einen oder anderen Leser pathetisch klingen, mich nicht unterkriegen lassen, bin nicht auf der Hälfte des Weges stehen geblieben, sondern habe wie ein Held gekämpft – und gewonnen! Und das ist der endgültige Beweis, dass es sich nur um meine Nerven handelt, die mich unterkriegen wollen.

Der Test mit dem Nitro-Spray in der Praxis des Kardiologen war sicher aufschlussreich, doch dieser nächtliche Kampf war für meinen Kopf, für meine Einstellungen wesentlich erfolgreicher, denn ich habe Gewissheit erlangt. Bei einer schweren Herzerkrankung und einer Verengung der Koronargefäße ist man kaum mehr in der Lage, schwere körperliche Anstrengungen zu vollbringen. Bei einem beginnenden Herzinfarkt ist es überhaupt nicht mehr möglich, koordinierte Aktionen durchzuführen. Aber ich bin im Büro auf und ab gerannt und habe unzählige Kniebeugen gemacht.

Ich brauche keine Ärzte mehr, die mir attestieren, dass ich organisch völlig gesund bin. Ich habe es selbst getestet, ich habe es erfahren.

Tatsächlich gelingt es mir in den kommenden Wochen und Monaten, bei meinen Panikattacken gelassener zu bleiben. Die Schmerzen sind zwar nicht weniger grausam als vorher, aber ich schaffe es, meine wütende Trotzreaktion beizubehalten.

Entweder erwischt es mich endgültig oder es hört auf. Ende der Diskussion!

Und siehe da: Die Attacke hört immer wieder auf, ohne dass ich von einem Infarkt dahingerafft werde.

Diese Erfolgserlebnisse sind eine Genugtuung für mich. Zwar habe ich den Feind noch längst nicht besiegt, aber ich bemerke, dass ich ihm erfolgreich entgegentreten, ihm Paroli bieten kann. Ich bin bei einer Attacke nicht mehr das zitternde Angstbündel, werde vielmehr zu einem wütenden Trotzkopf, der seinen Körper beschimpft und seine Nerven zum Schlagabtausch herausfordert.

Die Aussagen meines Psychiaters kommen mir in den Sinn, der stets propagiert hat, dass ich meinen Körper lieben und annehmen soll. Zunächst kommt mir das wie ein Widerspruch vor, denn ich praktiziere das genaue Gegenteil, sehe ihn als Feind, mit dem ich kämpfen muss. Doch finde ich bald den feinen Unterschied heraus.

Bei Beginn oder während einer Attacke hilft es mir wenig, mit Liebe oder Annahme gegen sie anzugehen. Ich kann mich beim besten Willen nicht auf die Attacke freuen oder sie lieben. Anders ist es, wenn es mir gut geht. Dann kann ich durchaus der Empfehlung des Psychiaters folgen, meinen Körper mit diesem nervlichen Manko annehmen, ihn lieben und treu zu ihm stehen.

Könnte!

Aber ich kann es noch nicht. Ich sehe meinen Körper nach wie vor als Verräter an, der aus unerfindlichen Gründen abtrünnig geworden ist und mir das Leben zur Hölle macht.

Gegen die Angst vor der Angst und gegen die sich aus ihr ergebenden Macken und Marotten habe ich bisher noch kein Gegenmittel gefunden. Hier verzweifle ich manchmal, weil ich absolut nicht begreifen kann, warum sie vorhanden sind und warum ich es nicht schaffe, sie in den Griff zu bekommen.

Beispielsweise gibt es Tage, an denen ich tatsächlich in der Nacht in den Schlaf gefunden habe und morgens frisch und ausgeruht erwache. Die Sonne scheint ins Schlafzimmer und ich verspüre keinerlei körperliches Unbehagen.

Mit anderen Worten: Es geht mir gut, ich bin einfach normal drauf. Ich könnte also aufstehen, mich gedanklich auf meinen Arbeitstag vorbereiten und überlegen, was heute alles zu erledigen sei. Dann könnte ich nach unten in mein Büro gehen und mit der Arbeit beginnen.

Doch was mache ich stattdessen?

Ich schlage die Augen auf und lasse sofort destruktive Gedanken durch den Kopf schießen, obwohl keinerlei Veranlassung dafür besteht. ‚Wie geht es dir heute Morgen? Was macht dein Herz? Spürst du gerade irgendetwas oder lässt es dich in Ruhe?', sind meine ersten Gedanken, ohne es eigentlich zu wollen. Es scheint in meinem Gehirn einen Automatismus zu geben, der sich nach dem Erwachen einschaltet. ‚Hoffentlich wirst du heute nicht wieder eine Panikattacke erleben, denn du hast ja um 16.00 Uhr diesen wichtigen Termin. Aber dass du ihn problemlos wahrnehmen kannst, ist nur frommes Wunschdenken, wahrscheinlich wird pünktlich um 13.00 Uhr eine kräftige Attacke einsetzen, damit es dir bei beim Gespräch richtig dreckig geht!'

Verdammt noch mal, warum denke ich so etwas? Warum kann ich nicht einfach froh sein, dass es mir gut geht, und gehe mit Elan den Alltag an, freue mich an der Sonne, auf meine Familie auf gute Abschlüsse bei Beratungen? Warum programmiere ich mich immer bereits auf den nächsten Anfall, der dann auch garantiert erfolgen wird?

Ich kann die Fragen nicht beantworten.

*

September 2000. Mehrere Ehepaare haben bereits das Haus besichtigt. Nach jedem Rundgang werde ich wütender, alle Interessenten haben irgendwas zu mäkeln und zu beanstanden. Mal ist der Garten nicht groß genug, mal haben die Fliesen im Badezimmer die falsche Farbe, mal sind die Zimmer für ihre eigenen Möbel nicht richtig zugeschnitten. Grundsätzlich sei das Haus viel zu teuer, da müsse man mit dem Preis aber sehr entgegenkommen.

Was erwarten diese Leute eigentlich?

Nach den ersten fünf Besichtigungen ist mir die Antwort klar. Die Kaufinteressenten erwarten für einen Betrag von 380.000 DM eine Luxusvilla mit mindestens 800 Quadratmetern Wohnfläche, 10.000 Quadratmetern Garten und mit goldenen Armaturen im Badezimmer. Selbstverständlich muss jeder einzelne Raum des Hauses exakt so gebaut sein, dass die eigenen Möbel auf den Zentimeter genau passen. Am besten wäre es, wenn sich gleich die passenden Tapeten an den Wänden befänden. Ich mache eine Faust in der Tasche und bringe jeden Termin freundlich lächelnd hinter mich, obwohl ich diese Leute am liebsten direkt hinauswerfen würde.

Das kann ich leider nicht, denn die finanzielle Lage wird immer prekärer. Ich muss das Haus loswerden, und zwar möglichst rasch.

Die Bank hat die vierteljährliche Rate für die Hausfinanzierung mangels Deckung nicht eingelöst, womit ich mit stolzen 4.600 Mark zusätzlich belastet bin. Auch andere monatliche Belastungen können nicht bezahlt werden, da die Provisionen der letzten Monate trotz aller Bemühungen um Neuabschlüsse nicht annähernd für die laufenden Kosten reichen. Eine weitere Überziehung des Kontos macht die Bank nicht mit, sie drängt im Gegensatz dazu auf Ausgleich der bereits vorhandenen Minusbeträge.

Meine Eltern haben uns bereits Geld geliehen, damit wir zumindest bislang die Raten für das Haus bezahlen konnten und ein wenig Barmittel für die Lebenshaltungskosten haben, sprich im Supermarkt einkaufen können. Dafür bin ich ihnen unendlich dankbar.

Mittlerweile stapeln sich nicht nur die Mahnbescheide auf meinem Schreibtisch, erste Vollstreckungsbescheide sind hinzugekommen. Widerspruch kann ich nicht einlegen, denn dazu fehlt die Begründung. Dass ich nur vorübergehend wenig verdiene und sich die Gläubiger gedulden sollen, bis es mir finanziell wieder besser geht, an diese Aussage glaube ich selbst nicht mehr.

Dafür wird bald der Tag kommen, an dem ich zum ersten Mal Besuch von einem Gerichtsvollzieher bekomme. Mir graut davor. Wie ich damit umgehen soll, weiß ich noch nicht.

Ich kann nicht mehr, ich bin körperlich und nervlich am Ende!

Meine Panikattacken bekämpfe ich nach wie vor mit meiner neuen Strategie, die mich immense Kraft kostet. Die Tage, an denen ich nur noch wie ein seelenloser Automat agiere, häufen sich. Irgendwie bringe ich jeden Tag hinter mich, ohne am Abend sagen zu können, wie ich es eigentlich geschafft habe. Morgens stehe ich auf und gehe zumeist nach Mitternacht ins Bett – was dazwischen passiert, verdränge ich.

Manchmal weiß ich nicht einmal, welchen Wochentag wir haben oder ob schon Wochenende ist. Es sind Tage, die wie in Trance vergehen, so, als ob ich einfach einen Blackout hätte. Nur mit großer Mühe kann ich die wenigen Termine einhalten, die zu erledigen sind. Mehrfach passiert es mir, dass ich die Wochentage verwechsle, bei einem Kunden vor der Tür stehe und dieser verwundert schaut oder gar nicht zu Hause ist.

Zweimal habe ich sogar einen Termin ausfallen lassen, ohne ihn vorher abzusagen. Ich hasse mich dafür, doch ich war einfach nicht mehr in der Lage, zum Telefonhörer zu greifen und mir einen Kunden anzuhören, der auf meine Bitte um Terminverschiebung vielleicht ärgerlich reagiert. Ich bin mir sicher, dass selbst ein kerngesunder Mensch Schlafstörungen und andere körperliche und psychische Probleme bekommt, wenn er finanziell mit dem Rücken zur Wand steht und mit ansehen muss, wie alles mühsam Aufgebaute um ihn herum wegschmilzt wie Schnee in der Sonne.

Es wundert daher kaum, dass es mir aufgrund meiner Erkrankung noch wesentlich schlechter geht.

Aber das Internet hilft mir!

Mein Angstordner füllt sich. Was hilfreich oder interessant erscheint, hefte ich entweder in der Rubrik ‚Panikattacken' oder der Rubrik ‚generalisiertes Angstsyndrom' ab. Schon bald werde ich einen neuen Ordner anfangen müssen.

Es sind aber nicht nur die Fachberichte, die mir helfen. Noch hilfreicher sind Diskussionsforen, die dank der technischen Entwicklung immer häufiger auftauchen. Es gibt Foren und Diskussionsrunden für Liebhaber alter Filme, für Autonarren, für Nostalgiker, für Handarbeiten sowie für fast jeden anderen Bereich. Man kann sich anmelden und an Diskussionen beteiligen, eigene Fragen formulieren, Erfahrungsberichte schreiben und vieles mehr. Leider gibt es zu dieser Zeit noch wenige ‚Angstforen', aber das eine oder andere qualitativ und quantitativ gute Forum habe ich entdeckt. Sollte man nicht angemeldet sein, kann man zwar keine eigenen Beiträge schreiben, aber zumindest die Beiträge der anderen Teilnehmer lesen.

Und das mache ich ausgiebig!

Viele Beiträge verursachen bei mir eine Gänsehaut. Es ist schier unfassbar, welche grauenhaften Schicksale dort erfahrbar werden.

Vielen ergeht es wie mir. Gelegentlich muss ich trotz des traurigen Themas wirklich lachen, wenn andere Betroffene ihre Symptome und ihre Besonderheiten beschreiben, in denen ich mich wiedererkenne. Aber ich übersehe nicht, dass es viele Menschen gibt, denen es wesentlich schlechter geht als mir – obwohl ich mir das bei der Heftigkeit meiner Panikattacken zuerst kaum vorstellen kann.

Ich lese von einem jungen Mann, der seit drei Jahren an Panikanfällen leidet und dabei schon etliche Male Erstickungsanfälle bekommen und das Bewusstsein verloren hat. Schon oft wurde er mit dem Notarztwagen ins Krankenhaus gebracht. Eine Frau traut sich nicht mehr aus der Wohnung, weil sie eine Attacke erleidet, wenn sie nur daran denkt, die Haustür zu öffnen und im Treppenhaus die Stufen nach unten zu steigen.

Ich lese von Menschen, die schon etliche Klinikaufenthalte hinter sich haben und trotz der Verabreichung aller möglichen Psychopharmaka nicht geheilt sind. Einige erzählen von schweren Nebenwirkungen, die sich durch die Medikamente eingestellt haben. Wieder andere berichten, dass sich bei ihnen nach der medikamentösen Behandlung zu den Panikattacken schwere Depressionen gesellten. Es finden sich sogar Beiträge, in denen die Verfasser ganz offen zugeben, dass ihr Leben durch die Angst und die Panikattacken sinnlos geworden sei und sie sich am liebsten umbringen würden.

Und immer und immer wieder Hilferufe!

Wer kennt das allumfassende Patentrezept, um diese Angsterkrankung verschwinden zu lassen – so wie Kopfschmerzen verschwinden, wenn man eine starke Kopfschmerztablette nimmt?

Wer kennt es?

Keiner kennt es!

Selbst ich kenne es nicht, obwohl ich mich schon seit über 21 Jahren mit dieser Krankheit herumschlage.

Das Internet hilft mir, obwohl ich rasch feststelle, dass die Angstforen trotzdem eine gefährliche Gratwanderung sind. Einerseits spenden sie Trost, da man erfährt, dass es auch anderen Menschen so ergeht wie einem selbst. Man trifft auf Leidensgenossen, die aus eigener Erfahrung nachvollziehen können, was man jeweils erleidet, eben das Nichtsagbare. Im realen Leben wird man so jemand selten antreffen. Selbst wenn man vieles erklärt, kann der ‚Normale' noch lange nicht das Fühlen in der Krankheit nachvollziehen, auch wenn er es will. Susanne, meine eigene Ehefrau, fällt mir dazu als Beispiel ein.

Andererseits machen einem viele Beiträge in den Foren Angst, vor allem wenn man erfährt, um wie viel schlimmer es noch kommen kann.

Bleibt die Frage offen, ob es überhaupt sinnvoll ist, solche Austauschforen über Angst (oder auch über andere Krankheiten) aufzusuchen. Beherrschen Attacken und Angst nicht ohnehin schon den ganzen Tag, den ganzen Monat und das ganze Jahr meinen Kopf? Sollte ich meine freie Zeit nicht besser damit verbringen, mir Ablenkung zu verschaffen? Lustige, unterhaltsame Internetseiten suchen? Informative Seiten zum Beispiel über Technik oder Raumfahrt genießen, ein Thema, das mich im Übrigen schon seit meiner Kindheit brennend interessiert?

Kann es meinem Zustand und meiner Krankheit zuträglich sein, wenn ich mich sogar in meiner Freizeit dauernd mit dem Thema Angst und den Schicksalen anderer Menschen beschäftige? Ich glaube nicht, da ich mich dann meines verbliebenen Rests an Normalität sehr rasch entledigen werde.

Noch etwas fällt mir auf: Die meisten Autoren in Angst-Foren schreiben fast täglich und schildern immer wieder ihren bedauernswerten Zustand. Manchmal scheint es mir, als würden sie nur darauf warten, dass ein anderer Schreiber ihnen Trost spendet nach dem Motto: ‚Ach, du Arme(r), ich drück dich feste, das wird sicher wieder bald besser werden!'

So gut wie nie werden die Schreiber aufgefordert, in irgendeiner Form aktiv gegen ihre Attacken anzugehen, es geht fast ausschließlich um passives Leiden der einen Gruppe und allgemeines Trösten der anderen Forumsteilnehmer.

Ich werde für mich eine Entscheidung treffen müssen, ob das Hilfreiche dieser Foren überwiegt, oder ob abzusehen ist, dass die Dauerbeschäftigung mit der Angst eher schädlich ist und dazu beitragen könnte, dass es mir noch schlechter geht.

Fest steht für mich, wer nur Trost und dauernden Zuspruch in einem Angstforum sucht, kann Gefahr laufen, jegliche Eigeninitiative zu verlieren, gegen seine Angst anzugehen. Oder anders ausgedrückt, die Angst wird zum Mittelpunkt einer Kommunikation, die man im normalen Leben nicht mehr in der Lage ist zu führen.

Isolation statt Hilfe?

*

Erneut erhalte ich diverse Anrufe von der Bank mit der Drohung einer Kontokündigung. Auch andere Unternehmen, deren Rechnungen unbezahlt geblieben sind, haben längst ihren entgegenkommenden Ton abgelegt.

Meine Lust, ans Telefon zu gehen, reduziert sich daher erheblich, ja mittlerweile zucke ich sogar schon beim Klingeln zusammen. Selbst auf die inzwischen geringe Gefahr hin, dass ich für einen möglichen Kunden nicht erreichbar bin, lasse ich es häufig einfach klingeln.

Endlich finden wir ein junges Ehepaar, das das Haus kaufen möchte. Zwar mäkeln auch sie am Anfang hier und da herum, aber ich spüre doch, dass ihnen das Haus und insbesondere das ausgebaute Dachstudio gefällt. Ich mag gar nicht daran denken, dass ich über 50.000 Mark in diesen zusätzlichen Ausbau investiert habe! Echtholztreppe, Holzboden, vier hochwertige Fenster, Reibeputz an den Wänden und so weiter.

Wir schließen den Notarvertrag und ich schinde eine Anzahlung heraus. Natürlich erzähle ich den Käufern nicht, dass ich diese Anzahlung dringend zum Begleichen von Rechnungen benötige, sondern erfinde eine Ausrede. Sie müssen nicht wissen, dass wir kurz davor stehen, dass man uns Strom und Gas abstellt.

Schon eine Woche später geht die Anzahlung auf einem eigens dafür eingerichteten Konto bei einer anderen Bank ein, damit das Geld bei meiner Hausbank nicht direkt zur Reduzierung des Sollsaldos einbehalten wird. Die Bank wird ihr Geld mit allen Zinsen und so weiter nach dem Verkauf ohnehin bekommen!

Es tut weh, das kommende Weihnachtsfest nicht mehr im eigenen Haus feiern zu können, aber es gibt nun mal keine andere Möglichkeit mehr.

Ausnahmsweise habe ich richtig Glück! Der Makler, der es geschafft hat, unser Haus zu verkaufen, bringt es zudem fertig, für uns ein kleines Haus zur Miete zu finden, sogar mit Garten und großer Garage. Und es mutet fast wie ein Wunder an, dass sich das neue Haus, wie beim ersten Umzug, nur ein paar hundert Meter entfernt befindet.

Die Kinder, mittlerweile zehn und elf Jahre alt, haben mit dem Umzug keinerlei Probleme, nachdem sie das neue Haus besichtigt haben. Zwar sind die Räume etwas kleiner und man wird sich hier und da einschränken müssen, aber irgendwie wird es schon klappen. Susanne gibt kaum einen Kommentar ab. Sie stellt lapidar fest, dass man im neuen Haus nicht mehr so viel putzen müsse und dass es zum Wald genauso weit sei wie bisher, sodass sie weiter mit dem Hund im Grünen spazieren gehen könne, vor allem ihre Hunde-Freundin nicht verliere. Damit ist das Thema für sie erledigt. Sie interessiert sich immer noch nicht dafür, wie es finanziell bei uns aussieht. Ich dagegen sitze täglich im Wohnzimmer und rechne hin und her, wie wir über die Runden kommen können.

Und wieder habe ich ein Erfolgserlebnis. Wenn das Haus verkauft ist, reicht der Erlös nicht nur, um die restliche Hausfinanzierung zu tilgen, alle offenen Rechnungen zu bezahlen und mein Konto wieder in die schwarzen Zahlen zurückzuführen, nein, es reicht sogar für ein professionelles Umzugsunternehmen und für Teppiche und Tapeten im neuen Haus!

Wir ziehen im November um.

Natürlich – wie könnte es auch anders sein! – bin ich in dieser Zeit wieder völlig beschwerdefrei. Es ist so viel zu erledigen und zu organisieren, dass ich gar keine Zeit für Panikattacken habe. Klar, alles neben der Arbeit, denn Urlaub gibt es für einen Selbstständigen nun mal nicht, schon gar nicht, wenn man kein Festgehalt, sondern nur Provision bekommt.

Sebastian und Natalie, die Kinder, bekommen das gesamte Obergeschoss. Dort befinden sich das Bad, ein größeres und zwei kleinere Zimmer. Sebastian nimmt das große Zimmer, Natalie findet die beiden kleinen urgemütlich. Im Erdgeschoss befinden sich eine kleine Küche, die Garderobe, ein kleines Gäste-WC und das Wohnzimmer. Susanne und ich müssen improvisieren. Sebastians Zimmer war von der Anlage des Hauses her als Elternschlafzimmer vorgesehen.

Wir bauen den Keller weiter zum Schlafzimmer aus. Der Raum ist gefliest, mit Holz vertäfelt und hat ein modernes Fenster zum Garten hin. Über die Fliesen kommt ein flauschiger Teppich und vor das Kellerfenster eine kleine Gardine. Schon haben wir ein ruhiges und urgemütliches Schlafzimmer zur Gartenseite.

Neben dem Kellerraum befindet sich noch so etwas wie ein Abstellraum mit einer etwas verzogenen, verblichenen Holztür. Dahinter ist eine Treppe, die in den Garten führt. Der Raum ist klein, hat nicht einmal zehn Quadratmeter, keine Heizung, außerdem nur einen hellgrauen Betonboden, ein winziges Kellerfensterchen und nackte, unverputzte Wände.

Das wird wohl oder übel mein neues Büro werden. Ich schaffe es mit vielen Mühen, mir den Raum herzurichten. Zuerst entferne ich die Spinnweben, putze richtig durch, verlege dicke Auslegeware auf dem Boden und kleistere eine Strukturtapete an die unverputzte Wand. Schon sieht es freundlicher aus. Ein mobiler Elektroofen sorgt in der kalten Jahreszeit für die nötige Wärme. Natürlich ist dieses Büro nicht annähernd mit dem alten zu vergleichen, aber ich habe keine Alternative. Mit Mühe und Not bekomme ich den Schreibtisch, meinen Chefsessel und vier Unterschränke in den kleinen Raum. Für die Hochschränke ist der Raum leider zu niedrig. Eine Lampe, verschiedene Bilder und zwei künstliche Pflanzen tragen zur Wohnlichkeit bei. Nachdem ich gefühlte 500 Kilometer Kabel aller Art verlegt habe, sind alle technischen Geräte einschließlich Telefon wieder einsatzbereit.

Die Miete für das Haus ist günstig, und selbst bei dem schlechten Geschäftsgang reicht es für einen bescheidenen Lebensstandard und zur Deckung aller Kosten. Ich muss nicht mehr wie ein Verrückter den Neuabschlüssen hinterherjagen, was mich eigentlich beruhigen und zufriedenstellen sollte.

Tut es aber nicht! Im Gegenteil!

Nachdem ich mich leidlich in meinem neuen Büro eingelebt habe, kehren die Panikattacken zurück – schlimmer denn je. Wieder gehe ich auf Ursachenforschung und finde recht schnell eine Antwort.

Dieser kleine Kellerraum ist wie ein Grab!

Um mein kleines Büro zu erreichen, muss ich in den Keller und durch das Schlafzimmer gehen. Ohne Licht kann ich mich überhaupt nicht darin aufhalten, da es so gut wie kein Außenlicht erhält, selbst wenn ich die verzogene Holztür vor dem Gartenaufgang öffne. Zwar sorgen Bilder und die Pflanzen für etwas Gemütlichkeit – aber ich komme mir dennoch vor wie in einer Gruft. Die Wände erdrücken mich, wollen mich umarmen und ersticken.

Ich fühle mich in diesem Raum wie vergessen, vergraben, verscharrt und eingemauert. Irgendwie bin ich hier dem realen Leben entzogen, das kleine Fensterchen ermöglicht keinen Blick nach draußen. Natürlich denke ich noch an mein altes Büro zurück, den großen Raum mit großem Fenster, der Leuchtreklame an der Außenwand des Hauses und einer kleinen Leuchtreklame auf dem Fensterbrett. Ich träume davon, wie im Sommer die Sonne in das Büro schien und wie wohl ich mich dort gefühlt habe.

Aber es hilft nichts, ich muss die neue Situation akzeptieren, wenn es auch noch so schwerfällt!

Irgendwie arrangiere ich mich mit diesem Abstellraum, den ich hochtrabend mein Büro nenne. Aber ich fühle mich beklemmt. Ist das etwa Platzangst? Ich weiß es nicht. Ich weiß nur, dass mein Brustkorb sich verengt, sobald ich diesen Raum betrete. Ein Ausgeschlossener. Ich fühle mich abgeschottet vom freien Leben, obwohl ich hier unten doch meinen Computer und mein Telefon habe.

*

Dezember 2000. Wieder hat sich einiges getan, obwohl seit dem Umzug erst ein paar Monate vergangen sind. Meine Eltern haben den Verkauf des Hauses mit einem lachenden und einem weinenden Auge hingenommen. Einerseits tut es ihnen leid um das schöne Haus, andererseits stehen sie voll hinter meiner Entscheidung. „Junge, wenn es finanziell nicht mehr machbar ist, muss man halt die Konsequenzen ziehen, egal, wie schlimm sie auch sein mögen!"

Susanne hat inzwischen eine Vollzeitbeschäftigung angenommen und unser kaum noch vorhandenes Eheleben leidet zusätzlich. Da die Kinder nach ihrer Meinung alt genug sind, arbeitet sie acht Stunden täglich in einem Produktionsbetrieb. Sie steht nun morgens um fünf Uhr auf, um vor der Arbeit noch anderthalb Stunden mit dem Hund spazieren zu gehen. Um 7.30 Uhr fährt sie zur Arbeit und kommt am Abend gegen 17.00 Uhr nach Hause. Dann macht sie für die Familie das Abendessen und geht erneut zumeist zwei Stunden mit dem Hund spazieren. Zurückgekehrt, setzt sie sich an den Esstisch und holt ihr Strickzeug hervor. Wir leben uns immer mehr auseinander und haben uns kaum noch etwas zu sagen.

Oft schläft sie im Sitzen ein oder geht schon um halb neun ins Bett. Ich fühle mich zunehmend allein und verloren.

Wir unternehmen nichts mehr gemeinsam, nicht einmal einen Bummel in der Stadt, einen Kinobesuch oder einen Spaziergang am Rhein, obwohl wir durch Susannes Job durchaus wieder etwas mehr finanziellen Spielraum gewonnen haben. Wollen die Kinder auf die Kirmes, ins Kino oder auf den Weihnachtsmarkt, dann hat sie keine Lust. Meist gehe ich allein mit ihnen, ehe sie zu Hause versauern.

Es wundert daher nicht, dass ich mich immer öfter nach dem Sinn meines Lebens frage. Seit über 21 Jahren leide ich nun an meiner Panikerkrankung und am generalisierten Angstsyndrom. Ich lebe nur noch, um zu arbeiten und meine Familie zu ernähren – und selbst das ist schiefgegangen, denn ansonsten hätte ich das Haus nicht verkaufen müssen. Meine Ehe besteht nur noch auf dem Papier, und ich fühle mich mittlerweile wie ein Neunzigjähriger, obwohl ich erst 43 Jahre bin.

Wie lange werde ich noch leben? Wird mein Dasein weiterhin eine einzige Quälerei sein? Werden diese Attacken bis zum Lebensende weitergehen? Wird mein Leben am Ende eine einzige Schinderei und Knechterei für nichts und wieder nichts gewesen sein? Werde ich sagen können, dass ich gelebt habe, oder muss ich dann feststellen, dass es nur ein elendes Abmühen Tag für Tag war? Werde ich zufrieden abtreten oder werde ich im Moment des Todes den Eindruck mitnehmen, dass dieses nutzlose Dasein endlich, endlich ein Ende findet?

Immer wieder stelle ich fest, dass meine Erkrankung fast alle Lebensqualität kostet. Ohne die Attacken und ohne das generalisierte Angstsyndrom wäre ich in meiner jetzigen Situation sicher auch nicht besonders zufrieden und glücklich, aber ich würde wohl kaum über den Tod und über den Sinn oder die Sinnlosigkeit meines Lebens nachdenken. Und ich würde sicher nach wie vor eislaufen gehen.

Aber dieses Thema ist für mich in der Zwischenzeit komplett gestorben. Es fehlt mir einfach die körperliche Kraft, abends ins Eisstadion zu fahren und erst gegen Mitternacht wieder nach Hause zu kommen. Auch meine Schlittschuhe liegen mittlerweile irgendwo im Haus herum.

Oft sitze ich bis Mitternacht oder länger in meinem Kellerraum, wenn Susanne schon längst im Bett ist. Ich lenke mich durch Computerspiele ab. Dabei vergeht die Zeit schneller. Zudem stöbere ich immer wieder durch das Internet, um neue Seiten zu meiner Erkrankung zu finden oder um neue Beiträge in den Angstforen zu lesen. Erst wenn ich kaum noch aus den Augen gucken kann, gehe ich nach nebenan ins Bett und versuche, Schlaf zu finden.

Dieser Kellerraum macht mich wahnsinnig!

Normalerweise müsste ich zufrieden sein, denn ich bin dem finanziellen Desaster mit einem blauen Auge entkommen. Nicht nur, dass die Miete für dieses kleine Haus recht niedrig ist, auch die Vermieter, ein Ehepaar in den Fünfzigern, sind außerordentlich nett und umgänglich. Meine Provisionen reichen aus, um alle Kosten zu decken, und Susannes Verdienst ist ein angenehmes finanzielles Zubrot.

Aber ich bin nicht zufrieden! Überhaupt nicht zufrieden!

Meine Panikattacken melden sich wieder häufiger, und daran ist maßgeblich dieser Keller schuld. Jetzt im Winter kann ich nicht einmal die Tür zum Garten öffnen, es ist einfach zu kalt. Selbst tagsüber geht es nicht ohne meine Schreibtischlampe, weil das Kellerfenster so gut wie kein Licht in den Raum lässt. Es ist eine Gruft mit Beleuchtung! Wenn ich im Büro etwas zu arbeiten habe, spüre ich meinen extremen Widerwillen gegen den Raum schon in dem Moment, in dem ich im Erdgeschoss in der Diele stehe, die Tür öffne und die nackte, kalte Kellertreppe sehe. Am liebsten würde ich dann die Tür wieder schließen und mich im Wohnzimmer vor den Fernseher setzen.

Meine Angst hat neue Nahrung erhalten. Was ist, wenn mir im Keller etwas passiert?

Susanne verlässt am frühen Morgen das Haus und kommt erst am Abend zurück. Die Kinder gehen fast zur selben Zeit wie Susanne aus dem Haus und kommen meist am späten Mittag oder am Nachmittag aus der Schule. Ich bin also sehr lange mutterseelenallein. Und wenn ich keine Termine habe, sitze ich in meinem Kellerverschlag, wo mich im Falle eines Falles niemand schreien hören würde, wenn ich dazu überhaupt in der Lage wäre. Mein Gehirn macht erneut perverse Überstunden und malt sich diese Situation genüsslich in allen Einzelheiten aus.

Ich versuche, diese widerwärtigen Gedanken mit aller Kraft zu verdrängen, was mir nicht gelingen will.

Ich sitze im Keller und bekomme einen ‚Herzinfarkt'. Ich bin allein. Ich könnte gerettet werden, wenn jemand in meiner Nähe wäre. Aber ich bin allein. Ich habe keine Kraft mehr, nach dem Telefon zu greifen, bin erst recht nicht mehr in der Lage, nach Hilfe zu rufen. Und selbst wenn, wer sollte es hören? Die Kinder werden nach der Schule erst einmal in ihre Zimmer gehen, weil sie mich bei der Arbeit nicht stören wollen. Und wenn Susanne nach Hause kommt und mich begrüßen will, wird sie mich tot im Bürostuhl vorfinden. Dann ist es schon längst zu spät, ich bin elendig verreckt.

Ich verfluche diese abartigen Gedankengänge, kann mich aber nicht dagegen wehren!

*

Es ist Weihnachten. Das erste Weihnachtsfest in diesem Haus verursacht eine gewisse Wehmut, verläuft aber trotzdem einigermaßen harmonisch und festlich.

Meine Attacken kommen jetzt nicht nur häufiger, sondern gewinnen auch wieder an Heftigkeit. Mit eisernem Willen behalte ich meinen Trotzkopf bei und kämpfe dagegen an, so gut es geht. Oft verliere ich den Kampf gegen mein Nervensystem, aber ich stelle fest, dass sich die Anzahl meiner Siege doch kontinuierlich erhöht. Je nach körperlicher Verfassung schaffe ich es, drei oder vier von fünf Attacken trotz ihrer Heftigkeit verhältnismäßig schnell wieder loszuwerden. Besonders stolz bin ich, als ich es schaffe, einen Panikanfall innerhalb von sechs Minuten zu beenden. Und das, ohne einen Arzt aufzusuchen!

Silvester formuliere ich im Geheimen meine Wünsche und Absichten für das neue Jahr.

Ich werde weiterhin nicht mehr so häufig zum Arzt rennen. Ich werde zudem weiter daran arbeiten, ein Patentrezept für mein Verhalten im Falle einer Attacke zu finden. Nicht nur das, ich werde mit Hilfe eines neuen Schlachtplans intensiv überlegen, wie ich diese Anfälle nicht nur bekämpfe, sondern sogar vermeide! Und ich werde sämtliche Macken und Marotten aufschreiben und mir überlegen, wie ich gegen jede einzelne davon angehen kann.

Der Gedanke, mir für das neue Jahr zu wünschen, nach so langer Zeit endlich von meiner Krankheit erlöst zu werden, erscheint mir zu naiv.

Ich bin zu sehr Realist.

Januar 2001 bis Dezember 2005 ▶ Himmel und Hölle wechseln sich ab

Meine Wünsche für das neue Jahr waren ehrenvoll und ehrlich. Jetzt schreiben wir Ende Februar 2001 und ich muss feststellen, dass einige meiner Wünsche leider nicht in Erfüllung gegangen sind. Meine Panikattacken sind in den letzten beiden Monaten so zahlreich und schlimm gewesen, dass meine Trotzreaktionen und alle anderen Strategien versagt haben. Folglich habe ich wieder mehrfach Ärzte besucht, unter anderem meinen Kardiologen, der auch diesmal keine körperlichen Störungen gefunden hat, mir aber dringend eine neue Psychotherapie empfohlen hat, obwohl ich ihm vom Scheitern meiner ersten erzählt habe.

Ich werde keine neue Therapie beginnen!

Nach wie vor schaffe ich es, meine Attacken und meine Arztbesuche vor Susanne zu verbergen. Bei den Arztterminen täusche ich einfach einen Geschäftstermin vor. Die Kinder wissen ohnehin nichts von meiner Krankheit. Susanne hat ihnen davon nichts erzählt, und ich möchte sie auch nicht damit belasten. Sie sollen nicht denken, dass sie einen kranken Vater haben, der im Grunde genommen doch nicht krank ist. Sie würden es ebenso wie meine Frau nicht verstehen.

Aus irgendeinem unerfindlichen Grund hat sich bei mir in den letzten Wochen das Gefühl eingeschlichen, dass Susanne meine Krankheit nicht nur nicht versteht, sondern sie lächerlich findet und sich darüber lustig macht. Zwar verberge ich meine Attacken vor ihr, aber ich erzähle ihr natürlich davon, wenn auch nicht mehr in allen Einzelheiten. Meist habe ich dabei den Eindruck, dass sie nicht einmal mehr richtig zuhört.

„Weißt du, wenn ich das alles höre, kann ich es nicht mehr so richtig glauben“, sagt sie eines Tages zu mir. „Man kann nicht so lange an einer Krankheit leiden, ohne dass einem ein Arzt helfen kann. So etwas gibt es doch gar nicht!“ Ohne meine Reaktion abzuwarten, wendet sie sich wieder ihrer Strickerei zu.

Wer weiß, vielleicht hat sie sich schon mit ihrer Freundin über mich und mein Verhalten amüsiert. Ein Gedanke, der mich so abgrundtief anwidert, dass ich beschließe, nie wieder ein Wort zu ihr zu sagen.

Ein Trostpflaster ist mir in jenen Tagen, dass ich es geschafft habe, eine meiner besonderen Macken loszuwerden – die Suche nach Krankenhaus- und Arztpraxis-Schildern, wenn ich unterwegs bin. Hierbei hat mir meine nüchterne Logik in Verbindung mit einer gewissen Selbstverhöhnung geholfen.

Eines Tages sage ich mir: Was nützt mir ein Hinweisschild, wenn das Krankenhaus noch acht Kilometer entfernt ist und ich es mit einem Herzinfarkt ohnehin nicht bis dorthin schaffen würde? Was nützt mir das Schild einer Arztpraxis, wenn ich nach einem Infarkt gar nicht in der Lage bin, die Praxis zu erreichen? Bin ich tatsächlich so naiv anzunehmen, im Falle eines Falles würde ein Passant den Arzt holen?

„Oh, dem Mann in dem dunklen Auto geht es gar nicht gut. Aber da hinten ist ja die Praxis eines Orthopäden. Ich renne schnell los und sage Bescheid, dass er hier mal nachschaut, was mit dem Mann ist!"

Lächerlich, eine solche Annahme!

Bei nüchterner Betrachtung kann ich mir nicht entfernt vorstellen, dass es solch einen Fall schon einmal gegeben hat. Dasselbe gilt auch abends für Kneipen oder Tankstellen. Bei einem schweren Infarkt würde ich kaum in der Lage sein, eine Kneipe zu betreten und den Notarztwagen zu rufen, während ich noch rasch ein Bier bestelle. Ich würde es nicht einmal schaffen, zu meinem Autotelefon zu greifen! Entweder erwischt es mich – oder es erwischt mich nicht! Und da ich organisch gesund bin, kann es mich normalerweise nicht erwischen!

Es hat tatsächlich geklappt!

Nachdem sich diese logischen Gedanken in meinem Kopf festgesetzt haben, kann ich plötzlich wieder unterwegs sein, ohne dass mich ein ärztliches Hinweisschild interessiert.

Mir ist es nun auch gleichgültig, ob ich tagsüber oder nachts unterwegs bin, in der Stadt oder auf der Autobahn. Wenn es mich treffen sollte, spielt das alles keine Rolle mehr. Und wenn es keine Bedeutung hat, dann ist es auch sinnlos, darüber nachzudenken. Entweder kommt rechtzeitig ein Notarztwagen – oder eben nicht.

Einen Teilerfolg habe ich auch bei der Angst vor der Angst erzielt, obwohl meine Attacken in den letzten beiden Monaten besonders massiv zugeschlagen haben. Hier hat mir geholfen, dass ich mein hilfesuchendes Verhalten bei den Schildern überwunden habe. Auch bei der Angst vor der Angst und der dauernden Selbstbeobachtung gilt: Erleide ich einen Herzinfarkt, so werde ich es nicht ändern können. Ich weiß zur Genüge, dass ich immer und immer wieder von neuen Attacken heimgesucht werde, sich das wahrscheinlich auch in Zukunft nicht ändern wird. Bisher habe ich alle Panikanfälle unbeschadet überstanden, das wird sich in Zukunft ebenfalls nicht ändern. Warum soll ich mich also weiter davor fürchten?

Die Panikattacken werden weiter auftreten. Ich werde sie wie bisher überleben. Also was soll es? Je mehr Angst ich vor der nächsten Attacke entwickle, desto wahrscheinlicher ist ihr Kommen. Es kann daher nur gut für mich sein, wenn ich nicht mehr darüber nachdenke.

Gleichwohl ist es nur ein Teilerfolg, da sich auch weiterhin gelegentlich diese Angst vor der nächsten Attacke einschleicht – besonders dann, wenn die Anfälle besonders schlimm waren oder sich in kurzen Zeiträumen häufen.

Gegen meine anderen Marotten habe ich bislang kein Rezept gefunden. Im Gegenteil, es ist etwas Neues hinzugekommen. Ich nenne es ‚die nostalgische Sehnsucht'.

Ich gehe nun streng auf Mitte vierzig zu und fange plötzlich an, dauernd über die Vergangenheit und insbesondere meine Kindheit nachzudenken. Wie sorglos und glücklich war ich doch! Wie wunderschön war diese Zeit. Ich war unbesiegbar und die ganze Welt hat mir offen gestanden. Nie konnte ich mir vorstellen, dass ich einmal alt werden würde!

Und was ist daraus geworden? Wie sieht es heute aus? Hätte ich zu irgendeinem Zeitpunkt mein Leben anders gestalten sollen? Wäre es besser gewesen, wenn ich meine Beamtenlaufbahn nicht aufgegeben hätte? Hätte ich vielleicht einen ganz anderen Beruf erlernen sollen? Wäre es eventuell besser gewesen, Susanne nie kennengelernt zu haben und Single geblieben zu sein? Warum hat sich die Welt um mich herum so negativ verändert? Warum ist alles so oberflächlich, kaltherzig, egoistisch, geldorientiert und übertechnisiert geworden?

Immer und immer wieder kommen mir solche Fragen. Woher kommt das? Ich wühle mich durch das Internet und finde diverse Seiten von Psychologen.

„Wer ständig über die sorglose Vergangenheit nachdenkt und im Gestern lebt, ist mit der heutigen Zeit schlichtweg überfordert und sucht ein Ventil, um diese Überforderung zu kompensieren“, steht da geschrieben.

„Der Mensch neigt dazu, seine Vergangenheit zu glorifizieren und als absolut makellos darzustellen. Er neigt dazu, sich nur an das Schöne zu erinnern und zu vergessen, dass es auch in der Vergangenheit genug Probleme und Misserfolge gab“, lese ich in einem anderen Artikel über die subjektive Sichtweise des Vergangenen.

„Wer ständig in der Vergangenheit lebt, hat ein psychologisches Problem, das je nach Ausprägung einer

Behandlung bedarf", entnehme ich einem Beitrag einer Universität.

Dann finde ich noch einen Sinnspruch:

„Wer ständig dem Gestern nachtrauert
und über das Morgen grübelt,
der verliert das Heute – und das jeden Tag!"

Na toll! Gibt es eigentlich irgendeine psychologische Macke, die ich nicht habe?

Ich denke wieder häufiger über den Tod nach, was offensichtlich mit diesem Kellerraum zusammenhängt, der mich immer depressiver werden lässt. Diese kleine Lampe an der Decke – zwar modern, aber sie spendet nur ein spärliches Licht. Mein Weg durch das gemütliche Schlafzimmer ist ein kleiner Lichtblick, aber von dort gelange ich in meinen Abstellraum, der mein Büro sein soll. Sobald ich die Tür schließe, fühle ich mich wie weggesperrt und eingemauert, wie unter der Erde vergraben und vergessen. Es ist, als wenn ich eine schwere Stahltür zuschlagen würde, die sich anschließend nie wieder öffnen lässt.

Meine Gedanken beschäftigen sich plötzlich nicht mehr mit dem Tod allgemein, sondern auf mich bezogen. Wie lange werde ich noch leben? Bin ich mit fast 44 Jahren schon alt oder noch im besten Mannesalter? Werde ich gesund bleiben oder eine schlimme Krankheit bekommen? Werde ich einen friedvollen oder einen grausamen Tod sterben? Obwohl ich mir durchaus bewusst bin, dass viele dieser Gedanken morbide sind, gehen sie mir immer wieder im Kopf herum. Ich werde noch hart daran arbeiten müssen, diese nutzlosen und mich zersetzenden Gedanken aus meinem Hirn zu vertreiben.

Meine Angst vor Krankheiten bleibt unverändert und hat sich eher noch erweitert. Mittlerweile will ich keine Sendungen mehr sehen, die in irgendeiner Form mit dem menschlichen Organismus und der Medizin zu tun haben. Selbst wenn es nur ein harmloser Bericht ist, in dem es darum geht, wie man seine Wirbelsäule fit hält oder wie man am besten Erkältungskrankheiten oder eine Grippe bekämpft, schalte ich sofort auf einen anderen Sender um. Zwar denke ich bereits beim Umschalten, dass mein Verhalten absurd ist, aber ich kann es nicht ändern. Es ist ein Zwang!

Mit einem Mal schießen mir auch Überlegungen durch den Kopf, ob ich eigentlich gesund lebe oder nicht. Ernähre ich mich zu einseitig? Ich glaube nicht. Esse ich genügend Gemüse und Obst? Nein! Muss ich ein schlechtes Gewissen haben, wenn ich einen Hamburger oder Schokolade esse? Keine Ahnung! Ich fasse diese und zehntausend andere Überlegungen in einem Satz zusammen: Ich habe meinem Körper gegenüber plötzlich ein schlechtes Gewissen.

Warum fühle und denke ich mit einem Mal so etwas?

Früher hat es mich doch nicht interessiert, was und wie viel ich esse und trinke.

Es hat garantiert mit diesem dunklen Keller zu tun, dass ich mehr und mehr ins Grübeln gerate. Da nützt auch das Radio nichts, das ich die ganze Zeit vor sich hindudeln lasse. Je länger ich in dieser Gruft sitze, desto näher scheinen die Wände auf mich zuzukriechen. Sollte ich jetzt etwa auch noch an Klaustrophobie leiden?

An den Wünschen für das laufende Jahr muss ich noch hart arbeiten, insbesondere an meinen Eigenarten, die augenscheinlich immer vielfältiger werden.

*

Juni 2002. Gestern habe ich Geburtstag gehabt und mir ist immer noch eigenartig zumute. Ich bin 45 geworden. Diese Zahl kommt mir unangenehm vor, ein völliger Blödsinn, denn vor zwei Tagen bin ich noch 44 gewesen, eine Zahl, die in mir kein negatives Gefühl ausgelöst hat.

Und trotzdem!

Ich habe wohl deutlich die Lebensmitte überschritten und gehe auf die 50 zu. Daran darf ich überhaupt nicht denken! Aber warum eigentlich nicht? Ich kenne Fünfzigjährige, die sind topfit und wirken in ihrem Denken und Auftreten glatte 25 Jahre jünger. Warum also gleich wieder diese künstliche Panik? Andererseits kenne ich auch Fünfzigjährige, die sehen älter aus als ihr eigener Vater, kränkeln ständig vor sich hin und sind geistig schon auf dem Level eines Neunzigjährigen. Ich schaffe es verhältnismäßig schnell, diese Gedanken zu verdrängen und zu vergessen. Das wird in fünf Jahren sicherlich anders werden.

Meinen großen Wagen habe ich mittlerweile verkauft. Der Spritverbrauch, die Reparaturkosten und die

Kfz-Versicherung sind mir zu teuer geworden. Die Geschäftslage hat sich weiter verschlechtert, und trotz Susannes Verdienst sind wir nicht auf Rosen gebettet. Sie bekommt als Arbeiterin nur einen geringen Stundenlohn und weder Weihnachts- noch Urlaubsgeld.

Die Miete für das Haus ist zwar nach wie vor erschwinglich, kostet aber dennoch erheblich mehr als eine Vier- oder Fünfzimmerwohnung. Auch die Kinder benötigen mit allen schulischen und außerschulischen Aktivitäten einiges an Geld, obwohl sie hinsichtlich ihrer Wünsche eher bescheiden sind. So habe ich mir einen gebrauchten Kleinwagen zugelegt. Es stört mich nicht, dass ich nun kein Autotelefon mehr habe, denn diese Marotte habe ich ja zum Glück überwunden.

Ich frage mich, ob es in Zukunft mit dem Verkauf von Versicherungen noch schwerer werden wird, und bereue mittlerweile sehr, meinen sicheren Beruf als Beamter aufgegeben zu haben.

Aber es ist ein kleines Wunder geschehen!

Ich hatte mehrfach eine völlig beschwerdefreie Zeit – und das waren nicht nur ein paar Wochen, sondern mehrere Monate! Von einem Tag auf den anderen hörten die Attacken auf. Warum, kann ich nicht ergründen, denn noch immer hause ich in diesem schrecklichen Kellerloch und auch bei der Bearbeitung meiner Marotten habe ich noch keine nennenswerten Fortschritte erzielt.

Natürlich freue ich mich, aber trotzdem ist es nervig, dass mein vegetatives Nervensystem anscheinend Katz und Maus mit mir spielt.

Zwischendurch brechen die Panikattacken in ihrer gesamten Heftigkeit neu hervor. Aber diesmal habe ich den entscheidenden Vorteil, zwischendurch Kraft gesammelt zu haben.

Während der beschwerdefreien Zeit habe ich nicht ständig unter Anspannung gestanden, konnte mich mehr auf das Leben konzentrieren und nachts wieder besser schlafen. Zudem stapeln sich auf meinem Schreibtisch keine Mahnbescheide mehr, denn unseren aktuellen finanziellen Verpflichtungen können wir bisher ohne Probleme nachkommen. Ich komme mir wie nach einer Regeneration vor.

Ich vergleiche die Situation wieder mit meinem Bild des Angstbottichs in meinem Körper. Mein 50-Liter-Bottich ist nicht mehr wie in meiner schlimmsten Zeit mit 49,9 Litern gefüllt und kurz vor dem Überschwappen. Der Pegel ist gesunken; ich würde schätzen auf beruhigende 20 bis 25 Liter.

Die Sicherheitsreserve von 25 bis 30 Litern unterstützt mich, einen neuen Anfall besser überstehen zu können und auch wieder meinen Trotzkopf und andere Strategien anzuwenden.

Ich denke mir ein neues Bild aus. Das vegetative Nervensystem ist der Feind und hat es auf mein Herz abgesehen. Mein Körper ist der Schutzwall. Der Feind hat es zumeist geschafft, den Schutzwall bis zu 95 Prozent oder gar vollständig zu zertrümmern. Es war so gut wie keine Gegenwehr vorhanden. Und der Feind schlug, spürte er die mangelnde Gegenwehr und den zerstörten Schutzwall, so schnell erneut zu, dass ich gar keine Zeit hatte, wenigstens einen etwas größeren Teil meines Schutzwalls neu zu errichten.

Das ist nun völlig anders! Der Feind greift zwar mit aller Heftigkeit an, aber durch meine Gegenwehr schafft er es nur noch, den Wall höchstens zur Hälfte zu zerschlagen. Und da ich wieder mehr Kraft habe und der Feind offensichtlich länger braucht, um einen neuen Angriff zu starten, gelingt es mir ohne Probleme, den Schutzwall wieder instand zu setzen – vielleicht nicht immer vollständig, aber doch so, dass er Schutz bietet.

Sollte diese Entwicklung ein Lichtblick am Horizont sein? Werde ich es vielleicht schaffen, diese elende Krankheit zu besiegen, selbst wenn es erst kleine Schritte sind?

Eines Tages bin ich so gut gestimmt, dass ich Susanne und den Kindern tatsächlich einen Kinobesuch, einen Stadtbummel, eine Runde Eislaufen, einen Spaziergang, einen Zoobesuch oder worauf sie sonst Lust haben vorschlage. Die Kinder würden sich sicher riesig freuen, wenn sie nach vielen Jahren endlich wieder etwas gemeinsam mit den Eltern unternehmen könnten.

Aber Susanne will nicht!

Nach der Arbeit muss sie mit dem Hund raus, was nach wie vor anderthalb bis zwei Stunden dauert. Verquatscht sie sich mit einer Bekannten, können es auch drei Stunden werden. Wenn sie dann spät nach Hause kommt, ist eben nur noch kurze Zeit Stricken oder Häkeln angesagt, und dann geht sie ins Bett. Am Wochenende will sie mit Ausnahme der Spaziergänge mit dem Hund grundsätzlich zu Hause bleiben.

„Ich muss mich erholen und Kraft für die neue Woche schöpfen. Du kannst ja gerne mit den Kindern etwas unternehmen“, meint sie.

Sie regt mich langsam auf!

Nein, ist bin sogar wütend auf sie. Wütend, weil ich diesen Widerspruch nicht verstehe und auch nicht mehr akzeptiere. Ist sie mit dem Hund unterwegs, hat sie mehrmals am Tag Kraft für stundenlange Spaziergänge. Kaum zu Hause, verfällt sie in Lethargie und hat nicht einmal Zeit für die Kinder, geschweige denn für mich. Wer zwingt sie denn, morgens so früh aufzustehen? Andere Leute gehen mit ihren Hunden kurz raus, damit sie ihr Geschäft erledigen können. Bei Susanne müssen es aber schon morgens anderthalb Stunden sein. Sie könnte ohne Weiteres zwei Stunden länger schlafen.

Das alles stinkt mir!

Was ist das für eine Ehe, in der man sich rein gar nichts zu sagen hat? In der man nur noch nebeneinanderher lebt? Wenn ich ehrlich vor mir selbst bin, dann muss ich zugeben, dass meine Gefühle für Susanne fast vollständig gestorben sind. So schlimm es sich anhören mag: Ich sehe sie nur noch als eine Bekannte oder einen Kumpel, aber nicht mehr als meine Ehefrau, die ich einmal geliebt habe.

Vielleicht ergeht es ihr ja ähnlich. Vielleicht kann auch sie mein Verhalten nicht mehr akzeptieren. Offensichtlich haben wir uns nichts mehr zu sagen, widert uns beide das jeweilige Verhalten des anderen an, haben wir es aufgegeben, den Partner zu verstehen, wenn wir es denn tatsächlich schon einmal versucht haben.

Ich flüchte mich immer öfter in den verhassten Keller. Lieber sitze ich in dieser Gruft, als Susanne wortlos beim Stricken zuzuschauen. Entweder spiele ich dort ein Computerspiel oder stöbere durch das Internet. Gelegentlich suche ich Seiten über meine Krankheit oder schaue in neue Angstforen hinein, die wie Pilze aus dem Boden schießen.

Leiden wirklich so viele Menschen an dieser Krankheit? Oder was treibt Erkrankte plötzlich so zahlreich in die Internet-Öffentlichkeit?

Mit einer gewissen Genugtuung stelle ich fest, dass ich tatsächlich nur noch gelegentlich Angst-Seiten besuche und auch eher selten in den Foren lese. Momentan fühle ich mich so gefestigt, dass ich darauf verzichten kann, nur über das Thema Angst zu lesen.

Zum beginnenden Sommer habe ich in meiner Abstellkammer die Tür zum Garten geöffnet. Leider erfährt auch hier meine Vorfreude einen empfindlichen Dämpfer. Ich hatte gehofft, im Sommer würden die Sonnenstrahlen über die Kellertreppe in den Kellerraum fluten und alles in einem freundlicheren Licht erscheinen lassen. Ich habe mich geirrt.

Die Kellertreppe grenzt an das Nachbargrundstück, das von einer hohen Hecke umgeben wird. Die Sonne versteckt sich bei ihrem Gang über den Horizont zuerst hinter dieser Hecke und dann hinter den Bäumen, die in unserem Garten stehen. Es bleibt genauso düster wie es ist. Selbst in der Mittagszeit und bei strahlendem Sonnenschein liegt die Treppe im Dunkeln und ich benötige künstliches Licht.

Nach wie vor telefoniere ich fast täglich mit meinen Eltern, die immer noch der Meinung sind, meine Erkrankung sei längst Geschichte. Sicher haben sie sie vergessen und ich spreche auch mit meiner Mutter nicht darüber. Sie hat nun genug mit meinem Vater zu tun, der ständig mit seinem Asthma in Behandlung ist. Zu allem Überfluss wurde bei ihr selbst eine unbekannte Immunschwäche festgestellt, die mit einer umfassenden Arthrose beginnt und zunehmend schlimmere Symptome produziert, den Körper nach und nach zerstört.

Meine Eltern haben also genug mit sich selbst zu tun. Ich leide darunter, dass ich ihnen nicht helfen kann.

Ich, der jeden Monat neue ‚Herzinfarkte' bekommt und das Leben kaum noch lebenswert findet, jammere herum und bedauere mich selbst. Meine Eltern hingegen, die tatsächlich mit schweren körperlichen Erkrankungen zu kämpfen haben, gehen mit Kraft und Lebensmut dagegen an und lassen sich nicht unterkriegen.

Sollte ich mir nicht ein Beispiel an ihnen nehmen?

Immer mehr Gedanken wirbeln in meinen Kopf, was wahrscheinlich daran liegt, dass ich durch die momentane Ruhe vor Attacken wieder klarer analysieren kann. Warum bin ich eigentlich nie krankgeschrieben worden, habe nie Medikamente erhalten?, frage ich mich unter anderem.

Ich habe unzählige Ärzte aufgesucht, aber mit Ausnahme des ersten Kardiologen, der mir Insidon verschrieben hat, wurde mir nie ein Medikament verordnet. Selbst als es mir richtig dreckig ging, hat niemals ein Arzt zu mir gesagt: „Herr Protzmann, ich schreibe Sie erst mal für zwei Wochen krank, damit Sie wieder auf die Reihe kommen. Und dann sehen wir weiter!" Auch der Psychiater hat mir keine Medikamente verordnet. Niemals!

Ich kenne Kollegen, die werden schon bei einer leichten Erkältung für drei oder vier Tage krankgeschrieben, bekommen Antibiotika und tausend andere Medikamente. Und ich? Nicht ein einziges Mal!

Woran liegt das?

Meine erste Vermutung: Ich habe nie nach einer Krankschreibung oder nach Medikamenten gefragt. Meine zweite Vermutung: Ich trete dem Arzt gegenüber immer noch aktiv und kraftstrotzend auf, sodass er zwangsläufig annehmen muss, dass es mir gar nicht so schlecht gehen kann. Und meine letzte Vermutung, die mich erneut grübeln lässt: Vielleicht sieht der Arzt es einfach realistisch.

Vielleicht bin ich wirklich nur zu wehleidig und messe meiner Erkrankung viel zu viel Bedeutung bei. Was für mich schwerste Attacken sind, sind für den Arzt eventuell völlig normale Begleiterscheinungen meiner Krankheit, die man mehr oder weniger ignorieren kann. In ein Bild gebracht: Wenn ich meine Krankheit hinsichtlich der gesundheitlichen Gefährdung auf einer Skala von 1 bis 100 ungefähr mit 400 bewerte, wird der Arzt sie vielleicht mit 20 bis 30 bewerten und als harmlos einstufen.

Ich weiß die Antwort für das ärztliche Verhalten nicht! Ich kann nur für mich selbst urteilen. Mag sein, dass Ärzte meine Krankheit als leichten oder mittelschweren Fall ansehen, ich sehe sie als schwere Erkrankung an. Ich kenne meine Attacken, ihre Häufigkeit, ihre Heftigkeit, die mich seit nunmehr 23 Jahren überfallen.

*

Weihnachten 2002 steht vor der Tür. Meine Schonzeit scheint vorbei zu sein. Sie überfallen mich erneut fast täglich. So wenig ich es mir erklären kann, warum sie von einem anderen auf den anderen Tag über einen langen Zeitraum verschwanden, verstehe ich es nicht, warum sie nun urplötzlich erneut auftauchen. Das macht mich kirre und rasend wütend. Noch habe ich die Kraft, mit den erprobten Strategien halbwegs gegen die Attacken anzugehen. Aber ich spüre, wie diese Kraftreserven mit jeder neuen Panikattacke ein kleines bisschen schwinden. Der Vampir macht sich genüsslich über mich her und hat bereits erneut mit dem Saugen begonnen.

Meine ohnmächtige Wut wirkt sich auf mein Umfeld aus. Ich bin gereizt und werde teilweise ungenießbar. Mich stört plötzlich die Fliege an der Wand. Geht etwas nicht schnell genug oder läuft nicht so, wie ich es mir vorgestellt habe, werde ich sofort sauer. Bagatellen wie verschüttete Cola auf dem Wohnzimmertisch oder ein Teller, der mir aus der Hand fällt und auf dem Boden zersplittert, sind plötzlich Dramen, über die ich mich ewig aufregen kann. Früher hätte ich wortlos die Spuren des Malheurs beseitigt und nicht mehr daran gedacht.

Susanne bekommt meine Stimmung besonders zu spüren. Ich kann mir den einen oder anderen schnippischen Kommentar zu ihren stundenlangen Spaziergängen nicht mehr verkneifen.

„Ich finde es absolut nicht normal, wenn man mit seinem Hund dreimal täglich und insgesamt sechs bis neun Stunden spazieren geht. Das Vieh ist dir doch schon wichtiger als die Kinder. Wenn du zu Hause Kraft sammelst, dann nur für die Arbeit und für deine ewigen Spaziergänge“, sage ich ihr unverblümt ins Gesicht. Dass ich selbst offenbar ebenfalls zur Nebensache geworden bin, erwähne ich schon gar nicht mehr.

Auch die Kinder müssen unter meiner schlechten Laune leiden. Ich tobe und schreie herum, wenn ihre Zimmer nicht aufgeräumt sind und wie ein Schlachtfeld aussehen. Susanne kümmert sich nicht darum, ob sie aussehen, als hätte gerade eine Bombe eingeschlagen oder frisch gewaschene Wäsche nicht in die Schränke geräumt, sondern einfach wahllos auf dem Boden verstreut wurde.

Was Susanne noch macht, sind Bügeln und Kochen. Das Einkaufen habe ich übernehmen müssen, weil ihr das zeitlich zu eng wird. Wenn ich mit dem Auto zu einem Termin unterwegs bin, würde ich am liebsten jeden anderen Autofahrer anbrüllen, der mir irgendwie in die Quere kommt. Ich habe plötzlich den Eindruck, außer mir sei keiner in der Lage, sein Auto vernünftig durch den Straßenverkehr zu lenken und zum Beispiel einen Blinker zu benutzen. Eine Zeit lang wird die Hupe zu meinem Lieblingsspielzeug

Ich schaffe es sogar einige aussichtsreiche Geschäftsabschlüsse in den Sand zu setzen. Ich kann einfach nicht mehr die Faust in der Tasche machen und lächeln, lächeln, lächeln, wenn der Kunde völligen Blödsinn erzählt oder mir beweisen will, dass er die Bestimmungen besser kenne als ich. Ich bleibe höflich, aber lasse bissige Kommentare fallen. Bei einem Kunden platzt mir nach anderthalb Stunden fruchtloser Argumentation regelrecht der Kragen und ich sage mit kalter Stimme: „Wissen Sie, Herr M., wenn Sie sich so fantastisch in dieser Materie auskennen und unsere Versicherungsbedingungen sowie die Abrechnungsmodalitäten besser kennen als ich, warum haben Sie dann einen Beratungstermin vereinbart? Sie können sich doch viel besser selbst beraten und einen Antrag ausfüllen und ich hätte mir Zeit und Kosten erspart!"

Verständlich, dass solche Termine sofort beendet sind – natürlich ohne Abschluss. Natürlich beschwert sich der Kunde M. über mich und ich muss beim Filialdirektor eine schriftliche Stellungnahme abgeben. Ich schildere den Fall über drei Seiten bis ins Detail. Er akzeptiert meine Ausführungen, ich bin noch einmal mit einem blauen Auge davongekommen.

Merkwürdig, früher hätte er mich nach einer Beschwerde nur gefragt: „Herr Protzmann, was war denn bei diesem Herrn M. los?" Ich hätte es ihm in kurzen Worten erklärt und damit wäre die Angelegenheit erledigt gewesen.

Meiner Mutter geht es schlechter. Neben der Arthrose hat sie nun gelegentlich Wasser in den Beinen, starke Schmerzen und Probleme mit den Nieren. Meine Eltern durchforsten das Internet nach Behandlungsmöglichkeiten und wenden sich an jede medizinische Koryphäe, die sie finden. Selbst mit amerikanischen Ärzten setzen sie sich in Verbindung.

Die Antwort ist stets niederschmetternd: Gegen diese seltene Erkrankung gibt es bis heute trotz intensiver Forschung keine Behandlungsmethode und kein Medikament. Man kann nur die Einzelsymptome behandeln, aber nicht die Hauptkrankheit. Und diese wird fortschreiten.

Meine Mutter muss nun häufig zu diversen Ärzten, mehrmals für zwei, drei Tage ins Krankenhaus. Trotz allem verliert sie nicht den Mut und ihren Humor – ich bewundere sie.

Mein Gott, warum muss das auch noch sein!

Mein Vater ist Dauerpatient, und nun meine Mutter – obwohl sie zeitlebens gesund war. Das alles belastet mich sehr. Ist diese mentale Situation vielleicht verantwortlich dafür, dass die Attacken wieder mein ständiger Gast sind? Aber ich weiß alles doch schon länger, und war trotzdem beschwerdefrei! Warum jetzt nicht mehr? Ich weiß es nicht!

Ich spüre, dass mir momentan wieder alles über den Kopf zu wachsen droht und fühle mich vom Schicksal ungerecht behandelt. Mein Vater asthmakrank, meine Mutter eine unheilbare Krankheit. Meine Panikattacken und alle meine Macken, die ich nicht im Griff habe. Diese Ehe mit Susanne, die gar keine Ehe mehr ist. Mein Beruf, der anscheinend im Eiltempo in eine Sackgasse führt. Der Verkauf unseres Hauses. Seit Jahren keinen Urlaub mehr. Das dunkle Kellerloch namens Büro.

Dieser ewige Einheitstrott, bei dem ich zunehmend den Eindruck gewinne, dass ich langsam verblöde. Der Zwang, immer mehr vor den Kunden mit einem Dauerlächeln buckeln zu müssen, um wenigstens den einen oder anderen Abschluss zu erzielen. Die Tatsache, immer öfter 50 Kilometer und mehr fahren zu müssen, obwohl ich vorher weiß, dass die Benzinkosten höher als die Provision sein werden. Und, und, und.

Ich kann mich auf das kommende Weihnachtsfest nicht freuen. Im Grunde genommen freue ich mich auf nichts mehr. Mir erscheint alles sinnlos und öde. Ich komme mir immer mehr vor wie eine Marionette, die an unsichtbaren Fäden von einem teuflischen Puppenspieler durch ein grottenschlechtes Stück manövriert wird. Und ich kann mich nicht wehren!

*

Juli 2004. Ich sitze nachmittags im Wohnzimmer und lese in einem Buch, während Susanne im Garten vor sich hinwerkelt. Plötzlich kommt sie an die Terrassentür. Sie schaut mich etwas unsicher an und sagt unvermittelt: „Ach ja, ich wollte dir nur Bescheid sagen, dass ich ausziehen werde!“ Sie sagt es so unverbindlich, als würde sie mir mitteilen, dass sie im Supermarkt eine neue Kaffeemarke entdeckt habe, die ich beim nächsten Einkauf mitbringen solle.

„Aha“, antworte ich lapidar und lege mein Buch zur Seite. „Und warum ziehst du aus?“

Sie setzt sich an den Tisch und erzählt mir irgendeine Geschichte. „Bei meinen Spaziergängen habe ich zufällig meine alte Jugendliebe wiedergetroffen. Er will sich auch scheiden lassen und dann wollen wir endlich zusammenziehen. Wir sind füreinander bestimmt ...“ Beim Rest höre ich gar nicht mehr zu. Zumindest ist nun die Erklärung für die stundenlangen Spaziergänge gefunden.

„Gut, dann setzen wir uns nachher zusammen und teilen die Möbel und den ganzen Kram auf und halten alles schriftlich fest“, antworte ich kühl und mit betonter Sachlichkeit, obwohl es in mir brodelt und gärt. „Dann werden wir den Mietvertrag kündigen und nach Ablauf der Kündigungsfrist kannst du gerne ausziehen. Vorher verschwinden ist nicht! Ich kann bis zu deinem Auszug gerne hier oben im Wohnzimmer schlafen, obwohl zwischen uns eh schon ewig nichts mehr passiert!“

Ich überlege kurz. „Dann sollten wir heute Abend auch die Kinder informieren, es sei denn, der Spaziergang mit dem Hund ist dir wieder wichtiger. Und ich werde gleich heute Abend eine Trennungsvereinbarung verfassen, damit das alles schnell und ohne jeglichen Stress über die Bühne geht", fahre ich in geschäftsmäßigem Tonfall fort.

Susanne schaut mich fassungslos an. Ich weiß nicht, mit welcher Reaktion sie gerechnet hat. Sollte ich etwa in Tränen ausbrechen und sie zum Bleiben bewegen? Oder hat sie angenommen, ich würde einen Wutanfall bekommen und Mobiliar zerschlagen? Oder auf der Stelle eine Panikattacke erleiden?

„Komisch, du scheinst das alles ziemlich gelassen zu nehmen", sagt sie mit vorwurfsvoller, leicht zitternder Stimme.

Ich verschränke die Arme vor der Brust und schaue sie durchdringend an. „Susanne, was erwartest du eigentlich, wenn du mir so ganz nebenbei während der Gartenarbeit an die Tür gelehnt mitteilst, dass du ausziehen wirst? Denk' mal über dieses Verhalten nach! Abgesehen davon bist du mir eigentlich nur zuvor gekommen. Ich hätte es hier auch nicht mehr lange ausgehalten, insofern tust du mir sogar einen Gefallen", sage ich betont lässig.

Susanne schaut mich an wie vom Blitz getroffen, stinksauer steht sie auf und geht zurück in den Garten. Ich informiere meine Eltern, die das gar nicht zu wundern scheint. Meine Mutter meint nur, ich solle mir das bloß nicht zu sehr zu Herzen nehmen.

Ich gehe die Trennung genauso methodisch an wie meine Arbeit.

Wir erstellen eine Liste über unseren Besitz, der gerecht aufgeteilt wird. Ich formuliere eine Trennungsvereinbarung und lasse keine Eventualitäten außer Acht. Wir wählen einen gemeinsamen Anwalt, der nichts anderes tun soll, als schnellstens die Scheidung durchzuziehen. Geklärt ist alles. Jeder unterschreibt die Vereinbarung.

Wir informieren die Kinder, die es mit einer gewissen Gelassenheit nehmen. Sie haben selbst mitbekommen, wie es hier läuft.

Natalie will mit zu ihrer Mutter und deren neuen Freund ziehen, Sebastian möchte unbedingt bei mir bleiben.

Also ist auch das schnell und schmerzlos geklärt. Ich hole mein Bettzeug aus dem Keller und deponiere es im Wohnzimmer.

Merkwürdigerweise geht es mir richtig gut. Ich bekomme keine Panikattacken, obwohl anzunehmen wäre, dass sie gerade jetzt im Salventakt auf mich einprasseln müssten.

Im Gegenteil: Ich verspüre in den nächsten Tagen ein Gefühl der Ruhe, Gelassenheit und Ausgeglichenheit, gerade so, als sei endlich ein finsteres Kapitel in meinem Leben beendet, sodass es nur noch aufwärts gehen könne.

Meine Eltern warnen mich, dass das am momentanen Schock liege und der große Katzenjammer in dem Augenblick beginnen würde, in dem Susanne und Natalie das Haus verlassen.

Ich glaube nicht daran. Nein, ich weiß, dass es so nicht kommen wird! Wir haben vereinbart, dass sich die Kinder jederzeit besuchen können und auch beieinander übernachten dürfen, wenn sie es wollen.

Was Susanne in Zukunft macht, interessiert mich nicht im Mindesten!

Einen Schock bekomme ich ein paar Tage später, als ich in der Filialdirektion bin und mich der Filialdirektor zu einem Gespräch in sein Büro bittet. Er holt lang und breit aus, erzählt sehr viel und dreht und windet sich, aber es läuft letztlich darauf hinaus, dass ich entlassen werden müsse. Auch die Versicherung spürt die rückläufigen Abschlüsse und hat beschlossen, nur noch die absoluten Topverkäufer zu behalten und gerade in großen Städten wie Düsseldorf den Bestand an Mitarbeitern drastisch zu reduzieren. Und ich gehöre leider nicht mehr zu den Topverkäufern!

Ich verlasse das Büro wie in Trance und fahre nach Hause. Beim Aufschließen der Haustür weiß ich gar nicht so recht, wie ich hierher gekommen bin.

Ich bin gefeuert worden!

Einfach rausgeworfen! Und das in einem Gespräch von gerade einmal 15 Minuten. Wenigstens wurde mir noch eine Tasse Kaffee serviert.

Ich wende mich sofort an das Arbeitsamt und erhalte den nächsten Schlag in die Magengrube: Arbeitslosengeld gibt es nicht! Als Beamter habe ich nie Beiträge bezahlt, als Selbstständiger erst recht nicht. Somit stehen mir nicht einmal Arbeitslosengeld, eine Umschulung, eine Fördermaßnahme oder eine Weiterbildung zu. Ich muss Sozialhilfe beantragen!

Umgehend stelle ich diesen Antrag und wundere mich, warum ich in Anbetracht dieser Schicksalsschläge nicht eine Panikattacke nach der anderen erleide. Ich fühle mich, als hätte man mich aus 10.000 Metern Höhe ohne Fallschirm aus einem Flugzeug geworfen. Bis Ende September werde ich noch bei der Versicherung sein und eine kleine Abfindung von rund 2.500 DM erhalten. Tja, und ab Oktober werden mein Sohn und ich Sozialhilfeempfänger sein!

Ich suche nach einer Wohnung und habe ausnahmsweise ein Erfolgserlebnis!

Ich finde eine gemütliche Dreizimmerwohnung in einem gepflegten Mietshaus mit sechs Parteien, etwas weiter Richtung Innenstadt liegend. Da das Haus schon im Jahr 1962 gebaut wurde und nicht in einer gehobenen Wohngegend liegt, ist die Miete erschwinglich.

Die Wohnung hat 76 Quadratmeter, die Böden sind gefliest oder mit Laminat ausgelegt. Die maßgefertigte Einbauküche mit allem Drum und Dran, gerade mal fünf Monate alt, können wir für einen fairen Preis übernehmen. Das Bad mit Badewanne und Dusche ist gepflegt und sauber.

Eine Garage ist auch dabei. Die Wohnung wird komplett renoviert übergeben und hat in allen Räumen strahlend weiße Raufasertapete. Meine Eltern sind so begeistert, dass sie mir spontan das Geld für die Küche und sogar für den Umzug schenken, obwohl sie über meine Entlassung ebenso geschockt sind wie ich.

Das Kinderzimmer beziehe ich als mein künftiges Schlafzimmer. Das Bett und ein Teil der Schlafzimmerschränke passen hervorragend hinein. Sebastian bekommt das eigentliche Schlafzimmer und freut sich dumm und weg, ein so großes Zimmer zu haben.

Der alte Mietvertrag läuft am 30. November 2004 aus. Meine Eltern bezahlen mir sogar die erste Miete, damit Sebastian und ich die neue Wohnung schon am 1. November anmieten können und wir einen ganzen Monat Zeit haben, uns in aller Ruhe einzurichten. Ende November ist alles geschafft und wir fühlen uns vom ersten Tag an pudelwohl!

Das Wohnzimmer ist groß, hell und freundlich und lässt viel Licht durch die großen Fenster. Keine dunkle Gruft in einem Kellerloch mehr! Bis Ende September habe ich noch einige kleinere Versicherungen abschließen können und zusätzlich zu den Provisionen die Abfindung in Höhe von 2.722 DM erhalten. Wir haben also sogar eine kleine Rücklage.

Meine Eltern haben sich getäuscht. Es gibt keinen Katzenjammer. Susanne, Natalie, Sebastian und ich haben uns nett verabschiedet und das war es dann. Susanne wird Sebastian oft genug zu sehen bekommen, ebenso wie ich meine Tochter. Ich horche in mich hinein und prüfe meine Gefühle.

Nein, da ist nichts! Kein Katzenjammer. Kein komisches oder verlorenes Gefühl. Keine Trauer, keine Niedergeschlagenheit, keine Wut. Ich bin einfach nur froh, endlich meine Ruhe zu haben. Selbst Sebastian scheint es zu gefallen, dass er jetzt nicht mehr alle zehn Minuten von seiner Schwester genervt wird. Die erste Nacht schlafe ich trotz tausender Gedanken tief und fest wie ein Bär und wache munter und zufrieden auf.

Tja, und ab heute bist du wieder Single und ein frischgebackener Hausmann!, schießt es mir als Erstes durch den Kopf. Du wirst nun allein kochen, putzen, bügeln und mit Sebastian die Wohnung in Ordnung halten müssen!

Dieser Gedanke stört mich überhaupt nicht. Ich bin schon als kleines Kind zur Ordnung erzogen worden und habe damals bereits vereinzelt gekocht und gebügelt. Das empfinde ich also als absolut nebensächlich. Sebastian und ich feiern ein schönes und besinnliches Weihnachtsfest mit einem wunderschön geschmückten Baum und kleinen Geschenken. Am ersten Weihnachtsfeiertag fahren wir zu meinen Eltern, die rund 90 Kilometer entfernt wohnen.

Ich erschrecke, als ich meine Mutter sehe, lasse mir aber nichts anmerken. Ihre Finger sind von der Arthrose verkrümmt. Die Beine sind dick bandagiert, weil sie Wasser in den Beinen und Probleme mit den Venen hat. Sie hat Schmerzen beim Gehen, weil ihr die Hüftgelenke wehtun. Mein Gott, was für eine teuflische Krankheit!

Dennoch wird es ein wunderschöner Abend. Ich fühle mich trotz der Entlassung immer noch so, als sei eine Zentnerlast von meinen Schultern genommen. Warum habe ich mich nicht schon viel früher von Susanne getrennt?

Ich habe das unbestimmte Gefühl, dass ab dem neuen Jahr für mich alles besser wird.

Eine neue Arbeitsstelle werde ich sicher schnell finden, darüber mache ich mir wenig Gedanken. Die Sozialhilfe kann nur als Überbrückungsgeld angesehen werden. Eines aber ist sicher: Ich werde nie wieder bei einer Versicherung auf reiner Provisionsbasis anfangen!

Januar 2006 bis September 2007 ▶ Das bodenlose Loch: Depressionen

Die ersten drei Monate des neuen Jahres habe ich schmerzfrei überstanden – von ganz wenigen Anfällen abgesehen. Leider lief es bisher mit einer neuen Arbeitsstelle trotz etlicher Bewerbungen und Vorschlägen vom Arbeitsamt gar nicht gut, was mich sehr verunsichert. Als Beamter aus den 70ern habe ich in der heutigen Zeit keine Chance bei einer Behörde, und in der freien Wirtschaft bin ich ein Ungelernter.

Die Selbstständigkeit bei einer Versicherung ist bei Bewerbungen eher negativ, ich bin eben kein gelernter Bank-, Büro- oder Speditionskaufmann. Aber ich lasse den Kopf nicht hängen, auch wenn es frustriert und wehtut.

Mein Sohn und ich haben uns hervorragend eingelebt, wir fühlen uns nach wie vor wohl. Es ist nach diesem dunklen Kellerraum tatsächlich ein berauschendes Gefühl, wieder in einem hellen Zimmer mit großen Fenstern zu sitzen und am Leben teilzunehmen – und wenn es nur durch das Geräusch der vorbeifahrenden Autos oder dem Lachen von Kindern ist. Die tägliche Hausarbeit sowie alle anderen anfallenden Arbeiten sind hervorragend organisiert, es läuft wie am Schnürchen läuft.

Was plötzlich nicht mehr läuft, ist meine gesundheitliche Situation, die Panikanfälle kehren im April mit geballter Macht zurück. Jetzt kommen sie täglich – und meine Strategien wirken nicht mehr.

Sie wirken einfach nicht mehr!

Es ist wie am Anfang meiner Leidensgeschichte. Ich komme nicht mehr dazu, direkt in den ersten Sekunden des Anfalls meine Strategien wie etwa die Trotzreaktion einzusetzen. Ich reagiere zu spät – und mutiere sofort zu einem jämmerlichen Angstbündel. Das vegetative Nervensystem übernimmt die Herrschaft und mein logisches Denken ist wieder wie abgeschaltet. In meinem Verstand steht wieder das große Schild ‚Außer Betrieb!'. Es bleibt mir nichts anderes übrig, als die Panikattacken irgendwie durchzustehen.

Trennung, Entlassung, Sozialhilfe, nicht bedachte Probleme bei der Stellensuche – all das hat scheinbar mehr an mir gezerrt, als ich wahrgenommen habe.

Manchmal bleibe ich nachts vor dem Fernseher sitzen, weil ich Angst vor einer neuen Attacke habe. Meine beiden letzten fingen nach dem Zubettgehen an. Seither fürchte ich mich auch davor, ins Bett zu gehen. Wenn ich mich dann doch dazu überwinde, lasse ich die Tür einen Spalt offen und schalte das Radio an. Ich höre WDR 5, weil dort nicht nur Songs, sondern größtenteils Wortbeiträge gesendet werden. Ich muss menschliche Stimmen hören!

Es bleibt nicht aus, dass Sebastian so einiges mitbekommt. Er ist kein kleines Kind mehr, also erzähle ich ihm zum ersten Mal, mit welcher Erkrankung sein Vater seit Langem zu tun hat. Ich sehe sofort, dass er es auch nicht so richtig versteht, aber seine Reaktion ist rührend: Er nimmt mich in den Arm und drückt mich wortlos. Ich bin froh, dass er in diesem Moment nicht versucht, mir mit irgendwelchen Floskeln helfen zu wollen.

Ich gehe nicht mehr zum Arzt.

Das hat nichts damit zu tun, dass ich meinem neuen Prinzip treu bleiben möchte.

Ich habe plötzlich Angst vor einem Arztbesuch! Ich will keine Ärzte mehr sehen!

Meine Gedankengänge erscheinen mir dabei durchaus logisch! Mit Mitte zwanzig war es statistisch sehr unwahrscheinlich, dass ich an einer Herzerkrankung leide. Das wurde mir wiederholt von den Ärzten bestätigt, gerade weil ich Leistungssport betrieben habe. Jetzt aber gehe ich auf die fünfzig zu, und da hat man nicht mehr der Körper eines jungen, durchtrainierten Burschen. Zu viele Zigaretten, zu wenig Bewegung, zu viel Stress, zu viele Panikattacken, viel zu viele Grübeleien. Der Körper altert und gesundheitlich kann es von einem Tag auf den anderen total anders aussehen.

Ich habe einfach panische Angst davor, dass mir ein Arzt beim nächsten EKG mit ernster Miene sagt: „Das sieht nicht gut aus, Herr Protzmann! Ich vermute bei Ihnen zwei extrem verengte Koronararterien. Sie sollten schnellstens ins Krankenhaus, Sie werden wohl um eine Bypass-Operation nicht herumkommen."

Ich darf gar nicht darüber nachdenken!

Ich war noch nie stationär in einem Krankenhaus. Allein der Gedanke an eine Vollnarkose treibt mir den Angstschweiß auf die Stirn.

Ich Angsthase! Gerade mit zunehmendem Alter sollte man sich hin und wieder durchchecken lassen. Und ich stelle die Arztbesuche trotz dieser wahren Attacken-Armada ein. Das ist doch nicht normal! Früher bin ich wegen jedes Zipperleins zum Arzt gerannt.

Die ständigen Panikanfälle, die sich manchmal stundenlang hinziehen, entziehen meinem Körper in kürzester Zeit alle Kraft, die er mühsam angesammelt hat. Mein Angstbottich ist nicht mehr auf 49,9 Litern von 50. Er ist nun auf 49,999 Litern! Schon das kleinste unangenehme Ereignis oder Erlebnis reicht, um ihn überschwappen und die Attacke beginnen zu lassen.

Ich will nicht mehr!

Ich falle plötzlich in ein bodenloses Loch!

Ich kann nachts so gut wie gar nicht mehr schlafen, wälze mich stundenlang hin und her. Ab und zu nicke ich ein, werde dann aber sofort wieder wach. Die Uhr auf dem Nachttisch wird der blanke Horror.

Ich gehe zu Bett, es ist 22.45 Uhr. Ich wälze mich hin und her. Irgendwann dämmere ich ein, werde wach. Jede Viertelstunde der Blick auf die Uhr, die Zeit vergeht nicht. Immer wieder falle ich für kurze Zeit in einen unruhigen Dämmerschlaf.

Endlich zeigt der Wecker 6.45 Uhr an. Ich kann nicht mehr schlafen und stehe auf. Heute fühle ich mich wie dreimal von einem Lastwagen überfahren. Die paar Meter ins Badezimmer kommen mir wie ein Gewaltmarsch vor. Ich werde einfach nicht munter und würde mich am liebsten wieder im Bett verkriechen – für immer!

Tagsüber komme ich einfach nicht in die Gänge.

Irgendwie erscheint mir alles um mich herum unwirklich. Ich fühle mich wie ein Statist in einem schlechten Film.

Alles ist sinnlos, nutzlos, vertane Zeit, unproduktiv. Ich schreibe Bewerbungen wie am Fließband und melde mich auf jeden Vorschlag des Arbeitsamts, aber alles ist zwecklos. Eine Absage nach der anderen. Viele Firmen melden sich einfach überhaupt nicht. Und plötzlich kommt auch mein Alter ins Spiel. Immer öfter bekomme ich durch die Blume gesagt, ich sei zu alt für die neue Stelle, man habe sich einen Bewerber so zwischen 30 und 35 vorgestellt.

Wunderbar, solche Aussagen sind doch frustrierend! Mittlerweile erscheint alles Grau in Grau, selbst wenn draußen die hell strahlende Sonne an einem wolkenlosen Himmel steht. Ich sehe sie einfach nicht.

Ich erkenne mich selbst nicht wieder.

Es gibt ganz wenige Momente, da sprühe ich plötzlich vor Energie. Ich könnte Berge versetzen und fühle mich so fit wie ein Hochleistungssportler, könnte die Welt aus den Angeln heben! Da erledige ich zehn dringende Hausarbeiten in Windeseile und voller Elan. Zehn Minuten später ist mir schon der Weg in die Küche zu weit. Ich würde am liebsten auf der Couch liegen bleiben. Und liegen bleiben. Und liegen bleiben. Keiner soll anrufen, keiner soll mich ansprechen. Alle sollen mich einfach in Ruhe lassen!

Ein simpler Einkauf wird zu einer wahren Mammutaufgabe. Es dauert stundenlang, bis ich mich dazu aufraffen kann. Der Gedanke, von meinem bequemen Trainingsanzug in die Straßenkleidung zu wechseln, das Auto aus der Garage zu holen, zum Supermarkt zu fahren und an der Kasse Schlange zu stehen, alles nach

Hause und in den zweiten Stock zu schleppen – es steht vor mir, als müsste ich ein gigantisches Projekt in Angriff nehmen.

Ich schlurfe durch die Wohnung wie ein alter Mann und habe zu nichts mehr Lust. Gelegentlich versuche ich, mich aufzumuntern, und überlege, was mir denn jetzt Spaß machen könnte. Einen Modellbausatz kaufen und vielleicht ein Motorrad als Ausstellungsstück für den Wohnzimmerschrank basteln? Etwas zeichnen? Ein gutes Buch kaufen? Einfach mal raus gehen und durch die Innenstadt bummeln?

Egal, was ich überlege – ich will es nicht. Ich will nur meine Ruhe haben!

Das Leben ist sinnlos. Mein Dasein ist sinnlos. Meine Bewerbungen sind sinnlos. Das Sauberhalten der Wohnung ist sinnlos, weil sie eh wieder schmutzig wird. Wäsche waschen und bügeln ist sinnlos – muss es doch immer wiederholt werden.

Herrgott im Himmel, warum lebe ich überhaupt?

Nur dafür, um bis zu meinem Lebensende in diesem gigantischen Hamsterrad herumzulaufen?

Ich bin es so leid! Ich bin es so unendlich leid!

Ich erinnere mich dunkel, irgendwann etwas über ‚manisch-depressiv' gelesen zu haben. Nach Eingabe des Suchbegriffs ‚Depression' ins Internet erscheinen unzählige Einträge dazu. Ich lese etliche davon und finde darin meine Symptome wieder. Natürlich gibt es auch zahlreiche Tests zu diesem Thema. Viele sind einfach nur albern und kindisch, aber einige sind von Ärzten und machen durchaus einen seriösen Eindruck.

Ganz klar: Ich mache jeden seriösen Test, den ich finden kann. Die Auswertung ist immer die gleiche: „Sie sind hochgradig depressiv. Wir empfehlen Ihnen dringend, sofort einen Arzt Ihres Vertrauens aufzusuchen und die Symptome näher abklären zu lassen!"

Nein, ich werde keinen Arzt aufsuchen! Ich kann keine Ärzte mehr sehen, ich habe es satt!

Mit allen Mitteln versuche ich, gegen die offensichtliche Depression anzugehen. Ich zwinge mich zu einem geregelten Tagesablauf und ignoriere den schlechten Schlaf. Unter Mühen versuche ich, positiv zu denken.

Hat es mit dem Hausverkauf nicht hervorragend geklappt? Haben wir nicht sofort ein schönes Haus direkt in der Nähe gefunden? Habe ich nicht erneut Glück gehabt, diese schöne Mietwohnung zu finden? Haben mir meine Eltern nicht finanziell kräftig unter die Arme gegriffen? Habe ich nicht lange Zeit Ruhe vor meinen Panikattacken gehabt? Läuft momentan nicht alles mit Ausnahme der Arbeitssuche mehr als zufriedenstellend?

Doch! Ich muss es nur erkennen!

Mein Sohn ist 17. Er raucht nicht, er trinkt nicht, er treibt sich nicht herum. Er kümmert sich um seine Schulausbildung, will Abitur machen und dann studieren. Er ist ruhig und ausgeglichen wie seine Freunde, die er gelegentlich mit nach Hause bringt, die auch ab und zu bei uns übernachten. Er ist fleißig und strebsam, ich bin stolz auf ihn.

Meine Güte, was will ich denn mehr?

Ich habe doch keinerlei Grund, depressiv zu sein!

Das alles sagt mir meine Logik. Aber die scheint zwischendurch immer mal wieder im Urlaub zu sein. Manchmal habe ich den Eindruck, dass nicht nur mein vegetatives Nervensystem macht, was es will, sondern auch mein Verstand. Ich stehe dann quasi als Zuschauer daneben und gucke zu, was als Nächstes passiert.

Seit nunmehr 27 Jahren leide ich an meiner Erkrankung. Das ist mehr als ein Vierteljahrhundert!

Dieser Gedanke trägt nicht dazu bei, meine Stimmung aufzuhellen, im Gegenteil.

Noch immer frage ich mich, warum es gerade mich erwischt hat. Was war der Auslöser? Warum leide gerade ich an dieser Krankheit, wo ich doch nach wie vor der Überzeugung bin, dass ich vor meiner allerersten Attacke im Jahr 1979 ein vollkommen glückliches Leben geführt habe?

Wenn ich allerdings an meine Eltern denke, meldet sich mein schlechtes Gewissen, denn die haben wirkliche gesundheitliche Probleme.

Aber auch diese Einsicht hilft nicht viel. Wenn ich wieder einmal in dieses bodenlose Loch falle, dann sehe ich nur noch mich! Dann wird alles andere unwichtig. Dann kann ein Erdbeben kommen oder ein alles Leben vernichtender Meteor im Anflug auf die Erde sein – trotzdem kreist das gesamte Universum nur um Uwe!

Irgendwie schaffe ich es, die Depression in den Hintergrund zu drängen. Ich kann immer noch nicht vernünftig durchschlafen und mein Tag ist nach wie vor geprägt von etlichen Hoch- und Tiefphasen, aber ich sehe es einfach nicht mehr als Depression an. Ich biege mir die Realität so zurecht, wie ich es gerne hätte, wie es am besten passt und wie ich es in den vielen, vielen Jahren gelernt habe.

Meinen 49. Geburtstag lasse ich schlichtweg ausfallen. Ich bitte meine Eltern und die Kinder, mir nichts zu schenken und kein großes Tamtam zu machen.

*

September 2006. Meinen Eltern geht es schlechter und ich mache mir zunehmend Sorgen. Meinem Vater fällt das Atmen immer schwerer und er wird Stammgast bei diversen Spezialisten.

Bei meiner Mutter wird es langsam dramatisch.

Es vergeht kaum ein Monat, dass sie nicht ein- bis dreimal stationär für zwei oder drei Tage aufgenommen wird. Mal sind es die Schmerzen in den Beinen, mal die Nieren, mal das Wasser in den Beinen, dann wieder die schlimmen Schmerzen in den Hüften, die schlechten Blutwerte, die schweren Schwindelattacken. Man sagt ihr, dass sie wohl in absehbarer Zeit zur Dialyse müsse, weil die Nieren nicht mehr so richtig mitmachen und selbst eine Spenderniere in kurzer Zeit ebenfalls angegriffen wäre.

Mein Vater zerfrisst sich vor Sorge, was seiner Krankheit natürlich nicht gut tut. Er bekommt mehrere schwere Asthmaanfälle. Herr im Himmel, das darf doch alles nicht wahr sein! Liegt ein Fluch über unserer Familie?

Ich komme mir richtiggehend schäbig vor, wenn ich über meine Eltern nachdenke! Ich lamentiere hier herum und versuche jeden Tag neu, irgendwie klarzukommen.

Meine Eltern hingegen haben echte Probleme!

Meine Panikattacken sind wieder so schlimm, dass ich erneut regelmäßig vor dem Computer sitze und mir alles Neue ausdrucke, was ich zu diesem Thema finde. Mittlerweile ist der zweite Angstordner zur Hälfte gefüllt. Und ich schaue wieder regelmäßig in die Angstforen und lese, wie es anderen ergeht. Nicht nur das, ich melde mich sogar in zweien an. Jetzt kann ich auch selbst Beiträge schreiben!

Ich beschränke mich jedoch vorläufig auf das Lesen. Dabei stelle ich an mir eine interessante Tatsache fest: Es kommt auf meine Tagesform und auf die Anzahl und Schwere der vorherigen Attacken an, wie ich diesen Foren gegenüberstehe. An manchen Tagen empfinde ich das Lesen der Beiträge als Trost, weil neue Leidensgenossen hinzukommen, die ihre Geschichte erzählen und ich sehe, dass ich wirklich einer unter sehr vielen bin.

An anderen Tagen lese ich nur kurz hinein und wechsle direkt auf andere Seiten, weil mich die Beiträge der Betroffenen runterziehen. Merkwürdig ist, dass mein Verhalten zwar irgendwie mit meiner Tagesform zu tun hat, aber auch wieder nicht. Egal, ob es mir gut oder schlecht geht – die Beiträge spenden Trost oder sind Gift für mich. Da scheinen also noch andere Faktoren eine Rolle zu spielen, aber ich erkenne sie nicht.

Seltsam geworden ist auch die Geschichte mit meinem Bett.

Mal ist es mein Freund, dann wieder mein Feind.

Gehe ich nach einem guten oder einem halbwegs erträglichen Tag ins Bett, dann ist es mein Freund. Dann kuschle ich mich auf die Seite, winkle die Beine an und ziehe die Bettdecke fast bis über den Kopf. Ein Psychologe würde sicher dazu feststellen: „Die fötale Lage des Patienten drückt unbewusst das Verlangen aus, in den Schutz und in die Wärme des Mutterleibes zurückzukehren."

Habe ich meine selbst diagnostizierte Depression oder wieder einen Anfall nach dem anderen, dann mutiert das Bett zu meinem Feind. Es gibt dann Tage, an denen ich das Zubettgehen so lange wie möglich hinausschieben will. Ist es ganz schlimm, würde ich am liebsten gleich im Wohnzimmer schlafen. Da reicht der Gedanke an mein Bett, um mich unruhig werden zu lassen und ein Druckgefühl in der Brust zu bekommen. Ich schlafe tatsächlich mehrfach im Wohnzimmer und lasse die gesamte Nacht den Fernseher laufen.

Und ich habe eine neue Angst entwickelt!

Ich habe Angst vor der Dunkelheit bekommen.

Nicht in der Form, dass ich jetzt in der Wohnung überall das Licht brennen lassen muss, oh nein! Ich brauche auch im Schlafzimmer nach wie vor kein Licht. Aber die Dunkelheit scheint sich plötzlich auf mein Gemüt zu legen. Gerade wenn ich im Winter aus dem Fenster schaue und sehe, wie schnell es draußen dunkel wird, wie ungemütlich und regnerisch es sein kann, dann geht eine Veränderung in mir vor, die ich nicht richtig analysieren kann.

Vielleicht würde es die Formulierung ‚verstärktes Gefühl des Alleinseins und der Einsamkeit' am besten beschreiben – obwohl das Zimmer meines Sohnes direkt nebenan ist.

Manchmal werde ich morgens zwischen 4.30 Uhr und 5.00 Uhr wach. Dann lege ich mich auf den Rücken und ziehe die Bettdecke bis an die Nasenspitze hoch. Es ist totenstill im Zimmer. Von meinem Sohn aus dem Zimmer nebenan ist nichts zu hören. Schaue ich durch das Fenster dem Bett gegenüber, sehe ich die Schwärze der Nacht. Auch auf der Straße herrscht Totenstille – und ich komme mir plötzlich einsam, verloren, der Welt entrückt vor. Bin ich der letzte noch lebende Mensch auf diesem Planeten? Zumindest komme ich mir in solchen frühen Morgenstunden so vor!

Ich spüre dann aufkommende Unruhe. Manchmal fangen meine Hände an zu zittern und ich merke, wie sich Spannung in meinem Körper aufbaut. Ich springe aus dem Bett und hetze ins Wohnzimmer, schalte den Fernseher und den Sat-Receiver ein und warte fast sehnsüchtig auf das Bild und auf menschliche Stimmen. Nun schalte ich die Schreibtischlampe und den Computer ein. Erst jetzt lässt meine Unruhe nach. Es passiert etwas um mich herum – ich bin nicht mehr allein!

Wenn ich genau hingucke, finde ich meine momentane Lage ziemlich widersprüchlich. Einerseits genieße ich die neu gewonnene Freiheit über alle Maßen und fühle mich extrem wohl. Meine neue Wohnung ist urgemütlich und ein echtes Heim. Abends zünde ich mehrere Kerzen an und genieße entspannte Stunden, sofern mein vegetatives Nervensystem mich in Ruhe lässt.

Andererseits bricht ab und zu ein Gefühl der Einsamkeit durch.

Mein Sohn wird bald 18 und geht größtenteils seinen eigenen Interessen nach. Er besucht Freunde und wird besucht, lernt tüchtig für sein Abitur. Wenn er Freizeit hat und zu Hause ist, hält er sich meist in seinem Zimmer auf. Natürlich ist er gelegentlich bei mir im Wohnzimmer, aber einen ganzen Abend hält er es nicht aus. Tiefgreifende Gespräche mit seinem Vater sind nicht sein Ding. Ich bin ihm deswegen nicht böse – erging es mir doch in seinem Alter nicht anders!

Ab und zu fehlt mir einfach jemand, mit dem ich mich auf gleichem Level unterhalten kann, wobei mir natürlich ein weibliches Wesen am liebsten wäre. Aber ich habe erst einmal die Nase voll und möchte keine neue Beziehung. Außerdem – woher nehmen, wenn nicht stehlen? Ich bin kein Disco- oder Kneipengänger und habe auch keine Lust, mir eine Frau im Internet oder per Inserat zu suchen.

Ich telefoniere täglich mit meiner Mutter, manchmal sogar mehrfach. Mein Vater ist eher ein Telefonmuffel und gibt den Hörer meist sofort an sie weiter, wenn ich mich melde. Die Attacken sind wieder mein ständiger Begleiter geworden, aber plötzlich gelingt es mir, dagegen anzugehen. Gründe dafür sind einige

Erlebnisse, die ich in meinem Verstand ‚abgespeichert' habe und als neue Trotzreaktion nutze.

Eines davon bezieht sich auf die Information, dass Herzerkrankungen und Herzbeschwerden im Regelfall mit körperlichen Belastungen im Zusammenhang stehen. Bei Belastung verschlimmern sich die Beschwerden; bei völliger Ruhe verschwinden sie meist völlig. Bei mir ist es aber umgekehrt!

Häufig habe ich Tage, an denen es mir richtig mies geht, weil mich mehrere Panikanfälle umgehauen haben. Trotzdem muss ich einkaufen fahren, Ich sträube mich dagegen, weil ich Angst habe, es nicht zu überstehen. Treppen runter, Wagen aus der Garage, zum Einkaufscenter fahren, mehrere Geschäfte aufsuchen – mein Gott, wie soll ich das auch nur ansatzweise bewältigen? Und trotzdem muss ich einkaufen fahren, denn unser Kühlschrank ist leer.

Schon im Treppenhaus spüre ich einen leichten Druck in der Brust, der sich verstärkt, nachdem ich die Garage geöffnet und mich ins Auto gesetzt habe. Auf dem Parkplatz des Einkaufscenters angekommen, ist aus dem leichten Druck ein 25-Kilo-Sack geworden, der auf meiner Brust liegt. Ich beiße die Zähne zusammen und gehe in den ersten Supermarkt.

Natürlich nehmen die Beschwerden zu; ich verspüre die ersten leichten Herzstiche.

Siehst du, jetzt ist es so weit, du bist doch krank, sagt eine Stimme in meinem Kopf, und ich bemühe mich, meine aufkommende Panik zu unterdrücken. Du bist jetzt körperlich aktiv und bekommst Schmerzen, also liegt doch eine Herzerkrankung vor! Und die muss recht gravierend sein, wenn sie sich schon bei einem normalen Einkauf mit langsamer Gangart bemerkbar macht!

Die Panik will ausbrechen. Ich reiße den nächstbesten Artikel aus einem Regal und beginne konzentriert die Aufschrift auf der Verpackung zu lesen. Ich versuche, die Sätze auswendig zu lernen, die anderen Besucher des Supermarktes sollen den Eindruck gewinnen, ich interessiere mich für die Inhaltsstoffe.

Es hilft! Die Panik geht zurück!

Irgendwie schaffe ich es, meine Einkäufe zu erledigen, und kehre mehr tot als lebendig zu meinem Auto zurück – zumindest empfinde ich es so. Ich packe die Sachen ein, es sind am Ende zwei prallgefüllte Taschen und drei Einkaufstüten, die ebenfalls dreiviertel gefüllt sind. Ich bringe den Einkaufswagen zurück, lasse mich schwer atmend ins Auto fallen und bleibe einfach ein paar Minuten regungslos sitzen. Wie soll ich es bloß nach Hause schaffen? Es sind höchstens drei Kilometer, aber es könnten genauso gut fünftausend sein!

Trotzdem komme ich wohlbehalten an und fahre den Wagen in die Garage. Nun schleppe ich die schweren Taschen und Tüten in den zweiten Stock – und sämtliche Beschwerden sind verschwunden. Wieder einmal komme ich mir richtig albern vor, wenn ich an meine Gedankengänge denke, die mir noch vor einer knappen Stunde durch den Kopf gegangen sind.

Diese und ähnliche Erlebnisse habe ich mehrfach gehabt, und sie helfen mir, wieder ein bisschen mehr den Feind zu bekämpfen. Aber alles kostet Kraft, so unendlich viel Kraft!

Es kostet so viel Kraft, dass ich kaum noch in der Lage bin, zwei Dinge hintereinander zu erledigen. Himmel, wenn ich so an früher denke! Da konnte ich ohne jegliche Pause etliche Dinge erledigen, ohne dass ich mir darüber Gedanken gemacht habe. Morgens Auto von Hand polieren, danach ins Eisstadion fahren, von dort aus Armin beim Renovieren seines Zimmers helfen, anschließend wieder ins Eisstadion und zu guter Letzt zu Hause komplett aufgeräumt und überall mit dem Staubsauger unterwegs, um meinen Eltern eine Freude zu machen. Nicht selten habe ich sogar mehrere Dinge gleichzeitig erledigt – mal ein bisschen hier, mal ein bisschen da.

Und heute? Heute sind schon drei Sachen hintereinander zu beschwerlich, selbst wenn es sich um Lapalien handelt!

Ich müsste die Küche aufräumen, die Wäsche in die Waschmaschine werfen, die oben auf dem Speicher steht, und zu guter Letzt die Wohnung saugen. Drei Sachen hintereinander – und ich habe schon vorher keine Lust und würde mich am liebsten um nichts kümmern, sondern mich bequem auf die Couch legen! Irgendwann raffe ich mich aber auf und beginne widerwillig, die Küche in Ordnung zu bringen. Obwohl es eine leichte und eher lächerliche Aufgabe ist, die paar Dinge zusammenzuräumen und das Geschirr in die Spülmaschine zu stellen, mache ich danach erst einmal eine Pause.

Dann ist die Wäsche dran. Natürlich habe ich auch keine Lust, den vollen Wäschekorb die Treppen hochzutragen, die Waschmaschine zu befüllen und anzustellen. Bis zur Speichertür sind es 28 Treppenstufen, aber schon jetzt kommt es mir vor, als müsste ich mit dem Wäschekorb fünf Stockwerke nach oben gehen. Aber ich schaffe auch das. Danach wird natürlich wieder eine Pause fällig, die länger ausfällt, weil die Arbeit schwerer war als das Aufräumen der Küche.

Vor dem Staubsaugen würde ich mich am liebsten drücken. Wenn ich nur daran denke, mit diesem rollenden Kasten und diesem ellenlangen Kabel, das sich dauernd irgendwo verheddert, durch die Wohnung zu ziehen und zwischendurch die Düsen zu wechseln, bin ich schon bedient! Grausam! Nach etlichen Anläufen bekomme ich auch das hin und lasse mich so erschöpft auf die Couch fallen, als habe ich soeben ein zweistöckiges Haus vom Keller bis zum Dach gebaut. Natürlich erkenne ich, dass diese Erschöpfung eher geistig und nicht körperlich ist, obwohl es mir doch eher umgekehrt vorkommt!

Ich bin mir völlig darüber im Klaren, dass es einem Unbeteiligten lächerlich und geradezu idiotisch vorkommen würde, wenn ich ihm von meinen Problemen bei diesen drei Arbeiten berichten würde.

Aber dennoch ist es die Realität!

Simple Aufgaben, gerade wenn sie sich häufen, türmen sich auf bis zur Höhe eines Wolkenkratzers.

Mein Vater sagte früher bei unbeliebten Aufgaben immer sein Lieblingssprüchlein auf: „Junge, wenn du erst einmal die Kurve gekriegt hast, dann läuft der Rest wie von alleine!"

Ich kriege die Kurve immer seltener und kann mit den Grund nicht erklären. Dazu fällt mir der Spruch ein: „Der Geist ist willig, aber das Fleisch ist schwach!"

Oh wie gut passt er zu meiner momentanen Verfassung! Oder ist es doch eher der Geist, der trotz eines willigen Körpers schwach ist? Ich weiß es nicht.

*

Januar 2007. Mein Leben geht weiter seinen Gang – und ich habe endgültig die Hoffnung aufgegeben, meine Panikattacken und mein generalisiertes Angstsyndrom jemals loszuwerden.

Ich habe die Waffen gestreckt! Habe resigniert!

Ich werde sicher nicht an diesen Krankheiten sterben, aber ich werde mit ihnen sterben.

Ich sehe das durchaus nicht wehleidig oder mit einer weinerlichen Resignation, sondern eher nüchtern, sachlich und pragmatisch. Der Kampf dauert nun schon fast 28 Jahre, und es utopisch anzunehmen, dass jetzt noch eine Heilung möglich sei. Selbst eine mehrmonatige stationäre Psychotherapie könnte diese Krankheit nicht zum Verschwinden bringen. Die Panikattacken und das generalisierte Angstsyndrom haben sich offensichtlich in meinem Geist, meinem Nervensystem, meinem Unterbewusstsein, ja sogar in meinem Körper dermaßen eingenistet und gefestigt, dass sie mittlerweile zu mir gehören wie meine Nase, mein rechtes Auge oder mein linkes Bein. Sie sind einfach ein Teil von Uwe geworden – und ich bin bereit, endgültig meinen Frieden mit ihnen zu schließen.

Dazu werde ich jetzt einen anderen Weg gehen!

Ich werde alles, aber auch wirklich alles daran setzen, meine Strategien weiter zu verfeinern und auszubauen, um mir diese beiden Erkrankungen so angenehm wie möglich zu gestalten.

Wenn mich die Attacken schon mehrfach wöchentlich oder sogar mehrfach täglich terrorisieren, dann möchte ich wenigstens damit umgehen können wie mit einer leichten Erkältung oder mit schnell vorübergehenden Rückenschmerzen.

Und was mache ich mit der Angst vor der Angst?

Sie werde ich ebenfalls akzeptieren, schrittweise abbauen und auf ein erträgliches Maß reduzieren. Ich bin mir sicher, dass mir das gelingen wird.

Vor den Attacken brauche ich keine Angst mehr haben, wenn ich weiß, dass sie ohnehin weiter auftreten werden. Warum soll ich mich vor etwas ängstigen, das auf jeden Fall kommt – egal, ob ich mir darüber Gedanken mache oder nicht?

Bleiben noch meine restlichen Macken.

Ich beschließe – welch' Ironie! – mir über meine Gedanken zum Tod keine Gedanken mehr zu machen. Es gibt sicher genug Menschen, die ab und zu über den Tod nachdenken. Warum also nicht auch ich? Sicher, ich denke sehr oft darüber nach, aber was soll's? Irgendwann werden sich diese Grübeleien sicher erledigen, wenn ich mit dem Rest meines Lebens klarkomme.

Bleiben noch meine Depressionen und meine Angst vor allen möglichen Krankheiten, an denen ich tagtäglich leide.

Die Angst, jeden Tag könnte eine neue tödliche Krankheit ausbrechen, werde ich auch in den Griff bekommen, da bin ich mir ganz sicher. Ich werde sie wohl nicht abstellen können, schon gar nicht von einem Tag auf den anderen, aber ich werde es vielleicht schaffen, sie aus humoristischer Sicht zu betrachten. Meine Güte, allein in den letzten zwölf Monaten hatte ich mindestens fünfzig tödliche Krankheiten, die innerhalb von zwei Wochen unweigerlich zum Tod hätten führen müssen. Und trotzdem lebe ich noch! Lachhaft!

Meine „Depressionen"?

Sind es eigentlich Depressionen? Oder liege ich mit der Diagnose von Herrn ‚Dr. Uwe Protzmann' weit daneben? Nein, das glaube ich nicht. Ich habe wochenlang im Internet auf den Seiten von Medizinern und Kliniken dazu recherchiert und ich bin mir ziemlich sicher, dass es sich tatsächlich um Depressionen handelt.

Gut, dann werde ich dagegen angehen müssen! Ich werde keinen Arzt aufsuchen und nicht Wochen oder Monate lang Pillen schlucken, sondern nach der Devise handeln: „Problem erkannt, Problem gebannt!"

Oft sitze ich abends allein im Wohnzimmer, habe weder den Computer an noch schaue ich in den Fernseher. Vor mir liegen ein Block und ein Stift; ich notiere mir zum xten Mal meine Gedankengänge und lese mir das Notierte durch. Dabei kristallisiert sich eine Tatsache immer deutlicher heraus: Ich muss lernen, mit diesen Erkrankungen lockerer, entspannter und cooler umzugehen!

Nur das ist der Schlüssel zum Erfolg, nur das ist die Lösung der Probleme! Meine Krankheiten werde ich nicht mehr los, also muss ich mich mit ihnen arrangieren. Anders ausgedrückt: Ich werde meinem Feind gestatten, weiterhin seine Angriffe gegen mich vorzutragen, aber ich werde sie nicht mehr sonderlich ernst nehmen.

*

August 2007. Meiner Mutter geht es zusehends schlechter. Am liebsten würde ich jeden Tag zu ihr fahren, aber ich habe nicht das Geld für tägliche 180 km Fahrtstrecke. Mittlerweile ist es fast schon die Regel, dass sie etliche Male im Monat ins Krankenhaus muss, um die Einzelsymptome dieser widerwärtigen unheilbaren Erkrankung behandeln zu lassen. Dennoch verliert sie nicht ihren Lebensmut, und mein Vater kümmert sich trotz seiner eigenen Krankheit rührend um sie und ist 24 Stunden am Tag für sie da. Meine Güte, die beiden zeigen eine Stärke, die mir noch nie dermaßen bewusst geworden ist.

Aber auch ich habe Stärke gezeigt!

Obwohl mich die Attacken nach wie vor unvermindert drangsalieren, habe ich sie in den letzten Monaten niederkämpfen können. Ich bin jetzt auf der Hut und lasse mich nicht mehr von ihnen überfallen. Selbst wenn ich nur ansatzweise spüre, dass ein Anfall ausbrechen könnte, konzentriere ich mich mit aller Kraft darauf, mein Bollwerk der Verteidigungsmaßnahmen aufzufahren und ihn so schnell wie möglich im Keim zu ersticken.

Es funktioniert tatsächlich!

Die Anfälle kommen – und verschwinden meist sehr schnell wieder. Was bleibt, ist dieser stundenlange Druck im Brustkorb. Aber ich habe gelernt, mich auch damit zu arrangieren. Dieser Druck ist sehr unangenehm, aber er tut nicht weh. Es dauert meist eine Stunde, manchmal auch zwei bis drei, bis er vergeht, aber er vergeht. Er kann mir nichts tun. Dann soll er halt drücken. Ich ignoriere ihn einfach!

Ich betrachte diesen Druck einfach als leichte Bronchitis, die mich gelegentlich quält, aber harmlos ist und irgendwann wieder vergeht. Ich kann mich bewegen, bekomme Luft, es ist nichts anderes als ein simples, dummes Druckgefühl – ich kann es also vernachlässigen. Ich kann sogar Kniebeugen machen, bis ich außer Atem bin, und trotzdem wird das Druckgefühl nicht schlimmer. Also, einfach ignorieren!

Schreien! Laut schreien! Ohrenbetäubend schreien!

Ich erinnere mich an die Worte meines Therapeuten: „Herr Protzmann, Sie sollten das Schreien üben! Sie glauben gar nicht, wie sehr es auf den Körper befreiend wirkt, wenn sie laut und mit aller Kraft schreien! Als Kinder konnten wir alle ohrenbetäubend laut schreien, aber als Heranwachsende verlernen wir es leider. Man tut es einfach nicht. Aber genau das sollten Sie tun!"

Ich tu es – und es hilft! Wenn ich mit dem Auto unterwegs bin, zum Beispiel auf der Autobahn, dann schreie ich. Am Anfang bin ich über alle Maßen erstaunt, dass mein Schrei nur ein kleines Schreichen ist, aber ich lerne schnell. Ich bin spät abends unterwegs und ich schreie laut. Nein, das war nichts! Das war nicht laut! Ich hole tief Luft und versuche es erneut. Keine Zurückhaltung, ich bin schließlich allein. Dieser Schrei war schon besser! Aber er gefällt mir immer noch nicht. Ich hole Luft wie jemand, der kurz vor dem Ertrinken gestanden hat und wieder auftaucht – und schreie.

Ja, das war es!

Der Schrei klingelt immer noch in meinen Ohren, so laut war er. Ich fühle mich sofort freier! Es ist, als wenn ich mit diesem ‚Urschrei' etliche Probleme aus mir herausgebrüllt hätte. Meine Lunge erscheint mir dreimal so groß und ich fühle eine gewisse Beschwingtheit. Und ich bin plötzlich 20 Kilogramm leichter.

Ich erinnere mich an eine weitere Empfehlung meines Therapeuten, höre seine Wort: „Herr Protzmann, Paniker gewöhnen sich im Regelfall eine oberflächliche Atmung an. Sie atmen schnell und kurz ein und aus, aber nicht mehr tief, aus dem Bauch heraus. Das führt meist zu einer Verspannung der Brustmuskeln, die sich schmerzhaft äußern kann und natürlich sofort wieder als Herzbeschwerden gedeutet wird und häufig zu einem neuen Panikanfall führt. Atmen Sie bewusst und von unten aus dem Bauch heraus – und lassen Sie die gesamte Luft aus ihren Lungen!"

Ich starte einen Selbstversuch, der Nichtbetroffenen lächerlich vorkommen würde: Ich hole viermal tief Luft, von ganz unten heraus. Dann stoße ich die gesamte Luft aus, und zwar so lange, bis ich glaube, das allerletzte Quäntchen herausgepresst zu haben. Aber ich will es auf die Spitze treiben! Ich halte anschließend den Atem an, obwohl ich glaube, kein einziges Sauerstoffmolekül mehr in meinen Lungen zu haben. Trotzdem kann ich noch für 20 Sekunden die Luft anhalten.

Ich beende die Quälerei und hole tief Luft, als ich das Gefühl bekomme, zu ersticken. Und es erscheint mir wie ein Wunder!

Grundgütiger, meine Brust erscheint mir dreimal und meine Lunge mindestens fünfmal so groß wie vorher. Ich weiß gar nicht, wohin mit der ganzen Luft. Alles fühlt sich freier, gelöster, entspannter und einfach nur großartig an. Das werde ich ebenfalls regelmäßig wiederholen!

Mein Vater ruft an und ist kaum in der Lage, einen vernünftigen Satz zustande zu bringen. Er weint laut und ich kann ihn kaum verstehen, außer: Mutter ist gestorben!

Vor zwei Tagen ist sie wieder ins Krankenhaus gekommen, hatte erneut Probleme mit den Nieren und Wasser in den Beinen. Morgen oder übermorgen sollte sie entlassen werden. Mein Vater und ich haben uns keine schwerwiegenden Gedanken darüber gemacht – schließlich war es die ganzen letzten Monate so gelaufen.

Und nun ist sie tot.

Meine Mutter ist tot!

Laut Arztbericht kam es urplötzlich zu Komplikationen und innerhalb von zehn Minuten zu totalem Organversagen. Alle Rettungsversuche waren ohne Erfolg. Selbst ein kompletter Blutaustausch konnte ihr nicht mehr helfen.

Sebastian und ich fahren sofort los. Sebastian weint während der ganzen Fahrt, und auch mir laufen die Tränen. Wir holen meinen Vater ab und fahren gemeinsam ins Krankenhaus. Im Totenzimmer erweisen wir meiner Mutter die letzte Ehre und verabschieden uns.

Warum ist das Schicksal so grausam zu uns?

Merkwürdigerweise denke ich nicht an mich, sondern an meinen Vater. Ich stehe dermaßen unter Strom, dass ich keine neue Attacke erleide –bin einfach mit anderen Gedanken beschäftigt. Meine Eltern waren über 50 Jahre verheiratet und er ist schwer krank – wird er das überstehen? Im Totenzimmer hat er zum Abschied gesagt: „Mein Schatz, ich bin bald bei dir!“

Was soll ich davon halten?

Wie oft hat man gehört, dass Ehepartner sich mit kurzem Abstand in den Tod folgen – wegen gebrochenem Herzen. Ich möchte nicht noch meinen Vater verlieren!

Voller Trauer fahren wir zu ihm und bleiben bis spät abends. Als sein Bruder und die Nachbarn kommen und versprechen, sich um ihn zu kümmern, fahren wir nach Hause. Sebastian hat am nächsten Morgen eine wichtige Klausur zu schreiben, aber ich bin mir nicht sicher, ob er dazu in der Lage sein wird.

Bis zum Tag der Beerdigung erleide ich nicht eine Panikattacke. Mein Gehirn hat offensichtlich keine Zeit dafür, weil meine Gedanken Tag und Nacht um meine Mutter und meinen Vater kreisen. In regelmäßigen Abständen rufe ich ihn an. Ansonsten hänge ich nur meinen Gedanken nach und finde nachts kaum Schlaf.

Meine Mutter ist tot!

So schnell kann es gehen!

Am Tag der Beerdigung ist mir mulmig zumute. Nicht wegen mir, denn ich bin bisher von neuen Panikattacken verschont geblieben. Meine Gedanken blockieren offenbar sämtliche Angriffe meines vegetativen Nervensystems. Mulmig ist mir, weil ich an meinen Vater denke. Wird er das überstehen? Oder sinkt er am Grab in sich zusammen? Meine Tochter wird ebenfalls zur Beerdigung kommen – Susanne natürlich nicht.

Wir kommen an der Kirche an und mir fällt ein Stein vom Herzen. Mein Vater macht trotz aller Trauer einen halbwegs gefassten Eindruck. Er hat durch sein spezielles Spray Vorsorge getroffen, falls er einen schweren Asthmaanfall erleiden sollte. Irgendwie überstehen wir alle die Beerdigung. Als der Sarg meiner Mutter ins Grab hinuntergelassen wird, kann ich zum ersten Mal heulen wie ein kleines Kind. Es sind nicht Tränen, sondern Sturzbäche, die ich vergieße. Ich schäme mich nicht– verdammt, sie war meine Mutter!

Mir kommt es vor, als wenn sämtliche Tränenflüssigkeit aus mir herauslaufen würde, die sich in mehr als zwei Jahrzehnten angesammelt hat. Ich kann gar nicht mehr aufhören. Meine Augen sehen nur noch verschwommen, und meine Nase ist bis oben hin zu. Ein dumpfer Druck belastet meine Stirnhöhle. Und ich heule und heule! Ich fühle mich befreit, aber bereue diesen Gedanken sofort.

Gott im Himmel, meine Mutter wird gerade beerdigt und ich fühle mich befreit? Mich soll auf der Stelle ein Blitz treffen! Ich komme mir dreckig vor bei diesem Gedanken.

Trotzdem ist es so – ich kann es nicht ändern.

Wie beim Schreien fühle ich mich 20 Kilo leichter.

Auf ein Essen mit den Trauergästen hat mein Vater bewusst verzichtet. Gott sei Dank hat er die Beerdigung überstanden, ohne einen Asthmaanfall zu bekommen. Wir bringen ihn nach Hause und fahren zurück, weil er allein sein möchte. Ich habe seinem Nachbarn und guten Freund eingeschärft, ständig ein Auge auf ihn zu halten – selbst wenn er alle zehn Minuten anrufen müsste.

Er verspricht es mir hoch und heilig.

Wir bringen Natalie zu ihrer Mutter. Auf der Rückfahrt reden Sebastian und ich nicht ein einziges Wort. Wir hängen unseren Gedanken nach. Wir leben nun in einer Welt ohne meine Mutter und ohne seine heiß geliebte Oma! Wir werden damit klarkommen müssen, egal wie! Die restlichen zwei Wochen des Monats vergehen wie in einem milchigen Nebel, wie unter Drogen. Sebastian und ich erledigen mechanisch unser tägliches Pensum und trauern. Es ist keine ungesunde Trauer. Wir denken sehr liebevoll an sie und haben ihr Bild ständig vor Augen. Und ich glaube plötzlich an Gott, obwohl ich seit meiner Konfirmation jahrzehntelang keinen Gedanken daran verschwendet habe.

Andauernd denke ich über den Tod nach, und plötzlich werde ich im engsten Familienkreis damit konfrontiert.

Und ich bin plötzlich der felsenfesten Überzeugung, dass es meiner Mutter nun besser geht. Sie hat keine Schmerzen mehr und ist von allen Leiden erlöst, die möglicherweise noch wesentlich schlimmer geworden wären. Nierenversagen, Herzinfarkt, Hirnschlag, Lähmung – all das hätte noch passieren können und wäre, nach Auskunft der Ärzte, sehr wahrscheinlich passiert. Ich glaube fest daran, dass meine Mutter irgendwo da oben ist und alles mitbekommt.

Mein Vater versucht, mit seiner Trauer fertig zu werden, so gut es geht. Wenn wir telefonieren, bekommt er regelmäßig Weinkrämpfe. Mein Onkel, meine Tante und das Nachbar-Ehepaar kümmern sich rührend um ihn. Für ihn ist es ungleich schwerer als für uns – schließlich waren meine Eltern mehr als 50 Jahre unzertrennlich. Nun lebt er allein in diesem großen Haus, wo ihn alles an meine Mutter erinnert.

Meine Panikattacken sind immer noch nicht zurückgekehrt. Der Feind ist momentan wohl nicht in der Lage, die Herrschaft über meinen Geist und meinen Körper zu übernehmen. Momentan hat er die Waffen gestreckt.

Die nächsten Monate vergehen ohne große Ereignisse. Ich schreibe weiterhin Bewerbungen, finde aber keine neue Stelle. Dieser Frust scheint ein Grund dafür zu sein, dass meine Anfälle wieder verstärkt auftreten.

Oktober 2008 ▶

Ich lerne eine Leidensgenossin kennen

Ich schrecke wie eine Sprungfeder aus dem Schlaf hoch und schaue auf die Leuchtziffern meiner Digitaluhr.

1.25 Uhr.

Ich sterbe! Der Feind hat mich überrumpelt.

Ich sterbe!

Nun rächt sich alles, was ich in der letzten Zeit ertragen musste!

Meine gesamte Brust brennt lichterloh bis in den Hals hinein, auch in meinen Schulterblättern und den Oberarmen tobt der Schmerz. Meine Haare, mein Gesicht und meine Brust sind vor Schweiß so nass, als wenn ich gerade einem Schwimmbecken entstiegen wäre. Das Kopfkissen, das Laken und der obere Teil meines Bettzeugs ebenfalls. Mein Herz hämmert wie eine Dampframme und scheint mir die Rippen brechen zu wollen, während mein Puls jagt. Gelegentlich rumpelt mein Herz und hat wieder Aussetzer. Meine Hände zittern wie Espenlaub. Ich habe das Gefühl, mich auf der Stelle übergeben und urinieren zu müssen.

Ich wische mir mit dem Handrücken den Schweiß aus den Augen.

Irgendwie schaffe ich es aus dem Bett hinaus zu kommen. Mein erster Gedanke: Ruf' nach Sebastian, er muss einen Notarztwagen anfordern!

Nein! Ich werde keinen Arzt rufen! Nein, das werde ich nicht tun!

Ich schleppe mich keuchend in die Küche, beide Hände auf die Brust gepresst, und öffne einen Schrank.

Dort steht noch eine Flasche Cognac, den mir mein Filialdirektor als großzügiges Abschiedsgeschenk hat zukommen lassen. Daneben lagern zwei Flaschen Sekt und eine Flasche Wein – seinerzeitige Geschenke von zufriedenen Kunden.

Sekt, Wein oder Hochprozentiges?

Ich brauche Hochprozentiges!

Mit zitternden Händen greife ich nach der Cognacflasche und öffne sie. Obwohl ich nach wie vor kaum richtig Luft bekomme, nehme ich direkt aus der Flasche einen großen Schluck – bestimmt die Hälfte eines Bierglases. Ich stelle den Cognac ab und bleibe an der Anrichte stehen, wobei ich mich mit den Händen aufstütze, denn meine Beine sind aus Gelee. Der Cognac explodiert förmlich in meinem Magen, aber schon nach wenigen Minuten spüre ich die beruhigende Wirkung des Alkohols.

Die Schmerzen lassen nach. Ich nehme die Flasche, verzichte nach wie vor auf ein Glas und gehe ins Wohnzimmer. Dort schalte ich den Computer ein.

Ich muss endlich mein Leiden mit anderen teilen, die mich verstehen – und wenn es nur schriftlich ist! Ich bin es leid, diese Last allein mit mir herumzuschleppen!

Ich logge mich in das Angstforum ein. Nun schreibe ich mir zum ersten Mal in einem langen Bericht alles von der Seele, wobei ich zwischendurch immer wieder einen Schluck trinke. Ich nenne meinen Beitrag ‚Herzneurose – 3.000 Herzinfarkte in 25 Jahren'.

Der Cognac tut seine Wirkung.

Wieder ein eindeutiger Beleg dafür, dass es nur mit meinen Nerven zu tun hat. Als mein Arbeitskollege seinen Herzinfarkt hatte, haben sie ihm bestimmt nicht als Erstes eine Flasche an den Mund gehalten, damit er wieder auf die Beine kommt!

Je länger ich schreibe, desto mehr vergehen die Schmerzen. Der Cognac und die Ablenkung beruhigen mich zusehends. Ich sende meinen Beitrag ab und bin gespannt, ob jemand darauf antwortet.

Es ist 3.15 Uhr, ich gehe wieder ins Bett. Ich habe fast ein Drittel der Flasche geleert und fühle eine angenehme, bleierne Schwere. Alle Schmerzen sind verschwunden.

Ich schlafe sofort ein und werde erst gegen 10.00 Uhr wach. Der Cognac verschwindet sofort wieder im Schrank, denn ich erinnere mich noch zu gut an das peinliche Gespräch mit meinem ehemaligen Steuerberater.

Danach logge ich mich im Angstforum ein.

16 Antworten schon in dieser Nacht! Ich lese mir alles durch und spüre, wie mir warm wird ums Herz. Meine Güte, so viel Anteilnahme!

Man stimmt mir zu, man kennt alles aus eigener Erfahrung, man muntert mich auf, man versucht, mich mental aufzubauen. Unter den Beiträgen findet sich auch die Antwort einer Ines. Ich will mich gerade ausloggen, als ich sehe, dass ich eine persönliche Nachricht erhalten habe. Verwundert schaue ich in mein privates Postfach und sehe, dass mir Ines auch einen persönlichen Brief geschrieben hat.

Ich öffne die Nachricht und bin vom ersten Moment an fasziniert. Diese Frau schreibt in einwandfreiem Deutsch. Sie versteht es hervorragend, sich zu artikulieren. So etwas liebe ich, da ich auch selbst Wert auf einen vernünftigen Schriftstil lege. Sie kommt aus Altenberg im Erzgebirge, ist geschieden und hat zwei Kinder. Aha, kein Wunder, dass sie so brillant schreibt – sie ist Lehrerin! Ines schreibt, dass sie meinen Beitrag faszinierend findet und sich darin Wort für Wort erkennt. Sie selbst leidet auch seit über zehn Jahren an Panikattacken, und genau wie bei mir haben sich die Anfälle das Herz ausgesucht.

Sie ist also auch eine Herzneurotikerin!

Ich antworte ihr sofort.

Schon wenige Tage später führen wir einen intensiven Schriftverkehr außerhalb des Forums. Beiläufig erwähnt sie, dass im Unterforum „Vorstellungen und Bilder“ ein Foto von ihr zu finden sei. Ich zögere ein paar Tage, denn ich möchte ihr Bild gar nicht sehen. Ich habe eine gewisse Vorstellung von der Person Ines, die ich mir nicht zerstören möchte.

Dann aber – wie sollte es anders sein? - siegt die Neugierde.

Meine Güte, was für eine bildhübsche Frau!

Mir wird ganz anders.

Diese Frau soll an Panikattacken leiden? Nie und nimmer! Sie sieht kerngesund und wie das blühende Leben selbst aus. Sie lächelt so honigsüß und gleichzeitig so natürlich in die Kamera, dass mir regelrecht ein Schauer über den Rücken läuft. Diese Frau kann doch keine Herzneurose haben!

Stopp! Ich sollte nicht vorschnell urteilen, sondern mal an meine eigene Nase fassen.

Wie oft habe ich schon eine Attacke gehabt – und keiner hat es gemerkt? Ständig! Ich habe gerade das Gefühl, jeden Moment sterben zu müssen, aber keiner sieht es mir an, keiner fragt mich: „Sie sehen sehr schlecht aus. Kann ich Ihnen helfen?" Keiner sagt: „Herr Protzmann, Sie sollten dringend zum Arzt gehen! Sie machen wirklich keinen gesunden Eindruck!"

Man sieht es einem nicht an! Warum sollte es bei Ines anders sein?

Ich stelle ein Bild von mir ins Angstforum. Natürlich schreibe ich Ines nicht, dass ich es nur wegen ihr eingestellt habe, sondern schwafle herum, dass es für die Allgemeinheit sein soll, damit sie sehen kann, wie so ein Paniker aussieht. In Wirklichkeit geht es aber nur um sie.

Sie findet mich sympathisch! Unser Nachrichtenaustausch wird intensiver und persönlicher. Wir schreiben im Forum nur noch selten, dafür bei den persönlichen Nachrichten umso mehr. Es ist offensichtlich, dass die Zuneigung auf Gegenseitigkeit beruht.

Meine Attacken drangsalieren mich nach wie vor, aber ich schaffe es tatsächlich, sie mehr oder weniger zu ignorieren. Das liegt aber nicht nur an der konsequenten Anwendung meiner Strategien und meiner neuen coolen Einstellung, sondern zu großen Teilen an Ines. Sitze ich am Computer, schaue ich als Erstes nach, ob sie mir geschrieben hat.

Ich möchte die Stimme dieser Frau hören! Also schlage ich beiläufig ein Telefonat vor und freue mich wie ein kleines Kind, dass sie sofort bereit ist, mich anzurufen. Wir telefonieren das erste Mal – und von da an so oft es geht! Wir beschnuppern uns zuerst gegenseitig. Dann reden wir über das Angstforum und den Zufall, uns dort kennengelernt zu haben. Wir sprechen über unsere eigene Erkrankung, wie wir denken, fühlen, wie wir leben und mit unserer Krankheit umgehen und mit ihr klarkommen. Wir reden über Gott und die Welt.

Es kommt, wie es kommen muss.

Nach etlichen Telefonaten nehme ich meinen ganzen Mut zusammen und frage sie, ob sie mich in Düsseldorf besuchen möchte.

Sie sagt sofort zu!

Als sie zwei Wochen später vor meiner Tür steht, ist es um uns beide geschehen. Ich sehe sie, sie sieht mich –wir verlieben uns ineinander und verbringen ein herrliches gemeinsames Wochenende. Und wir haben uns so viel zu erzählen!

Man kann es nicht in Worte fassen, wie befreiend es ist, wenn man einen Menschen hat, der diese Krankheit und ihre Symptome kennt und genau weiß, wovon man redet. Wenn ich von einem heißen Brennen in der Brust spreche, ist das für einen Laien sicher nur nebulös nachvollziehbar. Ines dagegen kennt es, sie weiß sofort Bescheid.

Sie kommt mich von Stund' an öfter besuchen. Ihre Kinder sind 16 und 19 Jahre alt und genießen die Wochenenden bei Oma und Opa, wo sie nach Strich und Faden verwöhnt werden.

Wir ergänzen uns in allen Dingen so fantastisch, dass sie Ines schon nach kurzer Zeit beschließt, nach Düsseldorf zu ziehen. Als Lehrerin mit ausgezeichneten Referenzen und geschult im Umgang mit geistig Behinderten und schwer Erziehbaren hat sie keinerlei Probleme, sofort eine Anstellung zu finden.

Im Februar soll es so weit sein – ich freue mich riesig!

*

Ende November 2008. Es schneit und schneit und schneit. Auf unserem riesengroßen Hof mit 10 Garagen und zwei schrägen Zufahrten liegen dreißig Zentimeter Schnee. Der Hausverwalter beschließt an einem Freitagabend, dass die Männer des gesamten Hauses, sechs Mietparteien bei uns und ebenso viele im Haus nebenan, zum großen Schneeschippen antreten müssen, um den Hof von den Schneemassen zu befreien. Ohne diese organisierte Selbsthilfe wird am Montag keiner mehr an sein Auto kommen, weil er noch nicht einmal mehr die Garagentür öffnen kann.

Ich sage zwar sofort zu – habe aber mächtig Angst.

Wann habe ich mich das letzte Mal körperlich betätigt? Ich habe ja schon Herzschmerzen verspürt, als ich ins Einkaufszentrum gefahren bin. Und nun soll ich richtige Schwerstarbeit leisten und tonnenweise Schnee schippen! Ich überlege, meine schnelle Zusage zurückzuziehen und dem Hausverwalter irgendeine Ausrede zu erzählen, von wegen erkältet, verrenkt, starke Rückenschmerzen, Darmgrippe oder etwas in dieser Art.

Aber dann siegen mein Stolz und mein Trotz!

Ich habe beschlossen, meine Erkrankungen als eine Art Macke anzusehen und weitestgehend zu ignorieren, mit allen Konsequenzen, die sich eventuell daraus ergeben könnten! Und so soll es sein! Ich will mich auch morgen noch mit Stolz im Spiegel ansehen können!

Am Samstagmorgen bin ich zusammen mit Sebastian der Erste, der mit einer großen Schneeschaufel auf dem Hof steht und mit dem Schippen beginnt. Tausend Gedanken jagen mir dabei durch den Kopf, obwohl ich sie mit aller Gewalt verdränge.

Was ist, wenn du hier vor allen umfällst? Wenn du plötzlich lautlos in dich zusammensinkst? Du bist keine körperliche Arbeit mehr gewöhnt, dein Herz wird diese plötzliche Belastung nicht mehr mitmachen! Das ist knallharte Arbeit, und du bist keine 25 mehr!

Mit aller Gewalt ignoriere ich diese und ähnliche Gedanken und lege los. Der Schnee ist nass und schwer und die Schaufel groß. Trotzdem fülle ich sie vollständig und werfe den Schnee mit Schwung an die Hauswand, wo er gesammelt werden soll. Ich schippe stur vor mich hin und bekomme gar nicht so richtig mit, dass mittlerweile auch andere Nachbarn eingetroffen sind.

Schon nach zehn Minuten gerate ich außer Atem. Ich bin schwere Arbeit tatsächlich nicht mehr gewöhnt. Das ist etwas anderes, als gemütlich bei einem Kunden zu sitzen und über eine Versicherung zu debattieren.

Ich schippe weiter!

Mein Herz hämmert in der Brust und ich schwitze, als hätten wir nicht 5^0 minus, sondern 35^0 plus. Mein Atem geht immer schneller, kaum weiß ich noch, woher die ganze Luft kommen soll, die meine Lungen benötigen.

Egal! Ich schippe weiter!

In einem unbeobachteten Moment mache ich in einer schwer einsehbaren Ecke eine kleine Pause und fühle meinen Puls. Ich habe keine Uhr um, aber ich schätze, er beträgt ungefähr 130 bis 160 Schläge pro Minute.

Merkwürdigerweise macht mir das keine Angst, im Gegenteil, ich fühle mich gut.

Ich schippe weiter und mein Herz macht genau das, was es soll. Es läuft zur Höchstform auf und passt sich den Gegebenheiten an. Es pumpt verstärkt Blut in meinen Kreislauf und sorgt dafür, dass ich der Belastung gewachsen bin. Nach anderthalb Stunden Schippen spüre ich schmerzhaft meine Hände und die Sehnen im Unterarm – aber nicht mein Herz. Es läuft wie ein Uhrwerk.

Nach zweieinhalb Stunden Schippen sind wir fertig mit der Arbeit. Ich fühle mich physisch und psychisch so gut wie selten zuvor.

Wir Nachbarn verabreden uns für den späten Abend erneut, weil es immer noch heftig schneit. Nun sage ich ihnen ohne Nachdenken mein Mitwirken zu, denn ich habe keine Angst mehr davor. Sicherlich, meine Hände und Unterarme schmerzen, mein Rücken ist nur noch Schmerz, jeden einzelnen Muskel im Körper spüre ich. Aber ich verspüre keinen Herzschmerz. Es schlägt munter vor sich hin und hat sich rasch von der Belastung erholt.

Am Nachmittag messe ich den Puls, gerade einmal 56 Schläge pro Minute. Ich könnte in dieser Minute wieder auf den Hof gehen und weitermachen.

Mit aller Macht präge ich mir dieses Erlebnis ein. Ich weiß, dass Paniker dazu neigen, sich stets und jederzeit an zahlreiche negative Erlebnisse zu erinnern, aber die positiven gerne zu vergessen oder zu verdrängen.

Am Abend schippe ich erneut über eine Stunde. Anschließend helfe ich noch ungefragt einem Nachbarn und schaufle mit ihm sein Auto frei, das von den Schneepflügen bis an die Oberkante der Scheiben zugeschüttet wurde.

Und wieder fühle ich mich richtig gut.

In dieser Nacht schlafe ich tief, fest und traumlos.

Am nächsten Morgen sitze ich auf der Couch und mache bei einer Tasse Kaffee so etwas wie eine Gehirnwäsche.

Du bist also schwer herzkrank? Du darfst dich nicht anstrengen und dein krankes Herz nicht überfordern? Du sollst jede körperliche Anstrengung vermeiden, um dich zu schonen? Aber du hast gestern zweieinhalb Stunden Schnee geschippt, bis dir die Arme und der Rücken wehgetan haben und du kaum noch die Schaufel hochbekommen hast. Abends hast du nochmals fast zwei Stunden geschippt, ohne dass du dein so krankes Herz auch nur ansatzweise gespürt hast. Und zwischendurch hast du auch noch die eine oder andere Zigarette geraucht – dein Herz muss ja wirklich unendlich schwach sein!

Ich darf dieses Schneeschnippen nicht vergessen, wenn sich die nächste Attacke ankündigt!

*

Weihnachten 2008 – das zweite Weihnachtsfest ohne meine Mutter. Verständlicherweise kommt keine rechte Freude auf. Mein Vater möchte wie im Vorjahr Heiligabend allein bleiben. Trotz aller Überredungsversuche kann ich ihn nicht umstimmen. Er hat mich und meinen Sohn für den ersten Weihnachtsfeiertag zum nachmittäglichen Kaffeetrinken eingeladen.

Ich akzeptiere seine Entscheidung widerwillig.

Ines ist über Weihnachten und Silvester in Altenberg bei ihren Eltern. Wir telefonieren mehrmals täglich. Ich erzähle ihr von meinem Dilemma mit meinem Vater und auch davon, dass für Sebastian und mich dieses Weihnachtsfest belastend und ‚daneben' ist. Sie spendet mir Trost und baut mich wieder auf, hilft mir, diese Weihnachtstage ohne meine Mutter zu überstehen. Ich spüre, wie tief ihre Anteilnahme ist und wie sehr sie sich um mein Seelenheil bemüht.

Wie sehr liebe ich diese Frau schon nach dieser kurzen Zeit! Sie hat all das, was mir bei Susanne stets gefehlt hat. Sie ist warmherzig und geht auf mich ein. Ich spüre, dass sie meine Probleme auch zu den ihren macht. Sie bemüht sich ständig, mich seelisch aufzurichten und mir beizustehen, obwohl sie selbst genug mit ihren Attacken zu tun hat. Sie ist einfach für mich da – und das ist ein unbeschreibliches Gefühl! Sie ist auch nicht so oberflächlich wie Susanne, was sie sagt, hat Hand und Fuß, ist nicht einfach so dahergeplappert. Ich will und ich kann nicht mehr ohne sie sein. Wie sehne ich den Februar herbei, wenn sie nach Düsseldorf zieht!

Irgendwie überstehen wir die Feiertage und auch den Jahreswechsel. Meinem Vater geht es inzwischen sehr schlecht. Er hat eine Kur bewilligt bekommen, die eine längere Psychotherapie einschließt, da er anscheinend nicht in der Lage ist, den Tod seiner Ehefrau zu überwinden. Er trauert, was normal ist. Aber er scheint diese Trauer zu zelebrieren, lebt immer öfter völlig in der Vergangenheit und schaut nicht mehr nach vorne.

Ich mache mir Sorgen um meinen Vater.

Aber auch ich trauere nach wie vor, empfinde es aber als eine Art ‚gesunde' Trauer. Ich denke häufig an meine Mutter und halte ihr Andenken in Ehren – aber ich schaue auch nach vorne, trotz meiner Erkrankungen und trotz ihres Todes. Ihr großes Bild steht in meinem Wohnzimmerschrank, wenn ich allein bin, rede ich oft mir ihr. Mein Vater dagegen schaut nur zurück. Ob es eine Haarbürste, eine Zahnpasta-Tube oder eine Packung Taschentücher von ihr ist – er hebt alles auf und muss weinen, wenn er diese Dinge betrachtet. Trotz mehrfacher Aufforderung will er sich nicht von ihren Sachen trennen.

Meine Attacken kommen und gehen, aber ich habe sie anscheinend immer noch unter Kontrolle. Ich scheine es tatsächlich geschafft zu haben, sie als einen Teil meines Ichs zu akzeptieren und damit leben zu können.

Die Anfälle sind nach wie vor extrem schmerzhaft, widerlich und Angst einflößend. Aber ich nehme sie hin wie eine langwierige Erkältung, die ich einfach nicht loswerde. Ich habe gelernt, mir die positiven Erlebnisse zu vergegenwärtigen, wenn ein neuer Anfall beginnt. Stets versuche ich, meinen Feind auszulachen und ihm anhand meiner positiven Erlebnisse vor Augen zu führen, dass er mich nicht mehr treffen und verletzen kann, gleichgültig, wie oft er es versuchen mag,

Ich habe weitere Strategien entwickelt.

Wenn ein Anfall beginnt, konzentriere ich mich darauf, laut das große Einmaleins von 10 bis 20 aufzusagen. Oder ich versuche, bei dem ‚Schachbrettproblem' so weit wie möglich zu kommen. 64 Felder auf dem Schachbrett. Auf dem ersten Feld liegt ein Reiskorn, auf dem zweiten Feld liegen zwei Reiskörner, auf dem dritten Feld vier, auf dem vierten Feld acht und so weiter. Wie weit kann ich im Kopf rechnen? Ich versuche, im Kopf die Quadratwurzel oder sogar die Kubikwurzel aus großen Zahlen zu ziehen. Und ich merke, wie ich es damit immer öfter schaffe, mein vegetatives Nervensystem zu besiegen.

Der menschliche Geist ist tatsächlich nicht in der Lage, sich mit mehreren Gedankengängen gleichzeitig zu befassen. Denke ich bei einem beginnenden Anfall an die Angst, so bleibe ich der Angst verfallen. Denke ich aber intensiv an etwas völlig anderes, kann sich mein Feind nicht mehr auf seinen Angriff konzentrieren. Wenn ich gedanklich intensiv versuche, schwere mathematische Aufgaben zu lösen, kann ich nicht an die Attacke denken.

Das hilft mir ungemein.

Und auch Ines hilft mir! Wenn sie mich nicht besuchen kommt, telefonieren wir unzählige Male am Tag, gerade so, als könnten wir es nicht eine Stunde ohne die Stimme des anderen aushalten.

Wir unterhalten uns über unsere Krankheit, tauschen uns immer intensiver und detaillierter darüber aus. Schon diese Gespräche helfen uns beiden. Hat einer eine neue Attacke erlitten, sprechen wir ausführlich darüber. Wir versuchen gemeinsam zu ergründen, warum sie gerade zu diesem Zeitpunkt erfolgte, wie wir uns dabei gefühlt und wie wir sie überstanden haben.

Ich erkenne, dass ich schon weiter im Umgang mit der Attacke bin als Ines.

Ich habe meine Krankheit akzeptiert und versuche, damit erträglich zu leben, indem ich sie durch verschiedene Strategien verhöhne. Ines dagegen kämpft immer noch wütend dagegen an und versucht, sie wie eine Grippe endlich loszuwerden. Sie will und kann es nicht akzeptieren, dass man diese Krankheit nicht einfach behandeln kann wie eine Erkältung oder einen beginnenden Bandscheibenvorfall. Noch immer hofft sie, den einzigen und entscheidenden Schalter zu finden, nach dessen An- oder Ausknipsen man direkt wieder gesund ist. Erst jetzt erfahre ich, dass sie wegen schwerer Depressionen zwei Monate in einer psychiatrischen Klinik behandelt wurde und bereits mehrfach Suizidgedanken hatte. Im Gegensatz zu mir kreisen ihre Gedanken immer noch zu viel um ihre Panikattacken. Sie versucht mit aller Gewalt, sie zu vermeiden, und gibt sich der Angst vor dem nächsten Anfall hin, anstatt Strategien dagegen zu entwickeln. Beginnt ein Anfall, resigniert sie sofort, anstatt gegen ihn kämpfen.

Wir sprechen sehr lange darüber, schließlich bin ich nach 29 Jahren Dauererkrankung so etwas wie ein Fachmann für Panikattacken und das generalisierte Angstsyndrom. Ich versuche ihr zu vermitteln, dass es nicht damit getan ist, ständig „Ich will diesen Mist endlich loswerden!“ oder „Das kotzt mich so an!“ zu sagen. Das ist keine Strategie!

Sie sieht es ein und will versuchen, künftig einige meiner ‚Patentrezepte' anzuwenden.

Ich erkenne aber schnell, dass es bei Ines noch ein besonderes Problem gibt, das bei mir eher selten und moderat aufgetreten und nun so gut wie verschwunden ist. Es ist ihre Fähigkeit, sich bei jedem ‚Zipperlein' sofort in einen Panikanfall hineinzusteigern, selbst wenn es gar nichts mit dem Herzen zu tun hat. So hat sie sich zum Beispiel nachts beim Schlafen verlegen und spürt nach dem Aufstehen bei jeder Bewegung ein stechendes Ziehen im Rücken bis zum Hals hinauf. Das ist für sie nicht eine Nervenreizung durch die stundenlange falsche Lage, sondern Lungenkrebs. Aber das reicht ihr nicht, sie steigert sich noch weiter hinein! Es könnte ja auch vom Herzen kommen und nach hinten ausstrahlen. Oder es könnte von hinten nach vorne wandern und dann ihr Herz angreifen. Sie putscht sich weiter hoch, bis prompt der Schmerz in der Brust beginnt, ihre Angst sofort steigert und natürlich einen neuen Panikanfall auslöst.

Und das alles nur, weil sie so etwas wie einen Muskelkater hat.

Daran werden wir noch arbeiten müssen!

Manchmal sitzen wir beim Erfahrungsaustausch zusammen und müssen über uns lachen. Wie sehr sich doch unsere Krankheitsbilder gleichen, obwohl jeder eigentlich annimmt, dass es sich bei ihm um eine einzigartige Erkrankung und einen besonderen Krankheitsverlauf handelt. Ich erzähle ihr zum Beispiel, dass bei meinen Attacken die Schmerzen oft unter der linken Achselhöhle beginnen und schräg nach oben Richtung Brustmitte wandern. Beinahe stolz erkläre ich ihr, dass so etwas sicherlich recht außergewöhnlich sei. Sie lacht laut auf.

„Warum lachst du?“, frage ich verwundert.

„Schatz, weil ich das ebenso gut kenne wie du!“, antwortet sie und gibt mir einen Kuss. „Du kennst sicherlich auch, dass es manchmal von der Achselhöhle nach hinten zieht, so ein kleines Stück den Rücken hinauf, als wenn man sich verspannt hätte.“

„Ja, sicher, das Gefühl habe ich manchmal auch!“, gebe ich erstaunt zu.

Dann erzählt sie, dass sie manchmal richtig eigenartige Anfälle hat, die ihr besonders Angst bereiten. „Da kriecht der brennende Schmerz in der Brust die linke Halsseite hinauf, genau die Schlagader entlang bis hinter das Ohr. Gleichzeitig habe ich das Gefühl, dass mein Herz träger schlägt und nicht wie sonst rasend schnell."

Jetzt bin ich es, der laut auflacht und dafür einen verwunderten Blick erntet. „Ja, auch das kenne ich! Oh, wie gut kenne ich das alles!"

Und so geht es munter weiter. Jeder von uns war der Meinung, dass ganz bestimmte Symptome sicher einzigartig sind, also bei anderen sicher nicht zu finden. Dann stellen wir nach und nach fest, dass sich unsere Empfindungen während eines Panikanfalls sehr oft bis in das kleinste Detail gleichen.

Es ist kaum zu glauben. Würden hier und jetzt vier weitere Paniker mit uns zusammensitzen, bin ich mir sicher, sie könnten jedes einzelne Symptom aus eigener Erfahrung bestätigen.

Meine anfänglichen Bedenken gegen ein Zusammenleben von Ines und mir, die ich nie geäußert habe, sind inzwischen komplett verschwunden. Sie leidet an schweren Panikattacken, ich ebenfalls. Am Anfang, vor unserem ersten Treffen, hatte ich plötzlich das Bild von zwei schweren Alkoholikern vor Augen, die sich zusammentun. Entweder schaffen sie es, sich gegenseitig vom Alkohol abzuhalten, oder sie marschieren gemeinsam in die nächste Kneipe, trinken sich einen und gehen dann gemeinsam im Selbstmitleid unter.

Wie würde es uns ergehen?

Würden wir in der Lage sein, uns gegenseitig Halt zu geben, uns bei Attacken gegenseitig zu helfen und zu unterstützen? Oder würde es so sein, dass wir uns gegenseitig runterziehen? Würde sich dadurch die Anfälligkeit für die eigenen Attacken erhöhen?

Die Gespräche helfen uns beiden, weil wir uns sehr sachlich und detailliert über unsere Erfahrungen unterhalten. Wir entdecken Parallelen in unserem Verhalten, verdeutlichen uns damit jeweils eigene Erkrankungsmomente. Ines erzählt mir zum Beispiel, dass ihr Körper sofort mit einem Druckgefühl in der Brust oder mit einer Panikattacke reagiert, wenn sie sich innerlich gegen etwas sträubt, zum Beispiel eine bestimmte Aufgabe oder einen unangenehmen Anruf erledigen muss.

Das kommt mir nur zu bekannt vor. Ich erinnere mich an diverse Tage, an denen es mir ganz genauso erging, doch jetzt werden mir Ursache und Reaktion erst bewusst.

Einmal sollte ich meinem Vater an einem heißen Sommertag helfen, im Garten zwei Bäume zu fällen und anschließend zu zerkleinern, obwohl ich viel lieber zu Hause geblieben wäre, um dort die Sonne zu genießen. Natürlich habe ich meinem Vater trotz größtem Widerwillen zugesagt. Die Folge war klar: Das Druckgefühl in der Brust begann schon zwei Stunden vor der Abfahrt. Ebenso erging es mir etwa bei einem lukrativen Termin, weil ich den Kunden extrem widerwärtig und impertinent fand. Zwar habe ich den Termin wahrgenommen, wurde dafür mit den üblichen Symptomen einer Panikattacke bestraft.

Je länger wir uns über unsere Krankheit unterhalten und je mehr Fakten wir zusammentragen, desto klarer wird uns, wie identisch unsere Krankheitsbilder sind, obwohl jeder für sich in Anspruch nimmt, eine ganz individuelle Krankheit zu haben.

*

Im März 2009 ist der Umzug nach Düsseldorf geschafft. Wir können unser Glück kaum fassen: Ines hat ebenfalls eine schöne Wohnung in unserer Straße gefunden, wenige Häuser entfernt. Es sind nicht einmal fünf Minuten zu Fuß. Und sie hat sofort eine Anstellung als Lehrerin erhalten – mit dem Auto gerade mal fünfzehn Minuten entfernt. Eine gemeinsame Wohnung wollen wir noch nicht beziehen – ihre Kinder und mein Sohn sollen erst ausreichend Gelegenheit erhalten, sich gegenseitig besser kennenzulernen.

Schnell hat sich eine gewisse Normalität eingespielt. Ines kommt abends zu mir und schläft auch bei mir. Morgens fährt sie zur Schule und von dort nach Hause. Im Wechsel schlafe ich auch bei ihr. Mit unseren Kindern gibt es keine Probleme, im Gegenteil. Manchmal kommt Sebastian mit und übernachtet ebenfalls bei Ines, genau wie sie ihre Kinder des Öfteren mitbringt, die dann bei uns bleiben. Alle drei verstehen sich prächtig.

Grundgütiger, warum habe ich diese Frau nicht schon vor zwanzig Jahren kennengelernt? Jeder Tag mit ihr kommt mir wie ein Geschenk vor.

Ich erkenne plötzlich, wie einsam ich gewesen bin. Gut, mein Sohn ist bei mir – aber er ersetzt nun mal nicht einen erwachsenen Gesprächspartner und schon gar nicht eine Frau. Ich kann mit ihm zudem nicht detailliert über meine Krankheiten sprechen. Sicher, ich habe ihn ansatzweise darüber aufgeklärt, aber das wird ihm nicht sehr geholfen haben. Doch wir haben ihm sofort nach dem Umzug gesagt, dass es Ines ebenso ergeht und auch sie an einer Herzneurose leidet.

Es ist einfach ein unbeschreibliches Gefühl, dass nachts wieder eine Frau neben mir im Bett schläft, die ich von ganzem Herzen liebe und die ich nie mehr hergeben werde! Und ich fühle mich plötzlich wieder sicher!

Ines weiß genau, wie sich unsere Krankheiten manifestieren. Und sie weiß auch, was zu tun ist, wenn es im Falle eines Falles wirklich einmal bedrohlich werden sollte. Auch wenn es in Anbetracht meiner Strategien und meiner Trotzreaktionen ein Widerspruch ist: Ich fühle mich einfach sicherer, wenn sie in meiner Nähe ist. Selbst ‚normale' Menschen erleiden einen Herzinfarkt, und das Risiko steigt mit zunehmenden Alter sprunghaft an. Ines weiß, was zu tun ist, wie man eine Mund-zu-Mund-Beatmung praktiziert und eine Herzdruckmassage macht.

Für mich beginnt ein völlig neues Leben. Es ist noch gar nicht so lange her, dass ich froh war, endlich wieder allein zu sein, meine Ruhe zu haben und alles tun und lassen zu können, wozu ich gerade Lust habe, ohne auf meine Partnerin Rücksicht zu nehmen. Und nun möchte ich alles, nur nicht mehr allein sein. Ich möchte bis zum Lebensende für diese Frau da sein und kann es mir beim besten Willen nicht mehr vorstellen, ohne sie zu leben.

Meine Attacken terrorisieren mich nach wie vor mit schöner Regelmäßigkeit. Ines ergeht es ebenso.

Aber wir haben einen Weg gefunden, damit umzugehen, wenn wir in einem solchen Moment gerade zusammen sind.

Wir bedauern uns nicht! Das hilft nicht!

Wenn ich sehe, dass bei Ines eine Attacke beginnt, dann gebe ich mich betont ‚rotzig'. Ich albere herum und reize sie zum Lachen. Ich erzähle ihr, wie gut es ihr doch gleich wieder gehen würde und was sie alles zu leisten imstande sei, wenn sie keine Attacke habe. Ich mache mich über ihre Marotte lustig, alle paar Minuten an ihre Halsschlagader zu fassen und den Puls zu messen. Ines ist der Meinung, dass ein Puls von 80 Schlägen pro Minute absolut lebensbedrohlich ist. Ich erkläre ihr amüsiert, dass ein Ruhepuls von 70 bis 80 pro Minute bei 70 Prozent der Bevölkerung völlig normal sei.

Ich reiche ihr dann mein Blutdruckmessgerät, das ich so gut wie nie benutze. Und es ist immer wieder zum Lachen!

Ines hat eine Attacke und meint, dass ihr Puls schon so grausam hoch sei, dass es jeden Moment zum Herzkammerflimmern und zum Tod kommen könne. Ich gebe ihr grinsend das Gerät und sie schaltet es mit panischem Blick ein. Die Ergebnisse variieren immer nur leicht: Puls zwischen 64 und 70 Schlägen pro Minute und Blutdruck regelmäßig 120/80 oder geringer.

Ich mache mich über ihren Messwahn lustig und erkläre ihr, dass sie das Gerät auf den Müll werfen kann.

Sie braucht so etwas nicht!

Irgendwie schaffe ich es, dass sie nicht mehr so oft an ihre Halsschlagader greift und nach etlichen Messungen endlich einsieht, dass sich ihre Vermutungen mit dem ‚rasenden' Puls und dem hohen Blutdruck nur in ihrem Kopf, ihren Gedanken abspielen. Sie arbeitet hart an sich, und tatsächlich verlangt sie von Tag zu Tag weniger nach dem Blutdruckmessgerät.

Umgekehrt baut sie mich auf, wenn bei mir eine neue Attacke beginnt. Sie hat schnell begriffen, dass ich dann keinen Trost, keine Umarmung und keinen honigsüßen Zuspruch benötige. Im Gegenteil: Wenn ich eine Attacke habe, möchte ich nicht angefasst werden, weil ich mich mit aller Gewalt darauf konzentriere, den Feind zu bekämpfen. Umarmungen oder Küsse lenken mich dann nur ab. Ines hilft mir dadurch, dass sie anwesend ist und beruhigend auf mich einredet, dass es gleich wieder vorbei sein würde, ich mich daran erinnern soll, gerade gestern schwere Einkaufstaschen ohne jegliche Beschwerden in die 2. Etage geschleppt zu haben.

Wir ergänzen uns hervorragend! Ich kann mir überhaupt nicht mehr vorstellen, wie ich bisher ohne eine solche Partnerin leben und überleben konnte.

Eines Abends sitzen wir zusammen und unterhalten uns wieder einmal ausführlich über unsere ‚eingebildeten' Krankheiten. Plötzlich fällt uns etwas auf: Wir wissen beide, dass unsere Anfälle im Regelfall aus heiterem Himmel und anscheinend ohne jede Gesetzmäßigkeit auftreten. Ist das aber wirklich so?

Ich schleppe schwere Einkaufstüten oder helfe Ines zusammen mit meinem Sohn von morgens bis spät abends beim Umzug und fühle mich hervorragend. Aber spät am Abend, Stunden nach dem Einkaufen oder dieser Schwerstarbeit beim Möbelschleppen, schlägt plötzlich ein Panikanfall mit voller Wucht zu, obwohl ich total entspannt auf der Couch sitze und fernsehe. Ines hat für das neue Schuljahr ein noch lukrativeres Angebot von einer Privatschule erhalten. Sie freut sich riesig, ist vor lauter Begeisterung regelrecht euphorisch. Am Abend, beim ruhigen und entspannten Abendessen, erleidet sie plötzlich einen schweren Panikanfall. Wie kann das sein, wo sie doch den ganzen Tag voller Freude war?

Bei Schwerstarbeit beschwerdefrei, in Ruhe die Attacke.

Bei großer Freude beschwerdefrei, in Ruhe die Attacke.

Das passt doch nicht zusammen, oder?

Wir diskutieren, reden, überlegen und stellen dann überraschend fest: Es passt scheinbar doch!

Wir kommen zum Schluss, dass es dem vegetativen Nervensystem von uns Panikern völlig gleichgültig ist, ob wir momentan verärgert, gestresst, wütend, angespannt, frustriert, voller Freude und Euphorie oder ablehnend sind. In allen Fällen werden die Nerven stimuliert – in welcher Form auch immer. Solange diese Stimulierung aktiv ist, hat das Nervensystem keine Zeit, eine neue Panikattacke auszulösen, weil es mit anderen Dingen beschäftigt ist. Kommen wir aber zur Ruhe und lässt die Stimulierung – egal welcher Art – nach, kann es sich wieder auf seine Aufgabe besinnen und uns mit einem neuen Anfall drangsalieren.

Erst bei diesem Gespräch wird uns so richtig bewusst, warum die Attacken zumeist im Ruhezustand auftreten.

Unser sarkastisches Fazit lautet: Entweder wir arbeiten 24 Stunden täglich wie Pferde, oder wir leben ganztägig in Freunde, Euphorie und Glück. In beiden Fällen hätte das vegetative Nervensystem keinen Spielraum mehr für Panikanfälle.

Leider nein, zum Glück ist so ein Leben utopisch.

*

Mai 2009. Irgendwann fällt mir auf, dass Ines morgens und nachmittags eine Tablette einnimmt.

Ich frage sie, was das für ein Medikament sei.

Sie erklärt mir, dass sie neben der stationären Therapie schon mehrere ambulante Verhaltenstherapien hinter sich habe, die ihr allesamt nicht geholfen hätten. „Dann wurde mir dieses Mittel auf der Basis von Diazepam verschrieben. Seitdem ich es nehme, geht es mir besser."

Sie nimmt morgens und nachmittags je eine halbe Tablette gegen diese Panikattacken, wie sie mir erläutert. Bei einem sehr schlimmen Anfall erhöht sie die Dosis um eine halbe Tablette.

Ich verstehe es nicht und frage nach: „Was ist das für ein Medikament? Und wenn es gegen deine Attacken helfen soll, warum hast du sie trotzdem?"

Ines erklärt es mir: „Das Mittel wirkt schnell und angstlösend und ist deswegen gerade bei Panikattacken hervorragend geeignet. Der Nachteil ist, dass man davon abhängig wird, was mir angesichts seiner sonstigen Wirkung wirklich egal ist. Sicher habe ich immer noch meine Anfälle, aber die sind ein Witz im Vergleich zu denen, die ich früher ohne dieses Medikament hatte. Da bin ich regelmäßig umgekippt und war den ganzen Tag außer Gefecht gesetzt. Fünfmal musste sogar der Notarztwagen in die Schule kommen, weil Verdacht auf Herzinfarkt bestand. Da ging überhaupt nichts mehr. Jetzt führe ich wenigstens wieder ein halbwegs normales Leben und kann meiner Arbeit als Lehrerin nachgehen, was ohne die Tabletten gar nicht möglich wäre. Und ich habe bisher die Dosis nicht erhöht, weil mir der Arzt eindringlich eingeschärft hat, dies auf keinen Fall ohne Rücksprache mit ihm vorzunehmen!"

Ich kann sie verstehen und denke automatisch daran, dass ich außer Insidon niemals Medikamente gegen meine Krankheit eingenommen habe. Und das Insidon hat mir nicht geholfen.

*

Mich überfällt abends eine neue Attacke, während Ines bei mir ist. Wieder habe ich den Zeitpunkt verpasst, meine Gegenwehr aufzubauen und den Angriff zu parieren. Das vegetative Nervensystem hat die Kontrolle übernommen, und ich kann nichts mehr dagegen unternehmen. Ich bestehe von den Zehenspitzen bis zu den Haaren nur noch aus Angst.

Ines redet beruhigend auf mich ein, aber es hilft mir nicht. Ich habe aufgrund der teuflischen Schmerzen in der Brust wieder das Gefühl, jeden Moment sterben zu müssen. Mein Brustkorb ist erneut auf die Größe einer Erbse zusammengeschrumpft, zudem scheint jemand jeglichen Sauerstoff aus dem Wohnzimmer gesogen zu haben. Der Schweiß rinnt in Sturzbächen von Stirn und Brust, meine Hände flattern wie bei einem epileptischen Anfall und ich schnappe nach Luft wie ein Ertrinkender. In unregelmäßigen Abständen schießen mir extrem schmerzhafte Herzstiche durch die gesamte Brust.

„Soll ich den Notarzt rufen?“, fragt Ines besorgt.

„Nein!“, stoße ich resolut hervor. „Ich will keinen Arzt! Ich will den Feind allein besiegen, koste es, was es wolle!“

In dieser Not presse ich ohne großes Nachdenken hervor: „Ines, gib mir bitte eine von deinen Tabletten!“ Sie gibt mir eine halbe, die ich mit einem großen Schluck Mineralwasser hinunterspüle.

Es geschieht ein reines Wunder!

Schon zehn Minuten später spüre ich, wie der Druck auf meiner Brust abzufallen beginnt. Mein Schweiß auf

Stirn und Brust verschwindet plötzlich und das Zittern meiner Hände endet. Weitere zehn Minuten später fühle ich mich fast schon wieder normal. Und kurze Zeit danach bin ich plötzlich wieder so topfit, dass ich im Wohnzimmer tanzen oder in die Disco gehen könnte!

Meine Güte, dieses Diazepam scheint ja das reinste Zaubermittel zu sein!

Eine Stunde später analysiere ich die gesamte Situation. Mich hat eine neue Attacke überfallen und ich habe versäumt, schnell genug zu reagieren. Okay, eigene Dummheit. Ines hat mir eine halbe Tablette gegeben, und ich habe sie in höchster Not eingenommen, ohne einen einzigen Gedanken an Nebenwirkungen oder Unverträglichkeiten zu verschwenden. Mehr als riskant! Die Tablette hat schnell und ohne jegliche erkennbare Nebenwirkungen geholfen und den Feind besiegt. Das ist ein neuer Aspekt.

Außer dem bereits beschriebenen Insidon habe ich in den letzten Jahrzehnten so gut wie keine Medikamente eingenommen, nicht einmal Kopfschmerztabletten. Einzige Ausnahmen sind bei einer Harnleiterentzündung und einer schweren Stirnhöhlenvereiterung gewesen, zu deren Behandlung ich Antibiotika verordnet bekommen habe. Und jetzt habe ich solch eine Tablette auf eigenen Wunsch genommen.

In dieser Nacht schlafe ich völlig ruhig und erwache richtiggehend gestärkt. Ines sagt mir, dass dies eben auch zur Wirkung dieses Medikaments gehöre.

Wenn mir diese Tabletten dermaßen helfen, mein Leben erträglicher zu gestalten, dann sollte ich sie mir vielleicht auch verschreiben lassen. Ich vereinbare einen Termin bei einem Psychiater, der in Düsseldorf einen hervorragenden Ruf genießt. Bevor ich dieses Medikament regelmäßig nehme, will ich zumindest mit einem Arzt über seine Wirkungsweise sprechen. Die Entscheidung zur Einnahme von Medikamenten fällt mir angesichts meiner bisherigen Ablehnung medikamentöser Behandlung schwer. Aber jetzt ziehe ich es zumindest in Erwägung.

Ines begrüßt meinen Entschluss, vorher einen Psychiater aufzusuchen.

*

Ich sitze beim Psychiater. Sein Besprechungszimmer sieht eher wie ein gemütliches Wohnzimmer aus den Siebzigerjahren aus. Er ist sicher über 60 und so etwas wie ein ‚Großvatertyp' mit Strickjacke und Sandalen an den Füßen. Die Wände sind mit Diplomen und Auszeichnungen gepflastert.

Ich erzähle ihm ausführlich von meiner jahrzehntelangen Erkrankung, von meiner gescheiterten Therapie, von meinen selbst entwickelten Strategien und meinem ‚Selbstversuch' mit Ines' Tablette.

Nachdem ich geendet habe, faltet er die Hände ineinander und staucht mich erst einmal richtig zusammen.

Ein diazepamhaltiges Medikament sei nicht so etwas wie eine Aspirin, die man einfach einnimmt, um die Wirkung zu testen. Mein Selbstversuch hätte fatal enden können. Mein Verhalten wäre daher nicht nur dumm, sondern auch sehr gefährlich gewesen.

Ich nicke zerknirscht und räume ein, dass ich mich falsch verhalten hätte.

Die Standpauke ist danach glücklicherweise beendet. Der Psychiater lächelt wieder und überlegt lange. „Herr Protzmann, lassen Sie uns ganz offen miteinander reden“, sagt er dann. „Dieses Medikament gehört im Gegensatz zu Insidon und anderen Mitteln zu denjenigen, die abhängig machen. Wenn Sie damit anfangen, wird es je nach Gesamtdauer der Einnahme und der Höhe der Dosis sehr schwer werden, davon wieder loszukommen. Darüber müssen Sie sich im Klaren sein. Ich stelle Ihnen jetzt eine direkte Frage und ich erwarte eine offene und ehrliche Antwort, Herr Protzmann!“ Er schaut mich ernst und durchdringend an. „Sind Sie der Meinung, dass Diazepam Ihre Lebensqualität so weit steigert, dass Sie eine Abhängigkeit von diesem Medikament in Kauf nehmen wollen? Überlegen Sie gut und lassen Sie sich Zeit mit der Antwort!“

Es kommt mir wie eine halbe Stunde vor, die ich überlege, auch wenn es sicherlich nicht mehr als zwei Minuten waren. „Ja, eine solche Abhängigkeit würde ich in Kauf nehmen, Herr Doktor“, antworte ich vehement. „Ich habe mich nach dieser halben Tablette so frei und unbelastet gefühlt wie noch nie in den letzten 29 Jahren, habe keinerlei Nebenwirkungen gespürt und meine schwere Attacke war nach kürzester Zeit wie weggeblasen. Wenn das die übliche Wirkung von Diazepam ist, ich wählen muss zwischen Lebensqualität und Abhängigkeit, dann wähle ich ab sofort die Lebensqualität. Ich habe in den letzten Jahrzehnten einfach zu viel durchmachen müssen, um das als richtiges Leben zu erfassen. Selbst wenn ich dafür bis zu meinem Lebensende abhängig sein werde, ist mir das, entschuldigen Sie bitte diesen Ausdruck, scheißegal. Wie denken Sie denn darüber, Herr Doktor?“

Er denkt ebenfalls lange nach. „Ich kann Sie verstehen, Herr Protzmann. Wirklich! An Ihrer Stelle würde ich wahrscheinlich nicht anders entscheiden“, antwortet er dann langsam. „Sie haben einen extrem langen Leidensweg hinter sich und ihn bisher mit Bravour gemeistert. Ich verschreibe Ihnen das Mittel. Sie nehmen davon bitte morgens eine halbe Tablette und am späten Nachmittag nochmals eine halbe. Versuchen Sie unbedingt, diese Dosierung einzuhalten. Nur wenn Sie eine extrem schwere Attacke erleben, nehmen Sie zusätzlich eine halbe oder eine ganze Tablette! Und bitte nur dann!“

Ich verspreche es ihm, während er das Rezept ausstellt und mir anschließend aushändigt. „Lassen Sie sich bitte einen neuen Termin für übernächste Woche geben, Herr Protzmann. Ich möchte dann wissen, wie es Ihnen in der Zwischenzeit ergangen ist und ob Sie Ihre Entscheidung nicht bereut haben. Lesen Sie sich bitte den Beipackzettel genau durch. Sollten Sie vor dem Termin wieder Erwarten doch Nebenwirkungen spüren, dann kommen Sie bitte sofort in die Praxis.“

Ich bedanke und verabschiede mich. Die Sprechstundenhilfe gibt mir einen neuen Termin. Dann hole ich mir in der Apotheke, die direkt neben der Praxis liegt, meine Tabletten. Wie merkwürdig! Ich habe nicht mehr mit meinem Stolz und meiner Ehre zu kämpfen oder mit der Scham, ein solches Mittel in der Apotheke zu verlangen.

Ich freue mich auf eine neue Lebensqualität!

„Diese Angst werde ich niemals vergessen!", sagte er. „Du wirst sie vergessen, es sei denn, du errichtest ihr ein Denkmal!", antwortete sie.

Verfasser unbekannt

Knapp zwei Wochen sind seit meinem Besuch beim Psychiater vergangen. Getreu der Anweisung nehme ich morgens und am späten Nachmittag eine halbe Tablette meines Medikaments.

Natürlich beobachte ich mich in diesen zwei Wochen sehr genau und achte auf jede noch so kleine Veränderung.

Tatsache ist, dass das Medikament mein allgemeines Angstlevel dämpft, ich mir befreiter und lebenslustiger vorkomme. Leider ist aber auch Fakt, dass meine Panikattacken durch das Medikament nicht vollständig verhindert werden. Es ist also ganz sicherlich kein Allheilmittel gegen Panik und das generalisierte Angstsyndrom. Ich möchte das an dieser Stelle betonen, damit bei der Lektüre des Buches Betroffene nicht den falschen Rückschluss ziehen.

Allerdings habe ich den Eindruck, dass die Attacken wesentlich seltener auftreten und durch das Diazepam moderater ausfallen und leichter zu ertragen sind, wobei ich es weiter durch meine persönlichen Strategien, die ich nach wie vor anwende, in seiner Wirkung unterstütze. Die Anfälle sind zwar immer noch unangenehm, teilweise sogar extrem widerlich, aber sie verschwinden zumeist rascher und zehren nicht mehr so sehr an meinen körperlichen Kraftreserven. Wenn es absolut nicht ander geht, nehme ich eine weitere halbe Tablette.

Was mich in diesem Zusammenhang besonders beruhigt, auch wenn es sich paradox anhört: Ich nehme Diazepam – und die Beschwerden verschwinden! Bei einer echten Herzerkrankung oder sogar einem Herzinfarkt würde dieses Mittel überhaupt nicht helfen. Also ist die wirkungsvolle Einnahme des Medikaments ein Indiz dafür, dass mit meinem Herzen organisch alles in Ordnung ist. Es sind nur die Nerven, immer wieder die Nerven, die mir zu schaffen machen.

Es ist kaum zu glauben, aber meine Panikattacken sind zu einem festen Bestandteil meines Lebens geworden, so wie das morgendliche Duschen und Zähneputzen! Ich habe sie akzeptiert und mich mit ihnen arrangiert – wozu meine neue Partnerin allein durch ihr Dasein erheblich beigetragen hat. Ich nenne sie auch nicht mehr ‚Panikattacken', sondern einfach nur noch ‚Herzschmerzen', die kommen und gehen, wie es ihnen gerade gefällt. Dabei verdränge ich nicht, dass ich trotz der Minderung von Häufigkeit und Vehemenz der Attacken nicht gesund bin, Herzneurose und generalisiertes Angstsyndrom mich weiterhin begleiten werden.

Meine Attacken haben in den letzten Jahren so etwas wie einen ‚kontinuierlichen Ablauf' angenommen.

Tagsüber bin ich inzwischen meist komplett beschwerdefrei, aber in den Abendstunden meldet sich mein Körper beinahe täglich. Aber es ist anders geworden. Er spult nicht mehr das ‚volle Programm' ab. Die Attacken beschränken sich auf das Druckgefühl im Brustkorb, das in die linke Achselhöhle ausstrahlt, gelegentliche Herzstiche und Herzschmerzen, selten Schweißausbrüche auf Stirn und Brust. Ich kann damit leben. Geblieben ist das, was ich die ‚unbewusste Ablehnung' nenne. Wenn mir etwas nicht gefällt, ich etwas nicht möchte, ich mich gegen irgendetwas sträube, dann meldet sich sofort das Druckgefühl in der Brust. Selbst wenn ich mir sage „Uwe, nun stell dich mal nicht so an, das ist doch eine Kleinigkeit!", scheinen meine Nerven das anders zu sehen. Sie haben ihr Eigenleben beibehalten.

Die Angst vor der Angst habe ich überwunden. Ich denke nicht mehr darüber nach, ob und wann eine neue Attacke zuschlägt. Es lohnt einfach nicht, wie ich nach jahrzehntelanger Erfahrung weiß. Auch das hilfesuchende Verhalten habe ich komplett abgelegt. Mir ist es nun egal, ob ich tagsüber oder nachts Auto fahre, ob es zehn Kilometer oder siebenhundert sind, ob ich Krankenhaus- oder Arztpraxenschilder sehe oder nicht. Der schwarze Mann mit der Sense wird mich holen, wenn es so weit ist – ich werde daran nichts ändern können. Warum also weiter darüber nachdenken, wann und wo ich dran bin! Diese Einstellung hilft mir sehr, wieder einen geregelten Ablauf meines Lebens zu entwickeln.

Über den Tod grüble ich immer noch nach, aber seltener und nicht mehr in der radikalen Grundsätzlichkeit. Ich weiß nicht, warum es so ist, aber ich sehe ihn nicht mehr als permanente Bedrohung. Er wird eines Tages kommen, aber garantiert nicht im Zusammenhang mit meiner Herzneurose und meinem generalisierten Angstsyndrom.

Noch immer denke ich ab und zu über alle möglichen Krankheiten nach, die ich erleiden könnte. Da ich in der Mitte des sechsten Lebensjahrzehnts stehe, also nicht mehr so ganz ‚taufrisch' bin, erscheint mir das völlig normal, zumal ich mit der Möglichkeit von Erkrankungen realistisch umgehe. Der menschliche Körper kann – sarkastisch formuliert – durch etwa 300.000 verschiedene Krankheiten sein Leben aushauchen. Soll ich die Symptome jeder einzelnen davon kennen, um rechtzeitig zu merken, an welcher ich vielleicht einmal sterben werde? Der Arzt wird es mir sagen, wenn ich tatsächlich einmal ernsthaft krank sein sollte! Witzigerweise wurden anlässlich einiger anderer ärztlichen Untersuchungen wie üblich Blutdruck und Puls gemessen, in zwei Fällen sogar rein prophylaktisch ein EKG angefertigt, obwohl ich es gar nicht wollte. Natürlich war alles wieder ohne Befund.

Was soll ich dazu noch schreiben?

Durch Zufall wurde bei mir eine milde Form der Diabetes festgestellt. Ich muss nun morgens und abends eine Tablette nehmen, damit der Blutzuckerspiegel im Normalbereich bleibt. Merkwürdigerweise interessiert mich dieser Diabetes überhaupt nicht. Ich richte mich so weit wie möglich nach den ärztlichen Anweisungen, esse weniger Süßes, bewege mich mehr und versuche, mein Gewicht zu reduzieren, doch seltsamerweise sehe ich diesen Diabetes eher als eine Form lästigen Schnupfens an. Mehrere neue Untersuchungen haben ergeben, dass ich eigentlich keinen wirklichen Diabetes habe, aber die Tabletten prophylaktisch noch eine Zeit lang nehmen muss.

Meine neue Lebenspartnerin Ines ist daran schuld, dass ich mich mit einem neuen Desaster herumschlagen muss.

Anfang Oktober 2011 fahren wir für drei Tage zu ihren Eltern ins Erzgebirge. Ihr Vater feiert mit 70 Jahren einen runden Geburtstag und lädt uns in das Restaurant auf dem Geisingberg ein, der mit 824 Metern Höhe rund 100 Meter höher liegt als das Städtchen Altenberg. Der leicht ansteigende Wanderweg, der zum Fuß des Berges führt, stellt für mich kein großes Problem dar, trotzdem gerate ich bereits in leichtes Keuchen, da ich völlig untrainiert bin.

Der Schock trifft mich, als wir unmittelbar vor dem Berg stehen und ich den extrem steilen Weg sehe, der durch den Wald in Serpentinen zum Restaurant hinaufführt. Es sind zwar nur noch 80 Höhenmeter zu überwinden, aber durch die Serpentinen stelle ich mir einen

60-Kilometer-Gewaltmarsch vor. Der Gipfel des Geisingbergs scheint irgendwo in 11.000 Metern Höhe unter einer dichten Wolkendecke verborgen zu sein.

Ich verfalle urplötzlich wieder in mein altes Denkmuster.

‚Vergiss es schnell, Uwe, das schaffst du niemals! Niemals!', warnt mich eine innere Stimme. Ich spüre bereits die aufsteigende Angst. Komplett untrainiert, soll ich allen Ernstes diese Steigung bewältigen? Das macht mein Herz nicht mit. Ich muss nicht mein Schicksal herausfordern. Ich werde nicht genügend Kraft haben und auf dem Weg sterben. Doch ich habe keine Lust, hier vor den anderen mein Leben auszuhauchen, garantiert nicht. Ich werde ins Hotel zurückgehen, mich auf das Bett legen und den Fernseher einschalten. Der Geburtstagsgesellschaft soll Ines erzählen, dass ich urplötzlich teuflische Magenschmerzen bekommen habe.

Dann aber siegen mein Trotz und meine neue Denkweise über das alte Angstverhalten.

Mit zusammengebissenen Zähnen und dem grimmigen Gesichtsausdruck eines hoch konzentrierten Boxers nehme ich die Steigung in Angriff und bemühe mich, so wenige Pausen wie möglich zu machen. Nur zweimal bleibe ich kurz stehen und lehne mich für eine halbe Minute an einen Baum.

Dieser Berg wird zur ultimativen Herausforderung, ich gehe verbissen weiter. Nach meinen Lungen und ihrem Luftmangel zu urteilen, müsste ich bereits um die 9.000 Höhenmeter erreicht haben. Oberschenkel und Waden fühlen sich an, als habe man sie mit ätzender Säure eingerieben.

Doch schließlich erreiche ich das Restaurant!

Meine Beine zittern und fühlen sich wie Pudding an, meine Lungenflügel brennen lichterloh und ich bekomme kaum noch Luft. Mein Gesicht ist knallrot, so als hätte ich mich für eine Karnevalssitzung geschminkt. Mein Herz schlägt wie ein gigantischer Dampfhammer in meiner Brust bis in den Kopf hinein. Aber es hat nicht versagt. Es schmerzt nicht einmal, beruhigt sich sogar ziemlich schnell wieder.

Das war mein Meisterstück, lobe ich mich selbst.

Für die Herausforderung bin ich Ines und ihrer Familie dankbar – und natürlich dem Geisingberg, den ich mit einem angeblich kranken Herzen bestiegen habe.

Mit diesem Erfolg schließe ich eine weitere Tür meiner Angst, nachdem sich meine Körperfunktionen einigermaßen wieder beruhigt haben.

Es ist wirklich ein prägendes Erlebnis!

*

Das Leben geht weiter. Mein Vater hat den Tod meiner Mutter immer noch nicht überwunden, wird wunderlich und kapselt sich immer mehr von der Welt ab. Er ist nun 74 Jahre alt.

Mein Sohn Sebastian studiert mittlerweile an der Universität Köln auf Lehramt. Ines' Sohn Philipp befindet sich in einer Ausbildung zum IT-System-Manager und holt gleichzeitig sein Abitur nach, um dann ebenfalls studieren zu können. Ihre Tochter Franziska beendet bald ihre Ausbildung als Speditionskauffrau.

Bis heute habe ich keine neue Arbeitsstelle gefunden. Abgesehen von meiner beruflichen Vorgeschichte, die anscheinend keinem Unternehmer gefällt, gehöre ich in der heutigen Gesellschaft mit meinen 54 Jahren offenbar zum alten Eisen. Egal, wie oft ich telefoniere und wie viele Bewerbungen ich schreibe, Absagen sind die Regel. Das Arbeitsamt führt mich zunächst in trockenem Amtsdeutsch als ‚schwer vermittelbar', daraus ist inzwischen ein ‚nicht mehr vermittelbar' geworden. Trotzdem gebe ich nicht auf. Keine der Absagen und Abstufungen wirkt sich im Übrigen unmittelbar auf meine Attacken aus. Anscheinend habe ich gelernt, vieles einfach gelassener hinzunehmen, gerade dann, wenn ich es ohnehin nicht ändern kann.

Was sich leider negativ eingeschlichen hat, ist eine neue Art von Pessimismus, welcher wohl indirekt doch mit meiner Arbeitslosigkeit zusammenhängt. Ging es früher um Entscheidungen von Firmen oder Schreiben von Behörden, Krankenkassen, etc., lautete meine Haltung: „Es lohnt sich nicht, vorher darüber nachzudenken, was und wie entschieden wird. Das sind unproduktive Energieverluste! Wenn die Fakten auf dem Tisch liegen, dann werde ich reagieren. Vorher ist es ohnehin nicht möglich."

Heute ist meine Haltung anders. Schon vor Bekanntwerden einer Entscheidung mache ich mir unendlich viele Gedanken. Dabei erwarte ich grundsätzlich das Schlechteste. Ich mache mich also schon im

Vorfeld verrückt und werde natürlich prompt mit dem bekannten Druck in der gesamten Brust belohnt. Dieser Pessimismus ist eindeutig meinen Erfahrungen geschuldet, dass ich als älterer, ‚gescheiterter' Arbeitssuchender in dieser Arbeitswelt nicht mehr benötigt werde. Auch wer keine Angsterkrankung mit sich schleppt, wird in einer solchen Situation eine negative Grundhaltung entwickeln.

Ines und ich sind nach wie vor immer füreinander da. Geht es mir schlecht, versucht sie mich nach Kräften aufzumuntern. Geht es ihr schlecht, versuche ich sie abzulenken, weil sie immer noch Probleme damit hat, die richtige Einstellung zu ihrem persönlichen ‚Paniktier' zu finden. Insgeheim hofft sie immer noch auf den großen Zauberer, der ihre Panikattacken mit seinem Zauberstab von einer Sekunde auf die andere verschwinden lässt.

So reagiert sie bei Panikattacken gelegentlich immer noch mit kalter, nackter Wut anstatt mit Strategien und Gelassenheit. Dennoch, auch sie ist ruhiger geworden und schafft es immer öfter, ihren Attacken mit einer gewissen Abgeklärtheit gegenüberzutreten. Sie hat offenbar viel von mir – ebenso wie ich von ihr – abgeschaut.

Wie anders wäre es sonst zu erklären, dass sie eines Abends mit einer besonders heftigen Attacke auf der Couch sitzt und mich darum bittet, den Notarzt zu rufen, aber ‚Stopp' sagt, als ich zum Telefon greifen will. Als ich sie verwundert anschaue, sagt sie: „Warte noch damit!" Dann zündet sie sich in aller Ruhe eine Zigarette an. Eine Viertelstunde später geht sie ins Bett und schlummert sanft wie ein Kind.

Wir leben weiter unsere ‚Panikleben', werden demnächst heiraten und eine gemeinsame Wohnung beziehen, sobald unsere Kinder alle aus dem Haus sind. Wahrscheinlich werde ich dann mit Ines nach Altenberg ziehen, denn dort gefällt es uns beiden besonders gut. Wir gehen beide davon aus, dass wir dort mindestens 95 Jahre alt werden, obwohl wir doch schon seit etlichen Jahren jedes Jahr sterben, jeder von uns 5.000 und mehr ‚Herzinfarkte' überlebt und nebenher 7.000 andere verschiedene Krankheiten bewältigt hat.

Wir werden in unserem Leben auch die nächsten 2.000 ‚Herzinfarkte' und die noch möglichen 200.000 befürchteten Krankheiten überstehen. Wir haben genügend Kraft und Strategien dazu entwickelt.

Epilog

Beim Verfassen dieser Zeilen des Epilogs schreiben wir den 26. Januar 2012. Es hat rund 17 Monate gedauert, die Fakten zusammenzutragen, sie zu ordnen, mich genau an die entsprechenden Situationen, Vorkommnisse, Gefühle und Erlebnisse zu erinnern, sie in eine chronologische Reihenfolge zu bringen. Ich bin kein Arzt, und obwohl ich mir über 30 Jahre lang medizinische Fakten angelesen habe, habe ich in diesem Buch bewusst auf längere Abschnitte mit medizinischen Zusammenhängen und Erklärungen verzichtet. Hierfür gibt es ausreichend gute Fachlektüre.

Ich liefere in meinen Ausführungen keine fertigen Patentrezepte, wie man Panikattacken und dem generalisierten Angstsyndrom erfolgreich entgegentreten kann. Einen solchen Anspruch auf Lösung des gordischen Knotens kann und darf ich nicht haben, da ich es doch selbst bis heute nicht hundertprozentig geschafft habe. Jeder von uns Panikern geht anders mit seiner Erkrankung um. Ich gehöre zu denen, die leider kein ‚Happy End' liefern können. Gleichwohl habe ich mich beim Schreiben des Buches immer von zwei Fragen leiten lassen:

- Was möchte ich dem Leser dieses Buches mit meiner ‚Leidensgeschichte' sagen?
- Was kann ich dem Leser mit auf den Weg geben, um sein Leben zu meistern?

Ich leide sage und schreibe seit 33 Jahren an meiner Herzneurose und dem generalisierten Angstsyndrom, wurde aber in meinem gesamten Leben nicht ein einziges Mal stationär behandelt – obwohl ich unzählige ‚Herzinfarkte', ‚Herzanfälle', ‚Herzattacken' und weitere gefühlte 10.000 absolut tödlich verlaufende Krankheiten hatte, die ich allesamt überlebt habe. Ich werde bis zum Lebensende mit dieser Herzneurose leben müssen, doch sie ist ein ständiger, stiller Begleiter geworden, den ich wie einen Bruder oder eine Schwester als Teil meines Lebens akzeptiert habe. ‚Akzeptieren' ist für mich in diesem Zusammenhang ein Zauberwort! Ich will es an einem Beispiel verdeutlichen: Wenn ich 2.000 Euro im Monat verdiene, mir aber als Einkommen 10.000 Euro vorstelle, gibt es nur zwei Möglichkeiten. Entweder schaffe ich persönlich, soweit dies überhaupt realistisch ist, die Voraussetzungen für einen solchen Verdienst, oder ich akzeptiere meine 2.000 Euro.

Jetzt, mit fast 55 Jahren und reifer und abgeklärter geworden, stelle ich mir insbesondere nach dem Abfassen dieser Lebensbeschreibung natürlich die Frage, ob mein Leben rückblickend betrachtet nur die reinste Hölle war oder doch zumindest ein Stück weit lebenswert. Und meine ehrliche und objektive Antwort lautet heute:

JA, ES WAR TROTZ ALLEM LEBENSWERT!

Es gab und gibt trotz der Erkrankung und aller anderen Schicksalsschläge viele Glücksmomente in meinem Leben, viel Freude und Abwechslung, angenehme Erlebnisse, positive Erinnerungen und Erfahrungen. Das erkenne ich aber erst jetzt aus einer gesunden Distanz heraus, die nicht mehr von der andauernden Angst bestimmt ist, die in frühen Zeiten viel zu oft meinen Blick getrübt hat. Ich habe sogar durch meine Erkrankung die Traumfrau meines Lebens gefunden. Wesentlich ist zudem die Entwicklung, dass ich gelernt habe, mich nicht als Mittelpunkt allen Lebens zu sehen. Das hat zu einer erheblichen Erweiterung meiner Gedanken- und Gefühlswelt beigetragen.

Gerade durch das Abfassen des Buches ist mir noch einmal bewusst geworden, wie vielen Menschen es physisch und psychisch erheblich schlechter geht als mir –wobei ich nicht nur an meine verstorbene Mutter oder meinen Vater erinnern möchte. Ich denke an Menschen mit dauerhaft schweren Erkrankungen, die sich mehr im Krankenhaus als zu Hause befinden. Ich denke an Kinder, die bereits an Krebs leiden oder an Jugendliche mit einem inoperablen Hirntumor. Ich denke an Menschen, die durch einen Unfall Gliedmaßen verloren haben oder querschnittsgelähmt sind und sich mühevoll ins Leben zurückkämpfen müssen. Ich denke an entstellte Brandopfer, die Dutzende von Operationen über sich ergehen lassen müssen, damit sie wieder ‚menschlich' aussehen. Ich denke an Millionen Kinder auf dieser Welt, die vor Hunger sterben, obwohl oder weil wir in den Industriestaaten im Überfluss leben.

Die Liste lässt sich beliebig fortsetzen – doch ich muss mir diese Menschen immer wieder vor Augen rufen, um mir klarzumachen: „Wie lächerlich sind dagegen unsere Panikattacken!“ Durch die Annahme dieser neuen Denkweise bin ich von meinem selbstzentrierten Denken und Fühlen zurückgetreten, habe gelernt, das Ganze zu betrachten, mich nicht nur für mein individuelles Schicksal zu interessieren.

Ich sehe es heute als schweren Fehler an, nicht sofort nach den ersten Untersuchungen einen Psychotherapeuten oder einen Psychiater aufgesucht zu haben. Der einhellige Tenor aller Spezialisten für Angsterkrankungen lautet: „Patienten mit Angsterkrankungen oder Panikattacken begehen viel zu oft den Fehler, zunächst eine wahre Ärzteodyssee zu starten, die manchmal mehrere Jahre dauert, obwohl ihnen jeder Arzt organische Gesundheit bescheinigt. Wird erst danach mit einer Therapie begonnen, ist es oft schon zu spät. Die Angsterkrankung hat sich bereits ins Gehirn eingenistet und dort etabliert, sodass eine vollständige Heilung kaum noch möglich ist.“

Ich lebe mein Leben heute mit Diazepam. Wahrscheinlich hätte ich auf das Medikament verzichten können, wenn ich meine Ehre und meinen Stolz frühzeitig überwunden und direkt nach den ersten Attacken einen Therapeuten aufgesucht hätte. Aus den unterschiedlichsten Gründen habe ich es nicht getan, so wurde die Neurose mein ständiger Begleiter. Ich werde das Medikament wahrscheinlich bis zu meinem Lebensende einnehmen müssen. Doch das stört mich nicht. Meine Dosis ist unverändert gering, mein Psychiater ist mit meiner Entwicklung zufrieden, ich bin zufrieden. Nach wie vor gibt es keine Nebenwirkungen des Medikaments, und so geht mein Leben weiterhin seinen Gang.

Ines und ich leben und genießen dieses Leben im Rahmen unserer Möglichkeiten. Wir haben unsere guten und unsere schlechten Tage. Wir sind dankbar für die besseren Tage, haben uns aber abgewöhnt, über die schlechteren Tage zu lamentieren und uns zu bemitleiden. Dadurch haben wir eine Lebenseinstellung gefunden, die ich allen Menschen, nicht nur den Betroffenen, wünsche:

JEDEN MORGEN WACHEN WIR AUF –
UND LEBEN IMMER NOCH,
UM DEN NEUEN TAG IN ANGRIFF ZU NEHMEN!